Heidelberger Taschenbücher Band 188

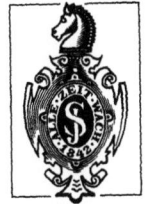

P. Gerhardt Scheurlen

Systematische Differentialdiagnose innerer Krankheiten

Unter Berücksichtigung des Gegenstandskataloges

Zweite, neubearbeitete Auflage

Springer-Verlag
Berlin Heidelberg New York 1982

Professor Dr. P. Gerhardt Scheurlen
Direktor der Medizinischen Universitäts-Klinik und
Poliklinik, Innere Medizin I, D-6650 Homburg (Saar)

ISBN-13:978-3-540-11233-4   e-ISBN-13:978-3-642-68378-7
DOI: 10.1007/978-3-642-68378-7

Scheurlen, Paul G.:
Systematische Differentialdiagnose innerer Krankheiten: unter Berücks. d. Gegenstandskatalogs / P. Gerhardt Scheurlen. - 2., neubearb. Aufl. - Berlin; Heidelberg; New York: Springer, 1982.
(Heidelberger Taschenbücher; Bd. 188)
ISBN-13:978-3-540-11233-4

NE: GT

Das Werk ist urheberrechtlich geschützt. Die dadurch begründeten Rechte, insbesondere die der Übersetzung, des Nachdruckes, der Entnahme von Abbildungen, der Funksendung, der Wiedergabe auf photomechanischem oder ähnlichem Wege und der Speicherung in Datenverarbeitungsanlagen bleiben, auch bei nur auszugsweiser Verwertung, vorbehalten. Die Vergütungsansprüche des § 54, Abs. 2 UrhG werden durch die „Verwertungsgesellschaft Wort", München, wahrgenommen.

© by Springer-Verlag Berlin Heidelberg 1977, 1982.

Die Wiedergabe von Gebrauchsnamen, Handelsnamen, Warenbezeichnungen usw. in diesem Werk berechtigt auch ohne besondere Kennzeichnung nicht zu der Annahme, daß solche Namen im Sinne der Warenzeichen- und Markenschutz-Gesetzgebung als frei zu betrachten wären und daher von jedermann benutzt werden dürften.

Vorwort zur zweiten Auflage

Für die zweite Auflage wurden alle Kapitel gründlich überarbeitet und teilweise erweitert. Zusätzlich wurden einzelne Tabellen eingesetzt. Die Auswahl der Leitsymptome und damit die Gliederung des Buches blieben im wesentlichen unverändert. Wie schon in der ersten Auflage wurden die Empfehlungen des Gegenstandskatalogs 4 berücksichtigt, besonders insoweit, als sie für ein auf praktische ärztliche Tätigkeit ausgerichtetes Studium sinnvoll und wichtig erschienen.
Für die exakte Diagnose mancher Krankheiten können und müssen heute häufig sehr differente Untersuchungsmethoden eingesetzt werden. Über ihre wichtigsten Indikationen sollte der Internist Bescheid wissen, auch wenn die sachgerechte Interpretation der Befunde oft nur dem Spezialisten möglich ist. Ein Buch über allgemein internistische Differentialdiagnose muß sich hier auf Hinweise beschränken.
Wie bereits im Vorwort zur ersten Auflage ausgeführt wurde, kann Differentialdiagnose nur dann „erlernt" und sinnvoll eingesetzt werden, wenn die einzelnen Krankheitsbilder und deren typische Symptome bzw. Nachweisverfahren bekannt sind. So versteht es sich von selbst, daß dieses Buch kein Lehrbuch der Inneren Medizin ersetzen kann.
Bei dieser Auflage konnten viele freundliche und kritische Anregungen mitberücksichtigt werden, für die Kollegen, Mitarbeitern und Studenten Dank gesagt sei. Besonderen Dank schulde ich Frau Dr. C. Hermes, die mir bei der Neubearbeitung und Korrektur gute Hilfe leistete.

Homburg, Februar 1982　　　　　　　　　　P. G. Scheurlen

Vorwort zur ersten Auflage

Die wohl unaufhaltsame Aufteilung der Inneren Medizin in einzelne Spezialdisziplinen und die Reform des Medizinstudiums bringen es mit sich, daß sich die Ausbildung der Studenten auf die Darstellung typischer Krankheitsbilder konzentriert und dabei die allgemeine Differentialdiagnose in den Hintergrund tritt; sie wird nicht selten nur als Teil der Symptomatologie verstanden und ihr Zweck darin gesehen, bei bekannter Diagnose ähnliche und verwandte Krankheitsbilder abzugrenzen. Eine solche nosologisch orientierte Differentialdiagnose bleibt deshalb gewöhnlich auf wenige Krankheitsgruppen bzw. Teilgebiete der Inneren Medizin beschränkt.
Beschränkungen dieser Art dürfen aber für eine allgemeine Differentialdiagnose nicht gelten. Sie hat gemäß der ärztlichen Wirklichkeit davon auszugehen, daß die Vielfältigkeit der einzelnen Symptome und die subjektiven wie objektiven Daten eines Krankheitsgeschehens gesammelt und bewertet werden müssen, um erst daraus die Diagnose zu bilden. Entsprechend diesem Verständnis der Differentialdiagnose werden in diesem Buch die wichtigsten Symptome abgehandelt, denen der praktizierende Arzt und Internist begegnet und die er bei seinen diagnostischen Überlegungen zu berücksichtigen hat. Dabei wurde versucht, die den einzelnen Symptomen zugeordneten Krankheiten und Syndrome ungeachtet ihrer tatsächlichen Häufigkeit systematisch und vornehmlich nach ätiologischen und pathogenetischen Gesichtspunkten zu ordnen. Auch seltene Diagnosen wurden berücksichtigt, denn oft ist ja die exakte Diagnose auch eine Sache des „Darandenkens".
Selbstverständlich kann die Auflistung von Diagnosen nur dann von Nutzen sein, wenn persönliches Wissen und Erfahrung dazu beitragen, die Häufigkeit eines Symptomes und seine Bedeutung im Gesamtbild einer Erkrankung zu bewerten und die Wahrscheinlichkeit einer Diagnose erfas-

sen zu können. Das Buch kann und soll daher auch kein Lehrbuch der Inneren Medizin ersetzen. Vielmehr müssen die einzelnen Krankheitsbilder und ihre typische Symptomatologie schon bekannt sein, wenn jemand sinnvoll und mit Erfolg Differentialdiagnose betreiben will.

Für die Auswahl der Symptome war der „Gegenstandskatalog 4" maßgebend, der die Grundlage für die Ausbildung der Studenten im Internatsjahr und für den 3. und letzten Teil der Ärztlichen Prüfung bildet.

P. G. Scheurlen

Inhaltsverzeichnis

Allgemeine Symptome 1

Fieber 1
I. Fiebertypen und charakteristische
   Fieberverläufe 2
II. Spezielle Leitsymptome 5
III. Fieber bei hämatologischen Erkrankungen ... 12
IV. Fieber bei immunologischen Erkrankungen 15
V. Sonstige Ursachen von Fieber 16
VI. Anhang: Hypothermie 18

Allgemeine Schwäche 18

Blut 22

Vermehrung und Verminderung der weißen Blutzellen 22
I. Vermehrung der weißen Blutzellen 22
II. Leukämoide Reaktion 25
III. Verminderung der weißen Blutzellen 25

Vergrößerung der Lymphknoten (Lymphome) 26
I. Gutartige Lymphome 28
II. Maligne Erkrankungen 29

*Lokalisation und Diagnose der
Lymphknotenerkrankungen* 31
I. Lymphknotenschwellungen am Hals 31
II. Mediastinale Lymphknoten 33
III. Abdominale Lymphknoten 34
IV. Inguinale Lymphknoten 35

Vergrößerung der Milz (Splenomegalie) 36
I. Splenomegalie bei entzündlichen Erkrankungen 36

II. Splenomegalie bei hämatologischen
Erkrankungen bzw. Krankheiten des
lymphoretikulären Systems 37

Anämie 39
I. Begleitsymptome und -krankheiten 39
II. Morphologische Klassifikation der Anämien . . 42
III. Hämolytische Anämien . . . . , . 44

Vermehrung der Erythrozyten 47
I. Polycythaemia rubra vera 47
II. Polyglobulie im engeren Sinne = Erythrozytose 47

Hämorrhagische Diathese (Blutungsübel) 49
I. Klinik und Laborbefunde 49
II. Koagulopathie 52
III. Thrombozytopenie und Thrombozytopathie . . 53
IV. Verbrauchskoagulopathie und Hyperfibrinolyse 54
V. Vaskulär bedingte hämorrhagische Diathese
(vaskuläre Purpura) 57

Serumeiweiß 58
I. Änderungen der Serumeiweißkonzentration . . 58
II. Dysproteinämien 60
III. Veränderungen der Immunglobuline 60
IV. Blutsenkungsgeschwindigkeit 62

Thorax, Atmungsorgane 64

Thoraxschmerzen 64
I. Erkrankungen der Thoraxorgane 64
II. Erkrankungen des Herzens und der großen Gefäße 67
III. Erkrankungen des Ösophagus und der
Abdominalorgane 68
IV. Erkrankungen der Thoraxwand 69

Husten 72
I. Erkrankungen der oberen Luftwege 74
II. Erkrankungen der Bronchien und Lungen 74
III. Erkrankungen von Pleura und Mediastinum 74
IV. Sonstiges 75

Inhaltsverzeichnis XI

Auswurf 75

Hämoptyse 76

Pleuraerguß 78
I. Transsudat und Exsudat 79
II. Sonstige Ergüsse 80

Störungen der Atmung, Dyspnoe 81
I. Definitionen 81
II. Pathogenetische Einteilung der Atemstörungen 82

Zyanose 84
I. Hämoglobinzyanose (Hb II-Zyanose) ... 85
II. Hämiglobinzyanose (Hb III-Zyanose) .. 86
III. Pseudozyanose 87

Herz – Kreislauf 88

Herzrhythmusstörungen 88
I. Tachykardie 89
II. Arrhythmie 92
III. Bradykardie 94

Hypertonie 95
I. Essentielle Hypertonie 97
II. Renale Hypertonie 97
III. Endokrine Hypertonie 99
IV. Hypertonie in der Schwangerschaft .. 102
V. Kardiovaskuläre Hypertonie 103
VI. Neurogene Hypertonie 104

Hypotonie 104
I. Hypotonie bei Volumenmangel 105
II. Hypotonie bei vermindertem peripherem Gefäßwiderstand 106
III. „Kreislaufregulationsstörungen" ... 107
IV. Endokrin bedingte Hypotonie 108

Halsvenenstauung 108
I. Halsvenenstauung als Symptom der Rechtsherzinsuffizienz 109
II. Vena-cava-superior-Syndrom 110

Arterielle Durchblutungsstörungen 111
I. Symptomatik der Durchblutungsstörungen
   größerer Gefäße 111
II. Akute Durchblutungsstörung, akute Ischämie . 115
III. Chronische Durchblutungsstörung 117

*Störungen der venösen Durchblutung und des
Lymphabflusses* 122
I. Venöse Durchblutungsstörung 122
II. Lymphabflußstörung 124

Verdauungsorgane, Abdominalorgane 127

Anorexie, Appetitlosigkeit und Gewichtsverlust 127

Schluckstörungen und Dysphagie 128
I. Schluckstörung durch Behinderung des
   Schluckaktes im Bereich von Mund und Schlund 128
II. Dysphagie 129
III. Singultus 131
IV. Globusgefühl 131

Erbrechen 132
I. Erbrechen bei Erkrankungen des
   Gastrointestinaltraktes 132
II. Sonstige Ursachen von Erbrechen 134

*Magen- und Darmblutung (Hämatemesis
und Meläna)* 135
I. Allgemeine diagnostische Hinweise 136
II. Ursachen gastrointestinaler Blutungen 137

Schmerzen im Abdominalbereich 139
I. Allgemeine Hinweise 139
II. Peritonitis 141
III. Schmerzen bei Erkrankungen des Oberbauches . 141
IV. Darm- und Unterleibserkrankungen 147
V. Erkrankungen der Nieren, ableitenden
   Harnwege und des Retroperitoneums 151
VI. Gefäßerkrankungen 152
VII. Primär extraabdominale Erkrankungen 153

Inhaltsverzeichnis XIII

Diarrhö 156
I. Allgemeine Symptome und ihre Differentialdiagnose 156
II. Funktionelle Störungen 159
III. Infektionen und Intoxikationen des Gastrointestinaltraktes 159
IV. Primär nicht infektiös bedingte Magen-Darm-Erkrankungen 162
V. Primär extraabdominale Erkrankungen 167

Obstipation 168

Aszites 171
I. Transsudat und Exsudat 171
II. Besondere Formen der Aszitesbildung 172

Ikterus 173
I. Vermehrung von unkonjugiertem, indirektem Bilirubin im Serum 176
II. Vermehrung von konjugiertem, direktem Bilirubin im Serum 178

Nieren und ableitende Harnwege 189

Proteinurie 189

Leukozyturie 193

Erythrozyturie 195

Änderungen in der Urinmenge 200
I. Polyurie, Zunahme der Harnmenge 200
II. Nykturie und Störungen der Blasenfunktion 202

Oligurie und Anurie 202
I. Prärenales akutes Nierenversagen 203
II. Renales akutes Nierenversagen 204
III. Postrenales akutes Nierenversagen 205

Wasser-Elektrolyt-Haushalt 206

Störungen des Wasserhaushalts 206
I. Dehydratation (Verminderung des
   Extrazellulärvolumens) 207
II. Hyperhydratation (Vermehrung des
   Extrazellulärvolumens) 209
III. Ödeme 211

Störungen des Säure-Basen-Haushalts 212
I. Vorbemerkungen 212
II. Acidose und Alkalose 213

Hyperkaliämie und Hypokaliämie 215
I. Hyperkaliämie 216
II. Hypokaliämie 216

Kalzium, alkalische Phosphatase, Magnesium 219

Kalzium 219
I. Hyperkalzämie 219
II. Nephrokalzinose 221
III. Hypokalzämie und hypokalzämische Tetanie .. 221
IV. Normokalzämische Tetanie 224

Alkalische Phosphatase 224

Hyper- und Hypomagnesämie 225

Knochen, Gelenke, Muskulatur 227

Erkrankungen der Knochen 227
I. Metabolische Knochenveränderungen 227
II. Primäre Knochenerkrankungen im engeren
   Sinne 231
III. Sekundäre Knochenveränderungen
   und -krankheiten 232

Gelenkschmerzen 233
I. Entzündliche Gelenkerkrankungen 234
II. Arthrosen 240

III. Arthropathien und Gelenkschmerzen bei primär
nicht entzündlichen Erkrankungen 241

Rückenschmerzen 243
I. Erkrankungen der Wirbelsäule einschließlich
Störungen der Muskulatur und Sehnen 243
II. Lokalisierte Schmerzzustände bei Erkrankungen
der Wirbelsäule 247
III. In den Rücken ausstrahlende Schmerzen 251

Schmerzen in den Extremitäten 254

Trommelschlegelfinger 256

Muskelerkrankungen 257
I. Allgemeinsymptome 257
II. Entzündungen in der Muskulatur 258
III. Myopathien bei Stoffwechselerkrankungen 260
IV. Muskelerkrankungen im engeren Sinne
(Auswahl) 263

Nervensystem 266

Kopfschmerzen 266
I. Vorbemerkungen 266
II. Nichtlokalisierte Kopfschmerzen 268
III. Migränesyndrom 271
IV. Vorwiegend lokalisierte Kopfschmerzen
bei extrakraniellen Prozessen 272
V. Neuralgien im Kopfbereich 274

Polyneuropathie 275
I. Polyneuropathie bei Stoffwechselerkrankungen 275
II. Paraneoplastische Polyneuropathie 277
III. Polyneuropathie bei Infektionen
(„Polyneuritis") 278
IV. Sonstige Ursachen 278

Akute Störungen des Bewußtseins 280

Koma 280
I. Zerebrales Koma 280
II. Koma bei Störungen des Stoffwechsels und endokrinen Erkrankungen 286

Synkopale Anfälle, Schwindel 294

Schock 297
I. Vorbemerkungen 297
II. Einzelne Schockformen 299

Endokrine Krankheiten 302

Struma und Erkrankungen der Schilddrüse 302
I. Struma ohne und mit Funktionsstörung der Schilddrüse 302
II. Entzündung der Schilddrüse 305
III. Neubildungen der Schilddrüse 306

Exophthalmus 307
I. Endokriner Exophthalmus 308
II. Exophthalmus bei orbitalen und periorbitalen Krankheiten 308

Magersucht, Untergewicht 309

Fettsucht, Adipositas 311
I. Primär alimentär bedingte Fettsucht 311
II. Endokrine Fettsucht 311
III. Seltene spezielle Syndrome 312

Gynäkomastie 312

Haut und innere Krankheiten 315

Abnorme Pigmentierung 315
I. Verstärkte Pigmentierung 315
II. Depigmentierung 318

Inhaltsverzeichnis

*Hautsymptome bei inneren Krankheiten
(außer Pigmentanomalien)* 319
  I.   Hautfarbe 319
  II. Hautturgor 321
  III. Gefäßveränderungen 322
  IV. Xanthome 322
  V.   Sonstige Hautveränderungen bei inneren
       Krankheiten 323

Pruritus 324
  I.   Generalisierter Pruritus 325
  II. Lokaler Pruritus 326

Störungen des Haarwachstums 326
  I.   Hypotrichose – Alopezie 326
  II. Hypertrichose – Hirsutismus – Virilismus 327

Sachverzeichnis 329

Allgemeine Symptome

Fieber

Die Körpertemperatur wird weitgehend konstant gehalten und differiert zwischen Morgen und Abend um etwa 1 °C. Bei Kindern und Jugendlichen kann unter physiologischen Bedingungen eine leicht erhöhte Temperatur gemessen werden. Die Körpertemperatur ist auch bei vegetativer Dystonie, in der Rekonvaleszenz nach schweren Erkrankungen und bei stärkerer körperlicher Belastung geringfügig erhöht („Bewegungstemperatur"). Infolge mangelhafter Temperaturregulation kann es bei Patienten mit Diabetes mellitus, bei Alkoholikern, bei Rekonvaleszenten oder bei Personen mit unterentwickelten Schweißdrüsen zu einem gefährlichen „Hitzestau" kommen, wenn bei schwülem und heißem Wetter die Schweißabgabe gestört ist.
Nicht immer wird die Erhöhung der Körpertemperatur subjektiv als Fieber empfunden, besonders dann nicht, wenn der Temperaturanstieg nur gering ist, relativ konstant bleibt und wenn zusätzliche Symptome einer Erkrankung (s. II., S. 5) fehlen. Bei abruptem Anstieg oder Abfall der Körpertemperatur tritt ein Kältegefühl (Frösteln) auf, das nicht mit einem typischen „Schüttelfrost" verwechselt werden darf, der bei Bakteriämie einsetzt.
Bei älteren, kachektischen oder schwerkranken Patienten kann infolge gestörter und insuffizienter Temperaturregulation Fieber gelegentlich ausbleiben.
Die Differenz zwischen rektal (oral) und axillär gemessener Temperatur beträgt etwa 0,4 °C. Vorgetäuschtes Fieber kann durch mehrfache, vergleichende Kontrollen der rektalen und oralen Temperatur erkannt werden.

Allgemeine Symptome

I. Fiebertypen und charakteristische Fieberverläufe

1. Fiebertypen

- Subfebrile Temperaturen sind durch einen leichten abendlichen Temperaturanstieg (nicht über 38 °C) gekennzeichnet. Sie können bei chronischen Infektionen auftreten (Beispiele: protrahiert verlaufende Cholezystitis, Cholangitis, Pyelonephritis, Adnexitis, Divertikulitis, Sinusitis u. ä.) oder auf chronische Infektionskrankheiten hinweisen (Beispiel: Tuberkulose).
- Als Kontinua wird ein über mehrere Tage hin anhaltendes Fieber bezeichnet, bei dem die tägliche Temperaturdifferenz weniger als 1 °C beträgt. Eine Kontinua ist typisch für den unbehandelten Typhus abdominalis und einige andere Infektionskrankheiten wie Fleckfieber, Q-Fieber, Brucellosen, Pneumokokkenpneumonie. Sie kann auch einmal bei einer Sepsis und gelegentlich bei Virusinfektionen, z. B. der Viruspneumonie, beobachtet werden.
- Remittierendes Fieber ist relativ häufig. Die tägliche Temperaturdifferenz beträgt mehr als 1 °C, wobei Normaltemperaturen nicht erreicht werden. Beispiele: Sepsis, Pyämie, eitrige Entzündungen wie Empyem oder Abszeß.
- Das intermittierende Fieber deutet gewöhnlich auf schwerere Krankheitsverläufe hin; auch hier beträgt die tägliche Temperaturdifferenz mehr als 1 °C, wobei immer wieder Normwerte erreicht werden. Beispiele: Sepsis, Pyämie, Malaria.
- Der inverse Fiebertyp, bei dem die morgendlichen Temperaturen höher als die Abendtemperaturen sind, wird gelegentlich bei (schwerer) Tuberkulose gefunden.
- Von kritischer Entfieberung wird gesprochen, wenn die Temperatur unter Schweißausbruch und manchmal unter Schüttelfrost plötzlich abfällt. Es handelt sich um einen häufigen Befund im Verlauf zahlreicher Infektionskrankheiten oder als Folge einer wirksamen antibiotischen bzw. antipyretischen Therapie. Dabei kann es gelegentlich gegenregulatorisch zu einer kurzdauernden Phase von Hypothermie kommen.
- Bei der lytischen Entfieberung geht die Körpertemperatur allmählich im Verlauf von Tagen zur Norm zurück. Ein charakteristisches Beispiel hierfür ist die der Kontinua folgende Phase der Entfieberung bei unbehandeltem Typhus abdominalis.

Fieber

2. Charakteristische Fieberverläufe

- Undulierendes Fieber, d. h. wellenförmig über 1–2 Wochen hin an- und absteigende Temperaturen werden bei einzelnen Fällen von M. Bang beobachtet. Ähnlich phasenhaft verlaufende Temperaturschübe können bei der Lymphogranulomatose (Pel-Ebstein-Fieber), sowie bei der chronischen lymphatischen Leukämie und anderen Non-Hodgkin-Lymphomen beobachtet werden.
- Rhythmisches Fieber: Hier folgen die Fieberschübe einem festen Rhythmus, wofür das wolynische Fieber (Fünftagefieber) und die verschiedenen Malariaformen Beispiele sind. Beim Fünftagefieber liegen zwischen den eintägigen Fieberschüben 3 fieberfreie Tage; bei der Malaria quartana sind es 2 fieberfreie Tage, bei der Malaria tertiana jeweils ein fieberfreier Tag. Bei der Malaria tropica treten tägliche Temperaturschübe (intermittierendes Fieber) auf.
- Rezidivierendes Fieber: Hierunter sind Fieberverläufe und -schübe zu verstehen, die keiner bestimmten Rhythmik folgen. Solches Fieber kann Zeichen einer akuten Exazerbation chronischer Infekte sein; Beispiele: Thrombophlebitis, Osteomyelitis, Cholangitis („intermittierendes biliäres Fieber"), Pyelitis oder Pyelonephritis (besonders bei intermittierendem Ureterenverschluß). Auch bei akuten Gelenkentzündungen, besonders bei der Arthritis urica, können rezidivierende Fieberschübe beobachtet werden.
- Biphasisches Fieber: Hier folgt zu Beginn einer Erkrankung einer 1–3 Tage dauernden kurzen Fieberperiode eine afebrile Periode und danach eine gewöhnlich länger anhaltende febrile Phase. Biphasisches Fieber beobachtet man bei zahlreichen Infektionskrankheiten, besonders bei Virusinfektionen. In der ersten febrilen Phase treten allgemeine Beschwerden (Müdigkeit, Leistungsabfall, Krankheitsgefühl), oft verbunden mit katarrhalischen Zeichen auf; in der längerdauernden zweiten Fieberperiode entwickeln sich dann krankheitsspezifische Befunde wie z. B. die Exantheme bei Masern, Varizellen, Poliomyelitis, Exanthema subitum, Ikterus bei Gelbfieber, sowie auch Meningokokkensepsis, Leptospirose und Fleckfieber. Es ist zu beachten, daß ein biphasischer Fieberverlauf vorgetäuscht sein kann, wenn bei Entzündungen die antibiotische Therapie nicht suffizient eingesetzt wird und es dann zum Rezidiv kommt bzw. sich eine Komplikation entwickelt, die sich durch einen erneuten Fieberschub zu erkennen gibt.

- Periodisches Fieber, d. h. in längeren Zeitabständen rezidivierende Fieberperioden, werden bei einigen seltenen Erkrankungen beobachtet:
  a) Febris hyperergica (Subsepsis hyperergica Wissler): intermittierendes oder kontinuierliches Fieber mit Erythem und Arthralgien. Die Erkrankung wird bei Kindern beobachtet und als Zeichen einer starken, überschießenden Allergisierung gegenüber relativ geringen Bakteriämien aufgefaßt. Die Erkrankung geht bei einem Teil der Fälle in eine chronische Polyarthritis über. – Ähnliche Krankheitsverläufe können gelegentlich auch beim Erwachsenen beobachtet werden.
  b) Mittelmeerfieber: seltene angeborene Störung unbekannter Ursache, die ebenfalls bei Kindern auftritt und durch periodisches Fieber, rezidivierende Peritonitis (Abdominalschmerzen), Pleuritis (Brustschmerzen) und Arthritis (Gelenkbeschwerden) gekennzeichnet ist. Relativ häufig wird eine Amyloidose gefunden.
  c) Zyklische Neutropenie: Meist in dreiwöchigem Intervall fallen die Granulozyten ab (immunologische Reaktion?), und es kommt zu Fieber, schwerem Krankheitsgefühl, Lymphknotenschwellungen und auch Schleimhautulzerationen.

3. Schüttelfrost

Schüttelfröste gehen oft mit erheblichem Schweißausbruch einher. Typischerweise treten sie während des Temperaturanstiegs und kurz vor dem Schweißausbruch auf. Sie können auch in der Phase einer kritischen Entfieberung bei remittierendem oder intermittierendem Fieber (s. S. 2) einsetzen.
- Plötzlicher Beginn akuter Infektionen (Bakteriämie!). Beispiele: Erysipel, Osteomyelitis, akute Pyelonephritis, akute Cholezystitis, Pneumokokken- und Streptokokkenpneumonie, Ornithose.
  Merke: Schüttelfröste bei Lobärpneumonie sind verdächtig auf ein Empyem. „Unklare" Schüttelfröste können auch Zeichen eines infizierten Venen- oder Blasenkatheters sein.
- Schüttelfröste im Verlauf von Infektionskrankheiten: Scharlach, Malaria, Q-Fieber, M. Weil, Gelbfieber, wolynisches Fieber.
  Beachte: Schüttelfröste werden nicht beobachtet bei Typhus, Paratyphus, bei praktisch allen Viruserkrankungen und beim rheumatischen Fieber.

Fieber

- Wiederholte Schüttelfröste sind verdächtig auf (akute) Pyelonephritis, Cholangitis, Cholezystitis, Abszesse, Pyämie, Thrombophlebitis.
- Abrupter Temperaturabfall, z. B. unter antipyretischer Therapie, kann von einem Schüttelfrost begleitet sein.

II. Spezielle Leitsymptome

- Kopfschmerzen (s. auch S. 266): Kopfschmerzen begleiten häufig hochfieberhaft verlaufende Krankheiten, besonders Infektionskrankheiten. Sie sind meist stark bei Virusinfektionen wie Grippe, Masern, Coxsackie-Infektionen, sowie bei den Rickettsiosen (Fleckfieber, Q-Fieber, wolynisches Fieber) und bei Meningitis (s. unten). Sie sind Begleitsymptom bei Scharlach, Keuchhusten, Mykoplasmenpneumonie, Ornithose sowie bei der bakteriellen Ruhr, Malaria, Diphtherie und Listeriose. Bei der Trichinose beobachtet man zusätzlich Lidödeme.
- Meningismus, Meningitis und Enzephalitis: Die Übergänge zwischen Meningismus und Meningitis sind fließend. Über die Diagnose Meningitis entscheiden klinischer Befund (Erbrechen, Nackensteifigkeit, Lichtscheu, evtl. Hyperästhesie der Haut, Kernig- und Brudzinski-Phänomen) sowie der Liquorbefund. Meningismus ist ein harmloses Begleitsymptom zahlreicher (Virus-) Infektionen.
  a) Eine akut beginnende, mit starken Kopf- und Rückenschmerzen und gelegentlichen Schüttelfrösten verbundene Meningitis wird bei Meningokokken-, Pneumokokken- und Hämophilus influenzae-Infektionen beobachtet. Neben diesen 3 häufigsten bakteriellen Formen der Meningitis sind Infektionen durch E. coli, Streptokokken und Staphylokokken seltener. Die Influenzameningitis tritt v. a. beim Kind auf. Meningitisrezidive sind typisch für Liquorfisteln oder Nebenhöhlenentzündungen nach offenen Verletzungen (frühere Traumen; *beachte:* Narben im Bereich des Gesichts).
  Merke: Meningeale Symptome können bei kachektischen oder schwerkranken Patienten sowie bei Kleinkindern fehlen. Differentialdiagnostisch ist stets die afebril verlaufende Subarachnoidalblutung abzugrenzen (s. S. 269).
  b) Akut verlaufende Virusmeningitis: Mumps, Infektionen mit Coxsackie-, ECHO- und Herpes-simplex-Viren, Varizellen,

Masern, Röteln, infektiöse Mononukleose. Diese verschiedenen Formen einer Virusmeningitis werden auch als seröse Meningitis bezeichnet. Mit Ausnahme der Herpes simplex-Meningitis ist der Krankheitsverlauf weniger schwer als bei bakterieller Meningitis.

c) Subakut und schleichend verlaufende Meningitis: Meningitis tuberculosa (basale Hirnnervensymptome, z. B. Abduzensparese, können auch bei Mumpsmeningitis auftreten).

d) Seltenere Ursachen einer Meningitis: Ornithose, Leptospirose, Q-Fieber, Toxoplasmose, Mykose.

e) Akut verlaufende Enzephalitis mit hohem Fieber bei Listeriose, Masern, als hämorrhagische Enzephalitis bei Herpes simplex-Infektion. Ein eher schleichender Verlauf wird bei Mumps, Varizellen, Röteln, ECHO-Infektionen und bei der Encephalitis epidemica beobachtet. Zusätzliche Symptome der Enzephalitis sind Bewußtseinseinschränkung, Erregungszustände, extrapyramidale Reaktionen, Krampfanfälle.

f) Eine „toxische" Reizung der Meningen ist möglich bei Keuchhusten, M. Bang, Malaria, besonders der Malaria tropica, sowie bei Scharlach, Ruhr und bei Rickettsiosen.

- Von einem „typhösen" Krankheitsbild wird gesprochen, wenn eingeschränktes Sensorium, Unruhe oder Apathie, starke Beeinträchtigung und schweres Krankheitsgefühl im Rahmen einer fieberhaften Erkrankung auftreten. Beispiele: Typhus abdominalis (seltener bei Paratyphus), Meningitis (Meningokokken, Hämophilus influenzae, Pneumokokken), Enzephalitis, Miliartuberkulose und die dazu gehörende Landouzy-Sepsis, schwere allgemeine Sepsis, Ornithose, schwere Grippe, Viruspneumonie, Legionärskrankheit, Rickettsiosen (Fleckfieber, Q-Fieber, wolynisches Fieber), M. Bang, Malaria tropica.
- Katarrhalische Symptome (Rhinitis, Konjunktivitis, Pharyngitis, Tracheitis): häufiger Initial- oder Begleitbefund bei Virusinfektionen, besonders in der ersten Phase biphasisch verlaufender Krankheiten (s. S. 3). Diese Symptome sind stark bei echter Grippe, Masern, im Initialstadium der Poliomyelitis und beim Pappatacifieber; seltener werden sie beobachtet bei Meningokokkenmeningitis, Scharlach und Fleckfieber. Bronchitis ist ein häufiges Symptom des Typhus abdominalis. Leichtere Formen der Bronchitis können auch Prodromalerscheinung einer Hepatitis sein.
- Glieder- und Skelettschmerzen (s. auch S. 238): Arthralgien begleiten oft Virusinfektionen. Sie werden auch bei anderen Infektio-

Fieber

nen wie Brucellosen, Salmonellosen oder bei Scharlach beobachtet. Starke Gliederschmerzen findet man beim Pappatacifieber, beim Q-Fieber und, besonders nächtlich verstärkt, beim wolynischen Fieber (Schienbeinschmerzen). Beim M. Weil wird über Wadenschmerzen geklagt. Skelett- und speziell Schienbeinschmerzen mit oder ohne Fieber werden auch bei der akuten Leukämie gefunden. Lokalisierte Skelettschmerzen können auf eine Osteomyelitis hinweisen, die differentialdiagnostisch gegenüber einem Ewing-Sarkom bzw. Osteosarkom abgegrenzt werden muß. Gliederschmerzen und Fieber sind häufige Erscheinungen bei Autoimmunerkrankungen, z. B. Lupus erythematodes disseminatus (s. S. 240 und die Abschnitte über fieberhafte Gelenkerkrankungen; s. S. 234, 238).

- Muskelschmerzen (s. auch S. 258): über starke Muskelschmerzen wird bei Coxsackie-B-Infektion (Bornholmer Krankheit) sowie bei Tollwut, Pappatacifieber, Leptospirosen, Wolhynischem Fieber und Q-Fieber geklagt. Gewöhnlich weniger stark sind die Myalgien bei Ornithose, Brucellosen und Malaria. Bei der Poliomyelitis treten initial Schmerzen in den später paretischen Muskelregionen auf. Bei der Trichinose findet man umschrieben lokalisierte Muskelschmerzen.
Muskelschmerzen (Krämpfe) können auch Folge einer schweren Dehydratation sein, z. B. bei hochfieberhaften Erkrankungen. Entsprechend sind auch die Muskelschmerzen zu bewerten, die bei Cholera (ohne Fieber) bzw. anderen infektiösen und mit schweren Diarrhöen einhergehenden Darmerkrankungen auftreten können.
- Hauterscheinungen (s. Tabelle 1):
  a) Krankheitstypische Hautbefunde sind die Exantheme bei Röteln, Masern, Scharlach (toxischer Scharlach), Varizellen und Herpes zoster. Davon leicht abzugrenzen sind die regionalen Erytheme des Erysipels. Beim Typhus abdominalis, Paratyphus und Fleckfieber werden Roseolen meist eine Woche nach Krankheitsbeginn gefunden. Sie sind beim Paratyphus etwas häufiger als beim Typhus abdominalis. Beim Fleckfieber werden sie gelegentlich hämorrhagisch.
  Davon abzugrenzen sind die Petechien der Meningokokkensepsis, die nicht selten vor Beginn einer Meningokokkenmeningitis als das einzige Symptom der Sepsis auftreten (Waterhouse-Friderichsen-Syndrom).
  b) Abnorme Verfärbung der Haut: Ikterus bei M. Weil, Cholangitis, Amöbenabszeß und bei gelegentlich subfebril verlaufen-

Tabelle 1. Differentialdiagnose der exanthematischen Infektionskrankheiten

	Scharlach	Masern	Röteln	Infektiöse Mononukleose	Erythema infectiosum (Ringelröteln)
Effloreszenzen	Feinfleckig, dicht	Grobfleckig, konfluierend	Fein- bis mittelfleckig, nicht konfluierend	Fein- bis mittelfleckig	Girlandenförmig
Farbe	Rosa-rot	Dunkelrot	Blaßrot	Blaßrosa bis rot	Rosa-livide
Lokalisation	Unterbauch, Leistenbeuge, Innenseite Extremitäten, periorale Blässe Enanthem	Ganzer Körper cranio-caudal Beginn retro-aurikulär Enanthem: Koplik'sche Flecken	Streckseite d. Extremitäten, Rücken, Gesicht, perioral	Thorax, Extremitäten Enanthem: petechial	Streckseite Extremitäten, Nase und Wangen (schmetterlingsförmig)
Allgemeinbefinden	Beeinträchtigt	Schwer beeinträchtigt	Kaum gestört	(Kaum) gestört	Nicht gestört
Zusätzliche wichtige Symptome	Leukozytose, Angina, kein katarrhalischer Infekt	Leukopenie, katarrhalischer Infekt, keine Angina	Atypische Lymphozyten, retroaurikuläre Lymphknoten, kein katarrhalischer Infekt, keine Angina	Unter Umständen Ikterus, Angina, multiple Lymphknotenschwellung.	

Fieber

der Hepatitis. Dunkle Pigmentierung mit Anämie ist ein Symptom des Kala-Azar.
c) Herpes simplex labialis: häufig bei Infektionen durch E. coli, bei Pneumonien (besonders Viruspneumonien), Meningokokkenmeningitis, Angina tonsillaris, Erysipel, Malaria. Gelegentlich wird Herpes simplex bei Paratyphus, M. Weil, Ornithose, Q-Fieber, Ruhr gefunden. Der Herpes fehlt stets bei Typhus, tuberkulöser Meningitis, Diphtherie und Poliomyelitis.
d) Charakteristische Veränderungen der Zunge: Hinweissymptom auf einen Scharlach (Himbeerzunge) oder einen Typhus abdominalis (stark belegte Zunge mit freiem Zungenrand).

- Relative Bradykardie: Typhus abdominalis, Paratyphus, M. Bang, Mykoplasmenpneumonie, Ornithose, evtl. Viruspneumonie, Q-Fieber, Meningitis tuberculosa.

- Pneumonie: Der typische Auskultations- und Perkussionsbefund einer Pneumonie wird besonders bei der Lobärpneumonie, weniger auch bei der durch Staphylokokken, Streptokokken und gramnegative Keime ausgelösten Bronchopneumonie erhoben. Er ist demgegenüber oft nur gering ausgeprägt oder kann fehlen bei der Mykoplasmenpneumonie und den Viruspneumonien, obwohl hier im Röntgenbild Infiltrationen nachgewiesen werden; sie sind durch ihre zarte, schleierartige Struktur gekennzeichnet. Pneumonien können hochfieberhaft verlaufen und mit Schüttelfrösten einhergehen (s. Tabelle 2), während bei anderen Pneumonien die Körpertemperatur nur wenig erhöht ist. Eine Viruspneumonie, z. B. bei Grippe, Masern, Röteln, Varizellen, kann durch eine sekundäre Staphylokkeninfektion kompliziert werden, weshalb hier in unbehandelten Fällen ein biphasischer Fieberverlauf beobachtet wird. Pneumonien können auch während oder unmittelbar nach Keuchhusten, Scharlach, Typhus oder Fleckfieber auftreten.

- Diarrhö (s. auch S. 156):
  a) Fieber begleitet als obligates Symptom Salmonellosen, Shigellosen, Colienteritis der Säuglinge, Amöbenruhr und die enteralen Virusinfekte (ECHO-Virusinfektionen).
  b) Passagere Durchfälle kommen vor bei Typhus abdominalis, M. Bang, Darmtuberkulose, M. Weil und den Arbovirusinfektionen (Gelbfieber, Dengue- und Pappatacifieber) sowie nicht selten bei schwerer Sepsis.
  c) Kurzdauernde passagere Durchfälle können einen Scharlach,

Tabelle 2. Differentialdiagnose der Pneumonie

	Beginn	Fieber	Leuko-zytose	Beeinträchtigung des Allgemeinbefindens	Physikalischer Lungenbefund	Wichtige Symptome
Pneumokokkenpneumonie	Perakut	Hoch, Schüttelfrost	+++	Schwer	Deutlich	Lobärpneumonie, rostrotes Sputum, Herpes labialis
Klebsiellenpneumonie (Friedländer-Pneumonie) (Zweiterkrankung: 2,3,4)[a]	Akut	Hoch oder: subfebril		Schwer	Diskret	Initial Hämoptoe, schmerzhafter zäher Husten, u. U. Ikterus, Diarrhö, Hospitalismuskeim!
Staphylokokkenpneumonie (Zweiterkrankung: 1,2,3)[a]	Allmählich oder plötzlich	Subfebril oder febril/septisch	+	Verschieden stark	Deutlich	Septische Streuung in Gehirn und Nieren (Urinbefund!), Lungenabszeß
Streptokokkenpneumonie (Zweiterkrankung: 1)[a]	Akut	Hoch, Schüttelfrost	++	Mäßig	Diskret	
Hämophilus influenzae-Pneumonie (Zweiterkrankung: 1,4)[a]	Allmählich	Mäßig	(+)	Nach Bronchitis: Verschlechterung	Deutlich	
Grippeviruspneumonie	Akut	Hoch	++ (bei Superinfektion)	Stark	Diskret	Tracheitis, hämorrhagisches Ödem möglich, starke Dyspnoe

Mykoplasmapneumonie	Allmählich	Subfebril bis febril	(+)	Verschieden stark	Diskret bzw. negativ	Katarrhalischer Infekt, u. U. Lymphome, Kälteagglutinine
Ornithose	Akut oder allmählich	Hoch, u. U. Schüttelfrost	Linksverschiebung	Leicht bis schwer, u. U. typhös	Diskret	Starke Kopfschmerzen und relative Bradykardie
Q-Fieber	Akut	Hoch, Schüttelfrost	Linksverschiebung	Stark	Diskret	Kopfschmerzen und Muskelschmerzen, relative Bradykardie

[a] *1* Virusinfektion, *2* Diabetes mellitus, *3* Resistenzschwäche, *4* chronische Bronchitis

Erysipel, Poliomyelitis, Ornithose, Trichinose oder Botulismus begleiten.
d) Auch nichtinfektiöse Darmerkrankungen wie akute Gastroenteritis, Colitis ulcerosa, M. Crohn und Divertikulitis können mit Fieber einhergehen.
- Lymphknotenschwellungen (s. auch S. 26): Bei lokalisierten Entzündungen wie beim Erysipel und Abszeß können die Lymphknoten des Abflußgebietes (schmerzhaft) vergrößert sein. Generalisierte Lymphome sind typische Befunde bei der infektiösen Mononukleose, bei Röteln, Lymphocytosis infectiosa, bei Listeriose, M. Bang, akuter Toxoplasmose und – regional – bei Tularämie. Lymphome mit Fieber können Symptom einer Lymphogranulomatose sowie anderer maligner Lymphome oder einer akuten Leukämie sein.
- Milztumor (s. auch S. 36): Chronische Infektionen und Infektionskrankheiten, z. B. Sepsis oder Endocarditis lenta (Milz weich oder fest), Typhus abdominalis, M. Bang, M. Weil, Malaria, Kala-Azar (großer Milztumor), sowie zahlreiche Virusinfektionen (z. B. infektiöse Mononukleose) und Rickettsiosen gehen mit einer für die jeweilige Krankheit typischen Splenomegalie einher.
- Hämatologische Befunde: Für die Diagnose und Differentialdiagnose der mit Fieber einhergehenden Erkrankungen sind die Veränderungen des Blutes und v. a. der Leukozyten aufschlußreich, weshalb darauf gesondert eingegangen wird (s. S. 22 und Tabelle 3).

III. Fieber bei hämatologischen Erkrankungen

- Maligne Erkrankungen:
  a) Akute Leukämie: Fieber kann initiales Symptom der Erkrankung sein, besonders beim Kind. Wenn gleichzeitig ein „katarrhalischer Infekt", eine nekrotisierende Angina (Leukozytopenie!) oder Knochenschmerzen (Markhyperplasie) vorhanden sind, können diese Befunde auch fehlgedeutet werden als viraler Infekt, als eine Angina tonsillaris oder als Arthralgien bzw. als Arthritis. Fieber kann während der Behandlung einer akuten Leukämie auftreten und auf eine entzündliche Komplikation hinweisen, besonders während der durch die zytostatische Therapie ausgelösten leukozytopenischen Phasen. Subfebrile Temperaturen mit Frösteln künden gelegentlich einen neuen Krankheitsschub an.

Tabelle 3. Reaktive Veränderungen der Leukozyten bei Infektionskrankheiten

Neutrophile Leukozytose	Neutrophile Leukozytopenie	Lymphozytose	Lymphozytopenie
Scharlach			
Erysipel			
	Masern	Masern (spät)	Masern (früh)
	Röteln	Röteln (Plasmazellen)	Röteln
		Varizellen	
		Exanthema infectiosum	
		Infektiöse Lymphozytose	
Staphylokokkenenteritis			
Bakterielle Ruhr			
Amöbenruhr			
Cholera			
	Typhus	Typhus	
	Paratyphus	Paratyphus	
Diphtherie	Infektiöse Mononukleose	Infektiöse Mononukleose	
		Hepatitis	
		Keuchhusten (Plasmazellen)	
		Mumps	Mumps (spät)
	M. Bang	M. Bang	
	Q-Fieber		
	Ornithose		
Bakterielle Meningitis			
Miliartuberkulose			
Leptospirose			
Malaria			
Fleckfieber			
	Gelegentlich: schwere Sepsis, Malaria, Kala-Azar, Histoplasmose, Miliartuberkulose	Gelegentlich: schwere Sepsis, Miliartuberkulose (Listeriose, Toxoplasmose, Kala-Azar)	

b) Lymphogranulomatose: Fieber ist stets ein Hinweis auf die prognostisch ungünstigere B-Form der Erkrankung. Die Temperaturen können subfebril, aber auch remittierend oder intermittierend sein. Bei einem Teil der Fälle verläuft das Fieber undulierend (sog. Pel-Epstein-Fieber). Bei jeder unklaren Temperaturerhöhung soll besonders auch an eine abdominale Lymphogranulomatose gedacht werden. Anstelle von Fieber wird, als Zeichen der B-Symptomatik, manchmal nur eine (phasenhaft) verstärkte Schweißneigung (Nachtschweiß) angegeben.

c) Maligne Non-Hodgkin-Lymphome: Fieber ist seltener, doch können die hier häufigeren humoralen oder zellulären Immundefekte bakterielle oder virale Infekte bzw. Mykosen begünstigen. Für die maligne Retikulose ist Fieber ein nahezu obligates Symptom. Die sehr seltene Histiozytosis X beginnt mit hohen Temperaturen.

- Agranulozytose: Halsschmerzen (Angina necroticans) und hohe Temperaturen sind die ersten Symptome der Erkrankung. Differentialdiagnostisch ist an eine akute Leukämie zu denken. Die wichtigste Fehldiagnose ist die banale Angina tonsillaris.

  Granulozytopenien im Verlauf einer Strahlentherapie oder zytostatischen Therapie bei malignen Erkrankungen können Ursache erhöhter Körpertemperatur sein, je nachdem wie schwer der begleitende Infekt ist.

  Die zyklische Neutropenie (periodische Agranulozytose), eine seltene, meist im Jugendalter sich manifestierende Erkrankung, ist durch granulozytopenische Phasen gekennzeichnet, die in 3- bis 4wöchigem Abstand eintreten und dann meist von subfebrilen Temperaturen begleitet werden.

- Anämie: Subfebrile Temperaturen sind bei Eisenmangelanämie und bei schwerer Vitamin-B_{12}-Mangel-Anämie nicht selten. Umgekehrt kann eine schleichend verlaufende und mit subfebrilen Temperaturen einhergehende Infektion die Ursache einer Eisenmangelanämie sein. Kurzdauernde, hohe Temperaturen sind bei oder unmittelbar nach akuten Blutungen (gastrointestinale Blutungen!) oder bei hämolytischen Krisen (z. B. akute, Coombs-positive hämolytische Anämie oder Marchiafava-Anämie) möglich.

- Immundefekte disponieren zu bakteriellen Infektionen (Antikörpermangel) oder viralen Infektionen bzw. Mykosen (zelluläre Immundefekte). Die Defekte können angeboren sein, z. B. die verschiedenen Formen des Antikörpermangels, oder sich im Verlauf von Erkrankungen des lymphoretikulären Systems entwickeln. Immundefekte werden zudem begünstigt durch intensive zytostatische Therapie und/oder die durch Glukokortikoide verursachte Störung der Lymphozytopoese.

IV. Fieber bei immunologischen Erkrankungen

1. Autoimmunerkrankungen im weiteren Sinne

- Rheumatisches Fieber: Fieber tritt meist in Schüben auf und ist mit einer stärkeren Schweißneigung sowie gelegentlich mit Erythemen verbunden.
  Bei der rheumatoiden Arthritis tritt Fieber während der akuten Exazerbationen auf. Höhere Temperaturen werden beim Still-Syndrom beobachtet.
  Beim Erythema nodosum findet man, je nach Grundkrankheit, subfebrile Temperaturen.
- Die entzündlichen Gefäßerkrankungen Panarteriitis nodosa, M. Schoenlein-Henoch, Wegener-Granulomatose und Horton-Arteriitis gehen mit Fieber einher, das besonders in den akuten Schüben oder bei rasch progredientem Verlauf hoch sein kann (weitere Symptome s. S. 58, 273 und Tabelle 10, S. 120). Die Horton-Riesenzellarteriitis (Arteriitis temporalis) ist häufig kombiniert mit Polymyalgia rheumatica, die ihrerseits meist durch subfebrile bis febrile Temperaturen gekennzeichnet ist.
- Lupus erythematodes disseminatus, Sharp-Syndrom, Dermatomyositis und Sklerodermie sind in unterschiedlichem Ausmaß durch febrile Verläufe gekennzeichnet. Während man bei mehr als der Hälfte der Patienten mit Lupus erythematodes disseminatus subfebrile oder febrile Temperaturen finden kann, ist die Körpertemperatur bei der Sklerodermie meist normal.

2. Syndrome

Bei den nachfolgend genannten Syndromen tritt Fieber passager während akuter Exazerbationen auf.
- Behçet-Syndrom: Subfebrile bis febrile Temperaturen sind obligates Symptom des in seiner Genese noch unklaren Krankheitsbildes. Weitere Symptome: schmerzhafte Schleimhautaphten

und -ulzera, Arthralgien, Vaskulitis bzw. Thrombophlebitis, schmerzhafte Iridozyklitis, Kolitis, Meningitis, Enzephalitis und Psychose.
- Sjögren-Syndrom: Der Verlauf ist afebril oder subfebril. Man findet druckdolente Schwellungen der Speicheldrüsen (besonders der Parotiden), eine verminderte Speichel- und Tränensekretion („Siccasyndrom"), Arthralgien und Veränderungen der Nägel. Das Syndrom kann begleitend bei rheumatoider Arthritis, Lupus erythematodes disseminatus oder anderen Kollagenosen sowie bei malignen Lymphomen auftreten.
- Nahe verwandt mit dem Sjögren-Syndrom sind die beiden nachfolgend genannten seltenen Syndrome:
Mikulicz-Syndrom: Temperaturen subfebril oder febril. Parotisschwellung, Dakryoadenitis, Uveitis. Grundkrankheiten: maligne Lymphome, M. Boeck, Lupus erythematodes disseminatus. Heerfordt-Syndrom: subfebrile Temperaturen, Iridozyklitis, Parotitis („Febris uveoparotidea"), Hirnnervenlähmungen. Extrapulmonale Manifestation des M. Boeck?
- Löfgren-Syndrom: Temperaturen febril. Arthralgien, besonders von Fuß- und Sprunggelenken. Erythema nodosum. Die Symptomatik wird als akute Verlaufsform des M. Boeck interpretiert.
- Reiter-Syndrom: s. S. 238.

V. Sonstige Ursachen von Fieber

1. Maligne Erkrankungen

Subfebrile bis febrile Temperaturen sind bei allen (ausgedehnten) Karzinomen oder Sarkomen möglich, besonders bei den (Knochen-)Sarkomen, beim Leberkarzinom und Hypernephrom. Differentialdiagnostisch ist wichtig, daß bei Lebermetastasierung (Pankreas-, Magen-, Mamma-Karzinom u. a.) Temperaturen auftreten können, deren Genese oft erst spät erkannt wird. Bei allen unklaren Fieberzuständen ist daher eine Laparoskopie gerechtfertigt. Die Temperaturen können im Verlauf von malignen Erkrankungen auch durch Tumornekrosen oder sekundäre Entzündungen verursacht sein. Häufig ist die (fieberhafte) Thrombophlebitis ein erster diagnostischer Hinweis auf einen malignen Tumor. Schüttelfröste und hohe Temperaturen können seltene Symptome eines Hypernephroms sein.

Fieber

2. Herz- und Kreislauferkrankungen

- Die bei Endocarditis (lenta) auftretenden Temperaturen bleiben diagnostisch oft lange ungeklärt, besonders dann, wenn ein charakteristischer Geräuschbefund nicht nachgewiesen wird oder, z. B. beim älteren Menschen, fehlen kann. Eine Hirnembolie mag hier u. U. das erste Hinweissymptom sein.
- Gelegentlich werden bei schwerer Herzinsuffizienz subfebrile Temperaturen gemessen, die man u. a. auch als Zeichen einer verminderten Wärmeabgabe (Abnahme des Herzminutenvolumens) interpretiert. Sie sind nicht selten durch eine Thrombose, bzw. Thrombophlebitis oder (rezidivierende) kleine Lungenembolien bedingt. Schließlich kann Fieber bei Herzinsuffizienz durch eine gleichzeitig bestehende Bronchitis oder Pneumonie bzw. Pyelonephritis verursacht sein.
- Beim Herzinfarkt ist die Temperatur kurzfristig erhöht. Schwere periphere Durchblutungsstörungen verursachen subfebrile Temperaturen, besonders bei beginnender Gangränbildung.
- Zerebrale Hämorrhagien können infolge gestörter Thermoregulation eine Hyperpyrexie verursachen – ein prognostisch ernstes Zeichen, das einen Ventrikeleinbruch ankündigt.

3. Stoffwechselerkrankungen

- Bei der Hyperthyreose sind subfebrile Temperaturen häufig. Gelegentlich sieht man auch leichte Temperaturerhöhungen bei der Nebennierenrindeninsuffizienz, besonders in der Addison-Krise.
- Beim Diabetes mellitus besteht eine erhöhte Infektneigung, die Ursache fieberhafter Begleiterkrankungen, z. B. Pyelonephritis, sein kann.
- Der akute Gichtanfall ist, wie eine akute Arthritis, durch plötzlich einsetzende hohe Temperaturen gekennzeichnet.
- Weitere Ursachen: sog. Durstfieber bei hypertoner Dehydratation (s. S. 208); Hyperkalzämie; intermittierende Porphyrie.

4. Sog. Drug-fever

Gelegentlich werden unter der Behandlung mit Penicillin, Ampicillin, Chinin, Barbituraten u. a. subfebrile bis febrile Temperaturen beobachtet, die mit Exanthemen und Pruritus verbunden sein

können und als allergische Reaktion zu werten sind. Unter Hydantoinbehandlung, aber auch nach anderen Medikamenten können außerdem Lymphknotenschwellungen auftreten.
Tritt Fieber unter längerdauernder i.v. Therapie auf, so ist besonders an die Infektion von Kathetern bzw. an pyrogene Stoffe in Infusionslösungen zu denken (intermittierendes Fieber, Schüttelfrost).

5. Maligne Hyperpyrexie

Bei entsprechender hereditärer Disposition kann während der Narkoseeinleitung, insbesondere bei Verwendung von Succinylcholin oder Halothan plötzlich hohes Fieber (39–42 °C) einsetzen.

VI. Anhang: Hypothermie

Unter folgenden Bedingungen kann die Körpertemperatur pathologisch erniedrigt sein:
Unterkühlung;
Schock, Schädel-Hirn-Trauma;
Schlafmittel- oder Alkoholintoxikation;
hypothyreotes Koma, akute Nebennierenrindeninsuffizienz;
Cholera!

Allgemeine Schwäche

Allgemeine körperliche Schwäche, Leistungsabnahme oder rasche körperliche Ermüdbarkeit sind häufige und bei vielen, meist chronischen Erkrankungen beobachtete, jedoch für die jeweilige Krankheitsursache nicht aufschlußreiche Symptome. Sie sind oft, aber keineswegs immer mit einer Beeinträchtigung und Verschlechterung des Allgemeinzustandes oder Ernährungszustandes verbunden. Diese, wie auch Leistungsabnahme und körperliche Schwäche, sind jedoch als objektiv feststellbare Symptome nicht immer mit dem subjektiven Gefühl einer vermehrten Müdigkeit und Erschöpfbarkeit verbunden.

Allgemeine Schwäche

Es ist zu beachten, daß subjektives Befinden und objektive Befunde beim einzelnen Patienten und bei den einzelnen Erkrankungen ganz unterschiedlich stark gestört sein können.
Die nachfolgende Liste bietet daher nicht mehr als einen unverbindlichen Überblick über einzelne Krankheiten, bei denen die erwähnten subjektiven oder objektiven Symptome in mehr oder weniger starker Ausprägung vorhanden sein können.

1. Organische Krankheiten

Hypotone, seltener auch hypertone Kreislaufregulationsstörungen machen sich zunächst durch die genannten Symptome bemerkbar. Bei den hypotonen Regulationsstörungen wird besonders über Müdigkeit geklagt, die im Unterschied zu organisch bedingten Störungen wie beispielsweise Nebennierenrindeninsuffizienz in den frühen Morgenstunden ausgeprägter ist.
Bei zahlreichen chronischen Erkrankungen stehen Leistungsabnahme, Ermüdbarkeit und Schwäche mehr oder weniger stark im Vordergrund: Herzinsuffizienz, Endocarditis lenta, Lungenemphysem, chronisches Cor pulmonale, chronische Leber- und Nierenerkrankungen, z. b. chronisch-aktive Hepatitis, Leberzirrhose, chronische Pyelonephritis, Niereninsuffizienz.
Bei einer schleichend sich entwickelnden Anämie werden anfangs meist weniger die Veränderungen des Blutbildes als vielmehr die Allgemeinsymptome registriert, z. B. bei einem latenten Eisenmangel und einer chronischen Eisenmangelanämie, sowie bei B_{12}-Mangel-Anämie u. ä.
Chronische Gelenkentzündungen und entzündliche Gefäßerkrankungen werden nicht nur von Schmerzen, sondern auch von den geschilderten Allgemeinsymptomen begleitet, z. B. rheumatoide Arthritis.
Jede unklare allgemeine Schwäche, Leistungsabnahme und körperlicher Verfall sind verdächtig auf eine maligne Erkrankung. Die Symptomatik ist dabei gewöhnlich weniger ausgeprägt bei Sarkomen und – die Lymphogranulomatose ausgenommen – bei den malignen Lymphomen. Eine gleichzeitige Anämie verstärkt die Symptomatik.

2. Infektionskrankheiten

Oft ist das Allgemeinbefinden bei Infektionen, besonders akuten Infektionen, bereits in den Prodromalstadien beeinträchtigt, beispielsweise bei der akuten Hepatitis, sowie bei verschiedenen Virusinfektionen. Ausgeprägter ist die Symptomatik bei den chronischen Infektionen, z. B. Tuberkulose, chronische Cholangitis, chronische Pyelonephritis oder chronische entzündliche Darmerkrankungen.

3. Endokrine und Stoffwechselerkrankungen

Ein schleichend sich entwickelnder oder unter mangelhafter Behandlung stehender Diabetes mellitus weist sich i. allg. durch eine stärkere Beeinträchtigung des Allgemeinbefindens aus.

Ausgeprägte allgemeine Störungen finden sich bei der Nebennierenrindeninsuffizienz, der Hypophysenvorderlappeninsuffizienz, der Hypokalzämie und Hyperkalzämie. Auch bei der Hyperthyreose kann über ein Schwächegefühl geklagt werden, das allerdings meist geringer ausgeprägt ist gegenüber den objektiv nachweisbaren Symptomen der Leistungsabnahme und Muskelschwäche (z. B. hyperthyreote Myopathie).

Akuter können sich die Symptome der Schwäche entwickeln bei Elektrolytstörungen, z. B. Hyponatriämie oder (noch häufiger) Hypokaliämie, besonders unter der Behandlung mit Laxantien bzw. Diuretika.

Jede Malabsorption, Unterernährung oder chronische Darmerkrankung mit Diarrhöe beeinträchtigen subjektiv und objektiv Allgemeinbefinden und Allgemeinzustand.

4. Neurologische und psychische Störungen

Reaktiv oder organisch bedingte depressive Verstimmung und neurasthenische Reaktionen: Diskordanz zwischen subjektivem Empfinden, allgemeiner Schwäche und Hinfälligkeit und den oft normalen und objektiven Befunden; sog. Erschöpfungszustand. Chronischer Medikamentenabusus (Psychopharmaka und Narkotika). Schlaflosigkeit, oft nach Mißbrauch von Stimulantien oder bei verschiedenen Schlafstörungen, besonders auch bei

Allgemeine Schwäche

Schlafstörungen, die durch Schmerzen, Dyspnoe, nächtlichem Husten u. ä. verursacht sein können.
Muskelerkrankungen wie myotone Dystrophie („Jammergestalt"), Myasthenia gravis u. a. (s. auch S. 264).

5. Appetitlosigkeit

Maligne Tumoren: Meist bestehen Widerwille oder Ekel gegen Fleischprodukte, besonders bei gastrointestinalen Tumoren. Widerwille gegen Fleischprodukte kann auch bei Leukämien und bei schweren Anämien beobachtet werden.
Appetitlosigkeit kann Symptom einer akuten oder chronischen gastrointestinalen Erkrankung, z. B. Dyspepsie oder Enterokolitis sein. Auch die Hepatitis oder Pankreatitis sind mit Appetitlosigkeit verbunden.
Weitere Ursachen von Appetitlosigkeit: schwere konsumierende Erkrankungen, chronische Fieberzustände, Zerebralsklerose.
Die Anorexia nervosa stellt ein besonderes Krankheitsbild dar, bei welchem „Appetitlosigkeit" bzw. Ablehnung von Nahrung im Mittelpunkt stehen.

Blut

Vermehrung und Verminderung der weißen Blutzellen

Mit 65–70% machen die neutrophilen Granulozyten den Hauptanteil der Leukozyten des peripheren Blutes aus. Leukozytosen sind also meist durch eine Vermehrung von neutrophilen Granulozyten, weniger der Lymphozyten oder selten durch eine starke Vermehrung eosinophiler Granulozyten bedingt. Um eine Leukozytose beurteilen zu können, ist daher das Differentialblutbild zu untersuchen. Die Leukozytenzahl ist Ausdruck einer Bilanz zwischen Zellneubildung und Zellverbrauch, weshalb sich bei Erschöpfung oder toxischer Schädigung der Zellbildung eine Leukozytopenie entwickeln kann.

I. Vermehrung der weißen Blutzellen

1. Neutrophile Leukozytose

Als Zeichen einer verstärkten Granulozytopoese im Knochenmark kann die neutrophile Leukozytose mit einer „Linksverschiebung", d. h. einer Vermehrung jugendlicher und stabkerniger Zellen einhergehen. Bei überstürzter Neubildung von Granulozyten treten „toxische Granulationen" auf, die auf eine verstärkte Enzymaktivität in den Zellen hinweisen. Sie sind ein diagnostisch wichtiges Zeichen, weil sie auch dann gefunden werden, wenn infolge eines stark erhöhten peripheren Verbrauchs die Leukozytenzahl normal oder vermindert ist, z. B. bei schwerer Sepsis.

Ursachen:
- „Physiologische" Leukozytose bei körperlicher Belastung, beim Neugeborenen, postprandial und in der Gravidität. „Zentral" ausgelöste Leukozytose im Schockzustand, bei Apoplexie, nach cerebralen Eingriffen, bei epileptischen Anfällen, in der Eklampsie und im Delirium tremens.

Vermehrung und Verminderung der weißen Blutzellen 23

- Lokale oder generalisierte akute bzw. rezidivierende Entzündungen, besonders durch Staphylokokken, Streptokokken, E. coli, Proteus, Pyozyaneus.
- Infektionskrankheiten: s. Tabelle 3.
- Verbrennungen, ischämische Nekrosen, z. B. Herzinfarkt, Operationen.
- Diabetisches, urämisches oder hyperthyreotes Koma. Gichtanfall. M. Cushing und Glukokortikoidbehandlung.
- Intoxikation durch Blei, Quecksilber, Insektengift, Digitalis.
- Passagere Leukozytose als Zeichen einer verstärkten Zellneubildung im Knochenmark infolge von plötzlichem äußerem oder innerem Blutverlust und bei akuten hämolytischen Krisen.
  Primäre Erkrankungen der Granulozytopoese: chronische myeloische Leukämie, Polycythaemia vera, Osteomyelofibrose und myeloische Metaplasie.
  Konstante mäßig starke Leukozytose nach Splenektomie.
  Einzelne Formen der akuten nichtlymphatischen Leukämien. Im Unterschied zu den chronischen Leukämien und den leukämoiden Reaktionen (s. unten) ist bei der akuten Leukämie *eine* pathologische Zellpopulation vermehrt, die qualitativ und quantitativ von den normalen Granulozyten und ihren Vorstufen verschieden ist („Hiatus leucaemicus").
- Paraneoplastische Begleitreaktion bei malignen Tumoren.

2. Eosinophile Leukozytose (Eosinophilie)

- Allergische Reaktion bei Bronchialasthma, Urtikaria, Heufieber, Medikamentenallergie, Serumkrankheit.
- Parasitosen: Trichinose, Echinokokkus. Seltener bei den intestinalen Parasitosen (eosinophiles Infiltrat bei Askaridiasis), tropische Eosinophilie.
  Infektionskrankheiten: Scharlach, Mumps, postinfektiöse Heilphase.
- Autoimmunkrankheiten, z. B. Panarteriitis nodosa, hyperergische Vaskulitis, Dermatomyositis und im Rahmen einer rheumatoiden Arthritis.
  Endocarditis fibroplastica.
  Pemphigus vulgaris, Dermatitis herpetiformis, Erythema exsudativum multiforme, Lyell-Syndrom.
- Nebennierenrindeninsuffizienz.
- Hämatologische Krankheiten: chronische myeloische Leukämie

im Initialstadium (*beachte:* Knochenmarkeosinophilie) Polyzythämie. Lymphogranulomatose. B_{12}-Mangel-Anämie. Zustand nach Splenektomie.
- Paraneoplastische Reaktion bei malignen Tumoren, besonders beim Ovarialkarzinom.

3. Lymphozytose

- Postinfektiöse Lymphozytose nach Infektionen sowie die in Tabelle 3 aufgeführten Infektionskrankheiten.
- M. Boeck.
- Hyperthyreose, Nebennierenrindeninsuffizienz.
- Hämatologische Erkrankungen: chronische lymphatische Leukämie, leukämische Verlaufsform maligner Lymphome, akute lymphatische Leukämie. Initialbefund bei der Lymphogranulomatose, besonders der lymphozytenreichen Form.

4. Monozytose

- Erholungsphase nach akuten Infekten sowie bei folgenden Infektionskrankheiten: Masern, Pocken, Varizellen, Mumps, M. Bang, Malaria, wolynisches Fieber, Tuberkulose (häufiger Befund!), subakute bakterielle Endokarditis, Lues.
- Lupus erythematodes disseminatus. Rheumatoide Arthritis. M. Boeck, M. Crohn, Colitis ulcerosa.
- Hämatologische Erkrankungen: einzelne maligne Lymphome, Lymphogranulomatose. Akute myelomonozytäre Leukämie und leukämische Retikulose.

5. Basophilie

- Einzelne Infektionen wie Varizellen.
- Hämatologische Erkrankungen: Begleitreaktion bei hämolytischer Anämie. Initialbefund bei myeloproliferativen Erkrankungen. Reaktionen nach Splenektomie. Sog. Mastzellretikulose.
- Colitis ulcerosa.
- Bei erhöhtem Blutfettgehalt (Myxödem, Diabetes mellitus).

II. Leukämoide Reaktion

Als leukämoide Reaktion wird eine starke, meist reversible Vermehrung der Granulozyten und ihre Vorstufen bezeichnet. Im Unterschied zur chronischen myeloischen Leukämie sind die Basophilen nicht vermehrt; man findet toxische Granulationen; die alkalische Leukozytenphosphatase ist erhöht. Im Unterschied zur akuten Leukämie fehlt der Hiatus leucaemicus.

Ursachen
- Hyperregeneration des Knochenmarks nach schwerer Blutung, hämolytische Krise und nach Agranulozytose.
- Leukämoide Granulozytenvermehrung bei schweren Infektionen wie Sepsis, Pyämie, Pneumonie, Meningitis, Diphtherie, Miliartuberkulose. Leukämoide Vermehrung von Lymphozyten bei Keuchhusten, Varizellen, infektiöser Mononukleose, infektiöser Lymphozytose, Tuberkulose.
- Paraneoplastische leukämoide Reaktion bei metastasierenden Tumoren, z. B. Lebermetastasen, sowie gelegentlich auch bei Lymphogranulomatose (u. U. eosinophile leukämoide Reaktionen).

III. Verminderung der weißen Blutzellen

1. Granulozytopenie

Eine Leukozytopenie schließt eine schwere Entzündung bzw. Infektion nicht aus; die Entzündung kann einen erhöhten Verbrauch von Granulozyten verursachen oder die Zellproliferation hemmen. Wichtiges Zeichen sind dann die Linksverschiebung bzw. toxische Granulation der Neutrophilen.
- Die Leukozytopenie ist für einige Infektionskrankheiten charakteristisch (Tabelle 3, S. 13).
- Autoimmunkrankheiten: Lupus erythematodes disseminatus, Felty-Syndrom.
- Hämatologische Erkrankungen: Granulozytopenie bei aplastischen Störungen des Knochenmarks, z. B. bei primärer Panmyelopathie, bei Osteomyelofibrose, bei Osteopetrose und in der Phase der Präleukämie.
Akute, leukopenisch verlaufende Leukämie. Haarzelleukämie.
Primäre Störungen der Leukozytopoese bei zyklischer Neutropenie.

Paroxysmale nächtliche Hämoglobinurie (Marchiafava-Anämie), B_{12}-Mangel-Anämie.
- Hyperspleniesyndrom mit Granulozytopenie bzw. Thrombozytopenie oder Panzytopenie. *Merke:* Die Granulozytopenie ist ein nicht seltenes Symptom einer Leberzirrhose.
- Toxische Leukozytopenie bei Behandlung mit Zytostatika, ionisierenden Strahlen oder als Reaktion auf Medikamente (Chloramphenicol, Phenylbutazon, Diuretika oder Antidiabetika u.a.). Allergische Reaktion auf Medikamente wie Amidopyrin und seine Derivate, besonders stark ausgeprägt unter dem Bild einer Agranulozytose.

Beachte: Toxische Reaktionen sind dosisabhängig, allergische Reaktionen sind nicht dosisabhängig.

2. Eosinopenie

- Typhus, Masern.
- Hyperkortizismus: M. Cushing, ACTH- bzw. Kortisolzufuhr, Streß.
- Fortgeschrittene Lymphogranulomatose.

3. Lymphozytopenie

- Schwere exsudative bakterielle Entzündung, Sepsis lenta, Miliartuberkulose. Gelegentlich auch bei Grippe.
- Hyperkortizismus: ACTH- bzw. Kortisolzufuhr, M. Cushing, Streß, Hunger.
- Diabetisches und urämisches Koma.
- Fortgeschrittene Lymphogranulomatose, einzelne Fälle von malignen Lymphomen, einzelne Fälle angeborener und erworbener Immundefekte.

Vergrößerung der Lymphknoten (Lymphome)

Bei der Differentialdiagnose von Lymphknotenschwellungen sind folgende Kriterien zu berücksichtigen:
- Lokalisation (s. auch S. 31): Bei jedem Verdacht auf eine systemische Lymphknotenerkrankung sind die hilären, mediastinalen

Vergrößerung der Lymphknoten (Lymphome)

(paratrachealen) und abdominalen (intra- und retroperitonealen) Lymphknoten zu überprüfen. Klinische Hinweise auf eine (starke) Vergrößerung der Hilus- bzw. Mediastinallymphknoten können trockener Husten, Einflußstauung, Rekurrensparese oder Stridor sein; abdominale Lymphknotenschwellungen können (selten) Ödeme der unteren Extremitäten, Aszites, Rückenschmerzen, Völlegefühl oder dyspeptische Beschwerden auslösen.

Generalisierte Lymphome sind bei bestimmten Entzündungen bzw. bei Infektionskrankheiten oder bei malignen, multilokulären bzw. metastasierenden Tumoren nachzuweisen.

Regionale Lymphome finden sich gewöhnlich im Abstromgebiet von Entzündungen bzw. Tumoren.

- Art der Schwellung: Die Konsistenz der Lymphknoten ist weich bei großen malignen Lymphomen, besonders wenn sie schnell gewachsen sind. Eine feste oder derbe Konsistenz spricht eher für Tumormetastasen bzw. akute oder chronische Entzündungen (z. B. Toxoplasmose).
- Schmerzen: Lymphknoten sind (druck)schmerzhaft bei regionalen Entzündungen bzw. bei den primären Entzündungen der Lymphknoten; weitere Zeichen der Entzündung sind Rötung bzw. Ödem der Umgebung. Eine streifenförmige Rötung zum Lymphknoten hin spricht für eine gleichzeitige Lymphangitis.
  Nicht schmerzhafte Lymphome findet man bei den lymphotropen Viruserkrankungen, bzw. bei Lymphknotenmetastasen und bei malignen Lymphomen.
  Gelegentlich bei der Lymphogranulomatose, bei Non-Hodgkin-Lymphomen und selten beim M. Boeck wird nach Genuß von Alkohol ein Schmerz der befallenen Lympknoten angegeben („Alkoholschmerz").
- Umgebungsreaktion: Miteinander oder mit der Umgebung verbackene Lymphome werden bei chronischen Entzündungen der Lymphknoten (z. B. Tuberkulose, Actinomykose, Fistelbildung) oder aber bei rasch infiltrativ wachsenden malignen Lymphomen oder Metastasen getastet. Die Lymphome sind gewöhnlich gut gegeneinander abgrenzbar bei den lymphotropen Virusinfektionen sowie bei langsam wachsenden malignen Lymphomen und Metastasen.
- Wachstum: Lymphome nehmen rasch an Größe zu bei akuten Infektionen, bei einzelnen malignen Lymphomen (chronische lymphatische Leukämie, Immunozytom) und bei der Lymphogranulomatose X.

- Allgemeinreaktionen: Gewichtsverlust, Inappetenz weisen auf maligne Erkrankungen, z. B. ein metastasierendes Karzinom oder maligne Lymphome hin. Vermehrte Schweißneigung bzw. subfebrile oder febrile Temperaturen werden als sog. „B-Symptome" bei den malignen Lymphomen und der Lymphogranulomatose festgestellt; sie können auch bei akuter Leukämie auftreten. Pruritus ist manchmal Frühsymptom einer Lymphogranulomatose, einer chronischen lymphatischen Leukämie oder eines malignen Lymphoms.
- Umgebung und Beruf: Bei Tierhaltern und -pflegern muß an eine Brucellose, Katzenkratzkrankheit, Tularämie oder Toxoplasmose, bei Beschäftigung in der Landwirtschaft zudem an eine Aktinomykose gedacht werden.

I. Gutartige Lymphome

1. Lymphadenitis bei regionaler Entzündung

Meist unilokulär auftretende Lymphome mit entzündlicher Reaktion in der Umgebung.
- Primäre Lymphknotenentzündung im Drainagegebiet bei pyogenen Infektionen; dabei gleichzeitig Lymphangitis.
- Aktinomykose und Tuberkulose (dabei Fistelbildung möglich). Bei der Aktinomykose brettharte Infiltration in der Umgebung des Lymphknotens.
Primäre Lues.
Katzenkratzkrankheit: Hier entwickeln sich die Lymphome gewöhnlich erst Wochen nach der Hautverletzung.
Listeriose (okuloglanduläre Form mit Konjunktivitis und regionaler Lymphadenitis; nicht bei anderen Formen der Listeriose).
- Eitrige Lymphadenitis und Lymphangitis bei der Tularämie.
Feste, derbe, schmerzhafte, jedoch gegenüber der Umgebung gut verschiebliche Lymphknoten bei der Toxoplasmose (lymphoglanduläre Form).

2. Nicht regional beschränkte Lymphknotenschwellungen bei Entzündungen

- Virusinfektionen wie infektiöse Mononukleose, Röteln, Masern, Hepatitis, Viruspneumonie, infektiöse Lymphozytose. *Merke:*

Die Lymphknoten können bereits vor Ausbruch der typischen Krankheitserscheinungen (z. B. Exanthem) angeschwollen sein.
- M. Bang, Toxoplasmose und Tularämie (s. oben). Fakultativ bei Salmonellosen, bakterieller Endokarditis. Sekundäre oder tertiäre Lues. Generalisierte Lymphome selten bei Tuberkulose und bei Pilzinfektionen.
- Sonstige entzündliche Lymphknotenreaktionen: M. Boeck (polyzyklische Begrenzung der Hiluslymphome, ggf. schalenartige Verkalkung; DD: Silikose). Fakultative Lymphome bei Lupus erythematodes disseminatus, Felty-Syndrom, Still-Chauffard-Syndrom, rheumatoide Arthritis, Endocarditis fibroplastica (Löffler-Syndrom).
- Septische Granulomatose (selten) bei Phagozytosedefekt der Granulozyten: beim Kleinkind auftretende Lymphknotenentzündungen; weitere Symptome sind rezidivierende Bronchopneumonien und Ekzeme.

3. Sonstiges

- Begleitreaktion bei Serumkrankheit.
  Hyperergische Lymphknotenhyperplasie, wahrscheinlich medikamentös ausgelöst und oft mit Fieber, Eosinophilie und Splenomegalie verbunden: Hydantoin (DD: Lymphogranulomatose), PAS, Sulfonamide, Penicillin.
- Meist diskrete Lymphknotenschwellungen bei Hyperthyreose.
- M. Whipple, Amyloidose.
- Castleman-Lymphom.

II. Maligne Erkrankungen

Die Lymphome können regional oder generalisiert auftreten.

1. Erkrankungen des lymphoretikulären Systems

- Lymphogranulomatose: Als Initialbefund findet man häufiger als bei den meisten anderen malignen Non-Hodgkin-Lymphomen zunächst Halslymphome.
- Maligne Non-Hodgkin-Lymphome einschließlich chronische lymphatische Leukämie (Übersicht s. Tabelle 4). Wachstumstendenz und Lokalisation der Lymphome können verschieden sein.

Tabelle 4. Einteilung der Non-Hodgkin-Lymphome

Lymphome mit niedrigem Malignitätsgrad	
Kiel-Klassifikation (nach Lennert)	*Frühere deutsche Klassifikation*
1. Malignes Lymphom, lymphozytisch	
a. Chronische lymphatische Leukämie	a. Chronische lymphatische Leukämie
b. Haarzelleukämie	b. Lymphoide Retikulose?
c. Sézary-Syndrom, Mycosis fungoides	c. Sézary-Syndrom, Mycosis fungoides
d. T-Zonen-Lymphom	
2. Lymphoplasmozytoides Lymphom (Immunozytom)	2. Makroglobulinämie (M. Waldenström)
3. Zentrozytisches Lymphom	3. Lymphozytäres Lymphosarkom
4. Zentroblastisch-zentrozytisches Lymphom	4. Großfollikuläres Lymphoblastom (M. Brill-Symmers)
Lymphome mit hohem Malignitätsgrad	
1. Zentroblastisches Lymphom	1. Retikulosarkom

2. Lymphoblastisches Lymphom
  a. Burkitt-Typ
  b. „convoluted type"
  c. unklassifiziert
	2. Lymphoblastisches Lymphosarkom. Akute Lymphoblastenleukämie

3. Immunoblastisches Lymphom	3. Retikulosarkom

Chronische lymphatische Leukämie (CLL): langsames Wachstum besonders bei der B-CLL (etwa 95% der Fälle); ungünstiger und rascher Verlauf bei der T-CLL; hierbei imponieren eine Splenomegalie und verstärkte Hautinfiltrationen, während Lymphknotenschwellungen eher diskret sind.

Haarzelleukämie (leukämische Retikulose): massive Splenomegalie, kleine Lymphknoten. Mononukleäre Zellen mit haarförmigen Fortsätzen. Verminderung der Blutmonozyten; Panzytopenie bei lymphoider Markfibrose.

Sézary-Syndrom: generalisierte Lymphome, zusätzlich Erythrodermie mit starkem Juckreiz. Typische Zellkerne (zerebriform).

Immunozytom: unterschiedliche Verlaufsformen, beispielsweise mit Splenomegalie und gastrointestinalen Lymphomen oder okulokutane Verlaufsform mit Protrusio bulbi u.a.

Zentrozytisch-zentroblastisches Lymphom: in der Hälfte der Fälle Splenomegalie, bei ¾ der Fälle Knochenmarkbeteiligung. 10% leukämische Verläufe; v.a. im höheren Lebensalter.
Zentroblastisches Lymphom: maligne, rasch progrediente Verläufe.
Convoluted-cell-Lymphom: in ¾ der Fälle Mediastinaltumoren (Dyspnoe, Pleuraerguß!), frühe Generalisation in das Zentralnervensystem und in die Hoden.
- Angioimmunoblastische Lymphadenopathie (Lymphogranulomatose X): generalisierte Lymphome, Fieber (Hyperimmunisierungsprozeß?), Schweißausbrüche, Pruritus, makulopapullöses Exanthem, Hypergammaglobulinämie. Starke Infektanfälligkeit. Autoimmunhämolytische Anämie, Arthralgien, Thrombozytopenie.
- Maligne Retikulose, Speicherkrankheiten (M. Gaucher), Histiozytose X, Retikulogranulomatose.

2. Sonstige maligne Erkrankungen

- Bei akuter myeloischer Leukämie, bei chronischer myeloischer Leukämie, sowie beim Plasmozytom können generalisierte, meist jedoch nur mäßig große Lymphome vorhanden sein.
- Lymphknotenmetastasen: Die Lymphome sind lokalisiert im Drainagegebiet des Primärtumors oder – seltener – generalisiert.

Lokalisation und Diagnose der Lymphknotenerkrankungen

I. Lymphknotenschwellungen am Hals

Vergrößerte Lymphknoten in der Halsregion finden wir nicht nur bei verschiedenartigen Erkrankungen am Kopf und am Hals, sondern auch bei zahlreichen generalisierten Lymphomen bzw. bösartigen Erkrankungen (s. vorausgehende Kapitel). Da in dieser Region die Lymphknoten leicht palpiert und ggf. auch bioptisch untersucht werden können, kommt der Differentialdiagnose von Halslymphomen eine besondere Bedeutung zu.

1. Oberes Halsgebiet

- Kleine, indolente, feste und mit ihrer Umgebung nicht verbackene Lymphknoten findet man als Folge früher durchgemachter lokaler Entzündungen häufig. Bei frischer, lokaler Lymphadenitis ist an Entzündungen im Drainagegebiet zu denken, z. B. an bakterielle Entzündungen der Kopfhaut, an Otitis externa, Tonsillitis, Pharyngitis, Zahnerkrankungen und Virusinfektionen der Mundschleimhaut wie Stomatitis aphthosa.
- Das tuberkulöse Lymphom bei oralem Primärkomplex (Tonsillen oder Gingiva) tritt meist einseitig auf. Es besitzt anfänglich eine derbe Konsistenz, ist mit der Umgebung verbacken (schlechte Verschieblichkeit) und, besonders bei raschem Wachstum, schmerzhaft bzw. druckempfindlich. Später kann es zur Fistelung kommen (DD: Aktinomykose).
- Multiple, meist weiche Lymphknoten am Rand des Musculus sternocleidomatoideus und/oder submandibulär findet man bei der infektiösen Mononukleose, bei Masern sowie bei den selteneren Erkrankungen Listeriose und Toxoplasmose. Letztere tritt als Lymphadenitis cervicalis et nuchalis (M. Piringer-Kuchinska) beim Jugendlichen auf; differentialdiagnostische Abgrenzung gegenüber der Lymphogranulomatose durch bioptische Untersuchungen und serologischen Nachweis.
- Die Lymphknotenschwellungen bei der Lymphogranulomatose und bei malignen Non-Hodgkin-Lymphomen bevorzugen ebenfalls das obere Halsgebiet; bei der Lymphogranulomatose ist wegen des besonderen Verlaufs der primär hochzervikale Befall abzugrenzen.
- Retroaurikulär sind die Lymphknoten bei Röteln angeschwollen (DD: Masern) und gelegentlich nur einziges Symptom der Erkrankung. Auch bei der infektiösen Mononukleose können retroaurikuläre Lymphknotenschwellungen getastet werden.
- Tumoren des Nasopharynx und der Zunge können in die regionalen Lymphknoten am Kieferwinkel metastasieren. Sie besitzen im Unterschied zu den in dieser Region ebenfalls auftretenden Lymphomen bei Virusinfektionen bzw. lymphatischen Systemerkrankungen eher eine derbere Konsistenz.
- Schwellungen im Bereich der Speicheldrüsen (Parotis, Submandibularis) sind manchmal nicht ohne weiteres von lokalen Lymphknotenschwellungen abzugrenzen. Im Bereich der Parotis gelegene Lymphome können auf eine Parotitis bzw. Parotistumoren hinweisen.

Lokalisation und Diagnose der Lymphknotenerkrankungen

2. Mittlerer Halsbereich

- Lymphome wie oben sowie generalisierte Lymphome (s. S. 29).
- Lymphknotenmetastasen von Schilddrüsenkarzinomen („Delphischer Lymphknoten") und Tumoren des Nasopharynx können im Bereich des Kehlkopfes lokalisiert sein.
- Differentialdiagnostisch abzugrenzen sind einige seltenere Erkrankungen: Glomustumoren an der Bifurkation der A. carotis, deren Wachstum ohne entzündliche Reaktion langsam ist und die ggf. durch eine einseitige Sympathikusreizung mit homolateraler Mydriasis nachweisbar werden.
  Halsrippen.
  Aberrierende Strumaknoten.
  Branchiogene Giemengangszyste: Man findet einen prall elastischen Knoten am medianen Rand des oberen M. sternocleidomastoideus.

3. Unterer Halsbereich bzw. Supraklavikularregion

- Lymphome wie unter 1. sowie generalisierte Lymphome (s. S. 29).
- Lymphknotenmetastasen im Bereich der V. sublcavia rechts und links bei Malignomen des Magens („Virchow-Drüse" links), Pankreas, Gallenwege, Nieren und der intrathorakalen Organe. Seltener können auch Ovarial- und Hodentumoren in die Supraklavikularregion metastasieren.

II. Mediastinale Lymphknoten

Vergrößerungen der mediastinalen und hilären Lymphknoten werden oft erst relativ spät erkannt, z. B. zufällig während einer Röntgenuntersuchung der Thoraxorgane oder wenn sie bereits klinische Symptome hervorrufen.

1. Klinische Symptome

Lymphknotenschwellungen im Mediastinum verursachen im allg. nur bei stärkerer Vergrößerung Symptome: trockener Husten, inspiratorischer und exspiratorischer Stridor, obere Einflußstauung (s. S. 108), bei Infiltrationen in die Bronchialschleimhaut Hämoptysen bzw. bei Läsion des N. recurrens Heiserkeit.

Alle diese Symptome sind nicht spezifisch für Erkrankungen der Lymphknoten, sie treten auch bei Bronchialtumoren oder anderen malignen Erkrankungen auf.

2. Röntgenbefunde

Für die Differentialdiagnose der mediastinalen Lymphknotenschwellungen spielt die Röntgenuntersuchung eine entscheidende Rolle.

- Die paratrachealen Lymphknoten sind besonders bei der Lymphogranulomatose befallen; sie liegen im vorderen Mediastinum, meist rechtsseitig und verursachen die typische „Schornstein"-figur.

  Meist einseitig im Bereich des Hilus gelegene Lymphome findet man ebenfalls bei der Lymphogranulomatose sowie bei den verschiedenen malignen Lymphomen und einzelnen Formen akuter Leukämien.

  Eine doppelseitige Hilusvergrößerung ist für den M. Boeck, seltener auch für Lymphogranulomatose und malignes Lymphom (hier eher asymmetrische Vergrößerung) charakteristisch. Doppelseitige Hilusvergrößerung mit Lungenbeteiligung ist nicht nur auf einen M. Boeck, sondern auch auf eine frische Tuberkulose oder Silikose verdächtig, während andererseits die malignen Lymphome nicht oder seltener gleichzeitig Veränderungen des Lungenparenchyms aufweisen.

- Im oberen Mediastinum gelegene Lymphome sind abzugrenzen gegenüber Retrosternalstrumen, neurogenen Tumoren, gegenüber dem Thymom und dem Aneurysma der Aorta ascendens.

  Im mittleren Mediastinum (Hilus) gelegene Lymphome sind gegenüber Bronchialkarzinomen, branchiogenen Zysten, gutartigen Tumoren, abgekapseltem Pleuraerguß und einem Aortenaneurysma abzugrenzen.

  Im unteren Mediastinum gelegene Tumoren können vom Ösophagus ausgehen; sie können durch Perikardzysten oder Zwerchfellhernien vorgetäuscht werden.

III. Abdominale Lymphknoten

Die intraabdominalen Lymphknoten sind im Mesenterium sowie präaortal gelegen. Sie drainieren die intraabdominalen Organe. Der weitere Abfluß der Lymphe erfolgt über die Zysterna chyli.

Die retroperitonealen, paraaortalen Lymphknoten drainieren den Retroperitonealraum und das kleine Becken sowie die unteren Extremitäten.
- Klinische Befunde: Nur in seltenen Fällen werden größere Lymphknotentumoren unmittelbar palpiert. Indirekte Symptome, die auf Lymphknotenschwellungen hinweisen, können hartnäckige Rückenschmerzen sein, besonders wenn größere Lymphknotenpakete eine Nervenkompression verursachen. In anderen Fällen verursachen Lymphome Blähungen, Völlegefühl, gelegentlich Diarrhö, ein unerklärtes Malabsorptionssyndrom oder einen vermehrten Eiweißverlust in den Darm, der dann mit einer Hypoproteinämie bzw. Ödemen einhergeht. Aszites kann auf peritoneale Metastasen in kleinere Lymphknoten hinweisen; er kann auch Folge einer Blockade der größeren Lymphgefäße sein. Bei der Abklärung ungeklärter Fieberzustände soll nach abdominalen Lymphomen gesucht werden, sind doch diese gelegentlich Symptom einer ausschließlich intraabdominalen Ausbreitung einer Lymphogranulomatose oder eines malignen Lymphoms.
- Der objektive Nachweis von abdominalen Lymphomen durch Lymphographie, Sonographie oder Computertomographie ist besonders für die Differentialdiagnose der lymphoretikulären Systemerkrankungen wichtig, sowohl für die Primärdiagnose wie auch für den Nachweis der Krankheitsausbreitung (Staging). Gleiches trifft auch für die malignen Hodengeschwülste zu.

IV. Inguinale Lymphknoten

Relativ häufig tastet man inguinale Lymphknoten von Erbs- oder Mandelgröße; meist kommt ihnen keine krankhafte Bedeutung zu. Sie können aber auch Hinweise auf eine Entzündung im Bereich der unteren Extremitäten (z. B. Ulkus, Interdigitalmykose) sein.
Venerische Erkrankungen: Schmerzhafte Lymphknotenschwellungen gehören zur Symptomatik des luetischen Primäraffekts. Beim Lymphogranuloma inguinale findet man größere ein- oder doppelseitige Lymphome mit deutlich entzündlichen Reaktionen.

Vergrößerung der Milz (Splenomegalie)

Die vergrößerte Milz verschiebt sich bei Inspiration nach kaudalmedial, im Unterschied zu Tumoren des linken Leberlappens. Eine inspiratorische Verschieblichkeit fehlt bei anderen Tumoren des linken Oberbauches, z. B. Zysten und Tumoren des Pankreas, und ist nur gelegentlich bei größeren Geschwülsten der linken Niere festzustellen.
Bei muskelkräftigen Bauchdecken kann eine Milzvergrößerung durch Muskelwülste vorgetäuscht werden (Perkussion!).
Die Konsistenz der Milz ist weich bei Sepsis, sie ist fest bzw. hart bei chronischen Infektionen, bei isolierten Milztumoren, bei den hämatologisch bedingten Splenomegalien sowie bei der Pfortaderstauung. Bei stark vergrößerter Milz, z. B. bei chronischen Leukämien, können die Crenae palpiert werden.
Größere Milztumoren verursachen Druckgefühl im Oberbauch, besonders im Sitzen, oder Verdauungsbeschwerden. Stärkere Schmerzen, die besonders in Inspiration zunehmen, müssen als Hinweis auf Milzinfarkte und eine Perisplenitis gedeutet werden, wie sie bei massiver Milzvergrößerung, z. B. bei der chronischen myeloischen Leukämie, auftreten und auch auskultatorisch erfaßt werden können.
Bei zahlreichen entzündlichen und besonders bei nichtentzündlichen Splenomegalien kann sich ein „Hyperspleniesyndrom" („Hypersplenismus") entwickeln, das sich als Granulozytopenie, Thrombozytopenie oder Anämie manifestiert.

I. Splenomegalie bei entzündlichen Erkrankungen

1. Infektionen bzw. Infektionskrankheiten

- Die mit einer lymphomonozytoiden Reaktion (s. Tabelle 3, S. 13) einhergehenden Virusinfektionen sind durch eine meist leichte Milzvergrößerung und gleichzeitige Lymphknotenschwellungen charakterisiert: infektiöse Mononukleose, Mumps, Röteln, Hepatitis. Fakultativ ist eine Splenomegalie bei Viruspneumonien. Splenomegalie mit Leukozytopenie und Lymphozytose findet man beim Typhus, Paratyphus und M. Bang.
- Leptospirose (M. Weil), Rickettsiosen (Q-Fieber, Wolhynisches Fieber, Fleckfieber) und Toxoplasmose sind durch eine geringe

Splenomegalie gekennzeichnet, während eine stärkere Milzvergrößerung bei Malaria und besonders beim Kala-Azar auftritt (sehr starke und oft schmerzhafte Splenomegalie).
- Bei der Sepsis wird eine i. allg. weiche Milzvergrößerung, bei der Endocarditis lenta eine eher feste Milzvergrößerung getastet. Bei der Miliartuberkulose kann die Milz leicht vergrößert sein. Sie ist immer vergrößert bei der isolierten Milztuberkulose.
- Ein stark schmerzhafter Milztumor weist auf einen Milzabszeß hin.

2. Andere entzündliche Erkrankungen

- Eine Milzvergrößerung kann beim Lupus erythematodes disseminatus, nicht jedoch bei der Panarteriitis nodosa, der Dermatomyositis oder Sklerodermie gefunden werden.
- In fortgeschrittenen Stadien des M. Boeck kann eine Splenomegalie, gemeinsam mit Lymphknotenschwellungen, auftreten.
- Unter den mit Gelenkentzündungen einhergehenden Erkrankungen sind der M. Still und der M. Felty durch eine Splenomegalie charakterisiert.

3. Infektionserkrankungen ohne Milzvergrößerung

- Bei zahlreichen bakteriellen Infektionen wie Pneumonie, Meningitis, Pyelitis, Scharlach, Diphtherie sowie Ruhr und Cholera ist die Milz nicht vergrößert.
- Unter den Viruserkrankungen ohne Splenomegalie sind besonders Grippe, Masern und die neurotropen Virusinfektionen zu nennen.

II. Splenomegalie bei hämatologischen Erkrankungen bzw. Krankheiten des lymphoretikulären Systems

1. Vermehrter Blutzellabbau in der Milz

Praktisch jede mit erhöhtem Zellabbau einhergehende hämatologische Erkrankung ist durch eine Milzvergrößerung gekennzeichnet, besonders die verschiedenen hämolytischen Anämien (und die Thrombozytopenien). Die Milzvergrößerung korreliert nicht mit dem Ausmaß des Zellabbaus.

- Hämolytische Anämien: immunhämolytische Anämie, Sphärozytose, Ovalozytose, Hämoglobinopathien, Marchiafava-Anämie.
- Idiopathische Thrombozytopenie (M. Werlhof), Immunthrombozytopenie.
- Sog. primäre splenogene Neutropenie (identisch mit Hyperspleniesyndrom? Zyklischer Verlauf?).

2. Splenomegalie bei vermehrter Zellbildung in der Milz

Bei den nachfolgenden Krankheiten übernimmt die Milz teilweise oder ganz die Funktion der (metaplastischen) Blutzellneubildung bzw. kommt es zu tumorförmiger Proliferation lymphoretikulären Gewebes. Bei den malignen Lymphomen kann die Milzvergrößerung auch durch einen gleichzeitig vermehrten Zellabbau mitverursacht sein.

- Osteomyelofibrose (Osteomyelosklerose), chronische myeloische Leukämie, Polycythaemia vera.
  Regenerationsphase der Agranulozytose.
- Lymphogranulomatose, Non-Hodgkin-Lymphome, chronische lymphatische Leukämie, maligne Retikulose; variable und rasch wechselnde Milzgröße bei Lymphogranulomatose X.
- Akute Leukämie: Bei der akuten lymphatischen und der akuten nichtlymphatischen Leukämie kann die Milz mäßig vergrößert sein und bildet sich unter der Behandlung oft rasch zurück.

3. Sonstiges

- Seltene Krankheiten: Histiozytose X, M. Hand-Schüller-Christian (Exophthalmus, Xanthome, „Landkartenschädel").
  M. Gaucher (starke Splenomegalie, aufgetriebener Leib, Pigmentflecken an Hand und Schleimhäuten).
  Amyloidose der Milz.
- Milztumoren: isolierte Milzsarkome, Lymphangiokavernome, Hämangiome. Zysten der Milz, z. B. Echinokokkuszyste (*beachte* Verkalkung!). Milzmetastasen.

Anämie

4. Splenomegalie bei Pfortaderstauung (s. auch S. 171)

- Leberzirrhose, Hämochromatose, chronisch-aktive Hepatitis, Cholangitis (fakultativ).
- Thrombose der Milzvene bzw. Pfortader bei chronischen Entzündungen im Zuflußgebiet, bei Osteomyelofibrose.
- Milzarterienaneurysma.
- Fakultative Milzvergrößerung bei schwerer Rechtsherzinsuffizienz, bei Pericarditis constrictiva.

Anämie

I. Begleitsymptome und -krankheiten

1. Klinische Befunde

- Hautkolorit (s. auch S. 319): Für die Beurteilung einer Anämie reicht das Symptom Hautblässe nicht aus, da eine blasse Hautfarbe durch Vaskularisation und Pigmentierung mitbeeinflußt wird. Schlüssiger ist der Nachweis anämischer Schleimhäute (z. B. Konjunktiven) und blasser Handinnenflächen.
  Eine alabasterweiße Haut wird bei chronischer Eisenmangelanämie, aber auch bei Hypophysenvorderlappeninsuffizienz und beim Myxödem beobachtet. Blasses, strohgelbes Hautkolorit kann Zeichen einer chronischen hämolytischen Anämie, bzw. einer B_{12}-Mangel-Anämie sein; eine ähnliche Hautfarbe wird jedoch auch bei der Anämie der chronischen Niereninsuffizienz beobachtet.
  Blaßbraun-graues Hautkolorit weist auf eine chronische myeloische Leukämie oder auf Anämien hin und kann unter zytostatischer Behandlung entstehen.
  Blaßbraunes Hautkolorit ist Symptom der Anämie bei Leberzirrhose, v. a. wenn Ösophagusvarizenblutungen durchgemacht wurden; ein ähnliches Hautkolorit wird auch bei der Hämochromatose gefunden.
- Haut- und Schleimhautveränderungen: Mundwinkelrhagaden, Zungenbrennen, Dysphagie, Haarausfall, brüchige Nägel, Ulcera cruris findet man bei chronischer Eisenmangelanämie. Das Plummer-Vinson-Syndrom ist nicht nur für die B_{12}-Mangel-Anämie charakteristisch; man kann es auch als lästiges Symptom einer schweren Eisenmangelanämie beobachten.

Eine Hyperpigmentierung der Gingiva kann Zeichen einer chronischen Bleiintoxikation (bei Anämie) sein. Eine Gingivahyperplasie weist auf akute Leukämien des monozytären bzw. des promyelozytären Typs hin.
- Allgemeinsymptome: Tachykardie, Schwitzen, Durst werden unmittelbar bei akuter Blutungsanämie beobachtet. Die Symptomatik der chronischen Anämie ist umfangreich: Adynamie, Leistungs-und Konzentrationsabnahme, Schlafstörungen, Ohrensausen, Herzbeschwerden wie Stenokardien, Tachykardien, Arrhythmien und Herzinsuffizienz.
- Stuhlfarbe: Dunkelbrauner bzw. schwarzer Stuhl erweckt den Verdacht auf eine gastrointestinale Blutung (akute oder chronische Eisenmangelanämie). Dunkler Stuhl wird bei hämolytischer Anämie beobachtet. Ein heller Stuhl kann Fettstuhl bei B_{12}-Mangel und bei Folsäuremangelanämie (Sprue) sein.
- Urin: Dunkler (Nacht-)Urin ist Zeichen der Marchiafava-Anämie. Bei jeder stärkeren Hämolyse tritt Hämoglobin in den Harn über und bedingt einen rot-dunkel gefärbten Urin (Hämoglobinurie). Davon zu unterscheiden ist die Hämaturie bei hämorrhagischer Diathese. Bei der hämolytischen Anämie ist Urobilinogen im Harn positiv, während Bilirubin nicht nachgewiesen wird (DD zu Ikterus bei Hepatitis).
- Infektionen und Fieber: Bei chronischer Eisenmangelanämie und einer Reihe von anämisch verlaufender Blutkrankheiten besteht eine erhöhte Infektneigung.
Bei der Mykoplasmenpneumonie treten Kälteagglutinine auf, die eine hämolytische Anämie auslösen können.
Subfebrile Temperaturen findet man bei chronischer Eisenmangelanämie, bei der B_{12}-Mangel-Anämie und bei hämolytischen Anämien, bei denen während der Krisen auch höhere Temperaturen gemessen werden können.
- Kälteintoleranz mit Akrozyanose bzw. Durchblutungsstörungen erwecken den Verdacht auf Kälteagglutinine, bzw. eine hämolytische Anämie nach vorausgehender Virus- oder Mykoplasmenpneumonie. Unabhängig von solchen Infektionen auftretende Kälteagglutinine können Symptom der idiopathischen Kälteagglutininkrankheit sein (IgM-Vermehrung).
- Störungen des Nervensystems: Parästhesien, Störungen der Tiefensensibilität, Delirien und Psychosen findet man bei Vitamin-B_{12}-Mangel.
Kopfschmerzen können nicht nur bei chronischen Anämien verschiedener Genese auftreten; sie können auch Symptom einer

Anämie

malignen Bluterkrankung (Plasmozytom, akute Leukämie) oder eines mit Anämie einhergehenden metastasierenden Tumors sein.
- Krankheiten als Ursache von Anämien: Eisenmangelanämie durch Hiatushernie, nach Magenoperation, bei chronischer okkulter Gastrointestinalblutung.
  B_{12}-Mangel-Anämie nach Magenresektion, beim Blinde-Schlinge-Syndrom, bei Störung der Darmresorption, bei Sprue sowie bei Erkrankungen und Resektion des Endileums.
  Chronische Nephropathie als Ursache toxischer bzw. hämolytischer Anämien.
  Chronische Infektionen als Ursache von Eisenverwertungsstörung oder hämolytischen Anämien.
  Abnorme Immunreaktionen bzw. -krankheiten (z. B. Lupus erythematodes disseminatus), maligne Lymphome, besonders chronische lymphatische Leukämie als Ursache hämolytischer Anämien.
  Tumoren, besonders metastasierende Tumoren als Ursache von Tumoranämien (Eisenmangelanämie).
- Intoxikationen: aplastische oder hämolytische Anämien. Dicumarol- oder Salicylatüberdosierung als Ursache (chronischer) Eisenmangelanämie infolge pathologischer hämorrhagischer Diathese.

2. Indirekte Hinweise aus Laborbefunden

- BSG: BSG-Beschleunigung bei Anämie (Verkleinerung der Erythrozytensäule).
  Ikterische Verfärbung des Plasmas bei hämolytischer Anämie. Helles Plasma bei Eisenmangelanämie.
  Schleiersenkung bei Vermehrung der Retikulozyten. Breite Leukozytenmanschette bei chronischen Leukämien.
- Retikulozyten: Vermehrung bei und nach hämolytischen Krisen, nach akuten Blutungen, bei chronischer Eisenmangelanämie als Zeichen einer gesteigerten Erythropoese.
  Verminderung der Retikulozyten bzw. Fehlen einer Retikulozytenreaktion bei aplastischer Anämie, B_{12}-Mangel-Anämie, Leukämie.
- Serumeisen: Verminderung bei chronischer Eisenmangelanämie, Infektanämie, Tumoranämie. Normal oder erhöht bei akuter Blutungsanämie, hämolytischer Anämie, B_{12}-Mangel-Anämie, sideroachrestischer Anämie, Thalassämien und Hämoglobinanomalien (s. Tabelle 5).

Tabelle 5. Differentialdiagnose der Anämie

Serumeisen erniedrigt	Serumeisen erhöht (Hypersiderinämie)
Hypochrome Anämie: Chronische Blutungsanämie (z. B. gastrointestinale Blutungen, Hypermenorrhö) Hämorrhagische Diathese Eisenresorptionsstörungen	*Hypochrome Anämie:* Hämoglobinopathie, Thalassämien (HbA$_2$ bzw. HbF erhöht) Sideroachrestische Anämien (Ringsideroblasten im Mark)
Normochrome (selten hypochrome) *Anämie:* Tumoren Chronische Entzündungen Urämie Hypothyreose	*Normochrome Anämie:* Hyporegeneratorische Anämie bei Markinsuffizienz, -infiltration, bei Leukämie, bei toxischer Knochenmarkschädigung (Retikulozyten vermindert)
	Hyperchrome (selten normochrome) *Anämie:* Hämolytische Anämie (Coombs-Tests, Hb-Elektrophorese, pathologische Erythrozytenfunktion bzw. Morphologie) B$_{12}$-Mangel-Anämie (Schilling-Test) bzw. Folsäuremangel

- Indirektes Bilirubin und Urobilinogen vermehrt bei hämolytischer Anämie.
Serum-LDH erhöht bei intravasaler und intramedullärer Hämolyse.

II. Morphologische Klassifikation der Anämien (s. Tabelle 5)

1. Normochrome, normozytäre Anämien

- Akute Blutungsanämie.
- Störungen der Erythropoese bei Panmyelopathie (aplastische Anämie), bei Knochenmarkerkrankungen wie Leukämie, Plasmozytom, Osteomyelofibrose, Osteopetrose, Knochenmarkmetastasen.
Aplastische Anämie bei Bleiintoxikation, aplastische Krise bei hämolytischer Anämie.

Anämie

- Störungen der Erythropoese bei endokrinen Erkrankungen wie Hypothyreose, Hypophysenvorderlappeninsuffizienz, Nebennierenrindeninsuffizienz.
- Chronische Nierenerkrankungen.

2. Hypochrome (mikrozytäre) Anämien

- Chronische Eisenmangelanämie infolge chronischer (okkulter) Blutungen, z. B. aus dem Magendarmtrakt (s. S. 135), bzw. den Harnwegen (s. S. 195), bei Infektionen, Tumoren, Resorptionsstörungen und bei Lungenhämosiderose.
- Störungen der Hämsynthese: sideroachrestische Anämie, die primär hereditär, sekundär bei Infekten, bei Intoxikationen, bei Pyridoxinmangel oder als Symptom einer Präleukämie auftreten kann.
- Störungen der Globinsynthese: Thalassämien, Hämoglobinopathien.

3. Makrozytäre Anämien

- Chronische Lebererkrankungen (Leberzirrhose).
- Beschleunigte Erythropoese bei hämolytischer Anämie und nach akuten Blutungen (Vermehrung der Retikulozyten).

4. Megaloblastäre Anämien

- B_{12}-Mangel- und Folsäuremangelanämien: M. Biermer, Dünndarmdivertikel, Sprue, Malabsorptionssyndrom bei entzündlichen Erkrankungen oder Resektionen im Bereich des Endileums (M. Crohn, Colitis ulcerosa), pathologische Darmflora (Blinde-Schlinge-Syndrom).
- Verstärkter Vitamin B_{12}- und Folsäurebedarf in der Schwangerschaft und während der Laktation. Hereditäre hämolytische Anämien, Leukämien.
  Megaloblastäre Reaktionen bei akuter Leukämie, Erythroleukämie, Präleukämie, chronisch verlaufender immunhämolytischer Anämie.
- Folsäuremangel unter Behandlung mit Antikonvulsiva oder Kontrazeptiva.

5. Morphologische Besonderheiten der Erythrozyten

- Anulozyten, Polychromasie, Anisozytose: Zeichen gesteigerter Erythropoese z. B. bei Eisenmangelanämie.
- Basophile Tüpfelung: Bleiintoxikation.
- Howell-Jolly-Körperchen: nach Splenektomie, bei überstürzter Erythropoese.
- Sichelzellen: HbS-Krankheit
- Heinz-Innenkörper: Enzymdefekte, Hämoglobinopathien, Intoxikationen, v. a. durch Phenacetin.
- Schistozyten (Fragmentozyten): toxische oder mechanische Hämolyse, z. B. bei Moschcowitz-Syndrom und beim hämolytisch-urämischen Syndrom (s. unten).

III. Hämolytische Anämien

1. Symptome der hämolytischen Anämie

- Klinische Befunde: akute hämolytische Krisen (Blutdruckabfall, Flanken- und Kreuzschmerzen, Hämoglobinurie, Leukozytose mit Linksverschiebung, subfebrile bis febrile Temperaturen) besonders bei immunhämolytischen Anämien und bei der Marchiafava-Anämie.
  Milzvergrößerung bei gesteigertem intralienalem Abbau, sowie bei metaplastischer, verstärkter Zellneubildung.
- Unmittelbare Zeichen der Hämolyse: Ikterus ohne Hautjucken, ohne Bradykardie. Vermehrung des indirekten Bilirubins im Serum und des Urobilinogens im Harn. Keine Bilirubinurie. Bei stärkerer Hämolyse Hämoglobinämie bzw. Hämoglobinurie (dunkler Harn).
  Dunkler Stuhl.
  Erhöhung der Serum-LDH, Verminderung des Haptoglobins bei intravasaler Hämolyse. Fakultativ Erhöhung des Serumeisens.
- Zeichen der Kompensation: gesteigerte Erythropoese im Knochenmark, evtl. erythropoetische Metaplasie in Leber und Milz (Hepatosplenomegalie). Vermehrung der Retikulozyten. Nachweis von Erythropoesevorstufen im peripheren Blut. Als Zeichen der permanent verstärkten Erythropoese Knochenrarefizierung (Bürstenschädel).
- Spezielle Symptome: Kugelzellen, Ovalozyten, Schießscheibenzellen, Heinz-Innenkörper.

Anämie

Positiver Coombs-Test (direkt oder indirekt) bei immunhämolytischen Anämien; kälte- oder wärmeabhängige Hämolysine bzw. Kälteagglutinine.
Verminderte osmotische Resistenz bei Sphärozytose und erhöhte osmotische Resistenz bei Thalassämie. Dunkler Nachtharn und Säurehämolyse bei Marchiafava-Anämie.

2. Intrakorpuskuläre Ursachen der hämolytischen Anämie

- Hereditäre Störungen: Membrandefekte bei der Sphärozytose und der Ovalozytose.
- Quantitative und qualitative Veränderungen der Hämoglobine bzw. des Globinmoleküls bei den Thalassämien und den Hämoglobinopathien.
- Enzymopenische Anämien, z. B. Glukose-6-Phosphatdehydrogenase-Mangel (Auslösung durch Medikamente wie Primaquin, Phenacetin, Sulfonamide u. a.), Glutathionreduktasemangel und andere Enzymdefekte (jeweils Nachweis von Heinz-Innenkörpern).
- Erworbene Störungen: Paroxysmale nächtliche Hämoglobinurie (Marchiafava-Anämie).
Chronische Bleiintoxikation.
Vitamin B_{12}-Mangel, Folsäure- und schwerer Eisenmangel.
Ziewe-Syndrom bei chronischen Lebererkrankungen.

3. Extrakorpuskuläre Ursachen der hämolytischen Anämie

- Antikörperabhängige hämolytische Anämien (immunhämolytische Anämien): Nachweis von Antikörpern (Coombs-Test) der verschiedenen Immunglobulinklassen, Temperaturabhängigkeit der Hämolysine und Agglutinine.
 a) Abnorme Transfusionsreaktion durch Isoagglutinine.
 b) Akut verlaufende hämolytische Anämie durch inkomplette Wärmeantikörper (Typ Lederer-Brill): seltenes Krankheitsbild, das entweder sich in plötzlich einsetzenden hämolytischen Krisen oder einem chronischen Verlauf manifestiert.
 c) Hämolytische Anämie durch Kältehämolysine (Donath-Landsteiner-Reaktion): hämolytische Krisen treten 15–20 min nach Kälteexposition jeweils in der Wärme auf. Bei einem Teil der Fälle wird die Erkrankung als Komplikation einer Lues beobachtet.

d) Kälteagglutinine nach Mykoplasmenpneumonie sowie bei der idiopathischen Kälteagglutininkrankheit. Klinisch ist das Krankheitsbild durch eine verstärkte Zyanose und das Auftreten von kälteabhängigen Durchblutungsstörungen mit Nekrosen an den Akren gekennzeichnet. Die BSG ist in Kälte deutlich erhöht.

e) Sekundäre immunhämolytische Anämien bei Blutkrankheiten (Lymphogranulomatose, chronische lymphatische Leukämie, M. Waldenström, andere maligne Lymphome), bei Tumorerkrankungen (mesenchymale Tumoren, Pankreaskarzinom, Ovarialtumoren) sowie bei Autoimmunkrankheiten (besonders Lupus erythematodes disseminatus, seltener Dermatomyositis und Sklerodermie; seltene hämolytische Anämien als Begleiterscheinung einer Kolitis oder Hepatitis).

f) Hämolytische Anämie bei Infektionskrankheiten: Klassisches Beispiel ist die Malaria (Schädigung der Erythrozyten durch Plasmodien); bei stärkerem Erythrozytenzerfall unter gleichzeitiger Chininbehandlung wird stark dunkler Urin ausgeschieden („Schwarzwasserfieber"). Weitere Ursachen: Gasbrand (dabei leukämoide Reaktion und Thrombozytopenie als Folge einer Verbrauchskoagulopathie möglich). Seltenere Ursachen: Typhus, Cholera, Toxoplasmose, Hämophilus influenzae-Pneumonie und -Meningitis.

g) Medikamentös bedingte immunhämolytische Anämie (Coombs-Test unter Zusatz des Medikaments positiv); auslösende Medikamente: Chinin, Chinidin, Phenacetin, a-Methyldopa, Cephalosporine, Rifampicin, Indometazin, Phenylbutazon u.a.

- Mikroangiopathische hämolytische Anämie: Auslösung durch mechanische Alteration der Erythrozyten bei Auftreten disseminierter Mikrothromben oder Entzündungen im Bereiche von Arteriolen und Venolen.

   a) Moschcowitz-Syndrom (s. S. 56).
   b) Hämolytisch-urämisches Syndrom: Hauptsächlich bei Kindern auftretende, mit Oligurie, Urämie und intravasaler Hämolyse einhergehende Störung. Coombs-Test positiv.
   c) Panarteriitis nodosa, Wegener-Granulomatose, Purpura fulminans.

- Mechanische Schädigung der Erythrozyten durch Kunststoffe: leichte hämolytische Anämien bei Gefäß- und Klappenprothesen.

- Metabolisch bedingte hämolytische Anämie bei chronischer Niereninsuffizienz.
- Intoxikationen: hämolytische Anämie bei chronischer Bleiintoxikation (weitere Symptome: Obstipation, Bleisaum, Enzephalopathie), nach Phenacetinabusus (weitere Symptome Zyanose, basophile Tüpfelung der Erythrozyten), nach Salicylaten (Gluthathionreduktasemangel), nach Sulfonamiden (Glucose-6-Phosphatdehydrogenase-Mangel). Bei allen Formen toxisch bedingter hämolytischer Anämie sind Heinz-Innenkörper nachzuweisen.

Vermehrung der Erythrozyten

I. Polycythaemia rubra vera

Vermehrung der Erythrozyten, Leukozyten und Thrombozyten in unterschiedlichem Maße; gesteigerte, gutartige Proliferation der Hämopoese nicht nur im Knochenmark, sondern auch in der Milz (Splenomegalie) bzw. Leber (Hepatosplenomegalie). Knochenmark bei der Punktion sehr zelldicht. Nachweis von Erythrozytenvorstufen im peripheren Blut. Eosinophilie und Basophilie. Klinik: Plethora stark ausgeprägt. Milz- bzw. Milz- und Lebervergrößerung. Hautjucken, besonders in der Wärme (warmes Bad, Bett). Gerötete Konjunktiven. Neigung zu Magen-/Duodenalgeschwüren. Kopfschmerzen. Neigung zu Thrombenbildung. In der Anamnese Gichtanfälle (Harnsäure bei der Hälfte der Patienten erhöht). Erhöhung der alkalischen Leukozytenphosphatase. DD der Splenomegalie: linksseitiger Nierentumor und Erythrozytose (gesteigerte Erythropoetinbildung in der Niere).

II. Polyglobulie im engeren Sinne = Erythrozytose

Keine Hepatosplenomegalie, keine Leukozytose oder Thrombozytose. Harnsäure normal. Alkalische Leukozytenphosphatase normal.

1. Pseudopolyglobulie (Pseudoerythrozytose oder relative Erythrozytose)

Keine Retikulozytenvermehrung; Erythropoese nicht gesteigert.
- Flüssigkeitsverlust und Hämokonzentration im Schock, bei Diarrhö, starkem Schwitzen, Plasmaverlust (Verbrennung).
- Sog. Streßerythrozytose: Erythrozytenvermehrung verbunden mit Hypertonie, Hypercholesterinämie, Adipositas und allgemeinen vegetativ-dystonen Beschwerden. Normvariante? Mögliche Sonderform der Polycythaemia vera, jedoch keine Splenomegalie.

2. Polyglobulie (absolute Erythrozytose)

- Hypoxämische Erythrozytose (O_2-Mangel):
  a) Erythrozytose mit deutlicher Zyanose, weniger stark ausgeprägter Plethora bei chronisch obstruktiven und restriktiven Lungenerkrankungen, Cor pulmonale, alveolärer Hypoventilation des Pickwick-Syndroms und bei (angeborenen) zyanotischen Herzfehlern.
  b) Adaptation an große Höhe, Höhenkrankheit.
  c) Raucherpolyglobulie: verminderter O_2-Transport des Hämoglobins: Carboxyhämoglobin.
  Hämoglobinopathien.
  Methämoglobinopathie.
- Abnorme Erythropoetinproduktion: meist keine Zyanose, normale Leukozyten- und Thrombozytenzahl, Plethora gering ausgeprägt.
  a) Hypernephrom, zystische Nierenkrankheit, Hydronephrose, Nierenarterienstenose.
  b) Paraneoplastisches Syndrom bei hepatozellulärem Karzinom, selten bei Magen-, Bronchial-, Prostata- und Ovarialkarzinomen und bei zerebellarem Hämangioblastom.
  c) Dienzephale Reizpolyglobulie bei Enzephalitis und M. Parkinson.
- Reaktion auf chemische Substanzen: Kobalt, Initialreaktion bei Benzolintoxikation.
- Benigne (familiäre) Erythrozytose.

Hämorrhagische Diathese (Blutungsübel)

I. Klinik und Laborbefunde

1. Klinische Befunde und ihre pathogenetische Zuordnung

- Flächenhafte Blutungen, Suffusionen und Suggillationen: Störungen des plasmatischen Gerinnungssystems bei Koagulopathien und schweren Thrombozytopenien.
- Petechiale Blutungen: Störungen der Thrombozytenfunktion und vaskuläre Blutungsübel.
- Kombination von 1 und 2 bei schwerer Thrombozytopenie und -pathie.
- Gelenkblutungen (Hämarthros) und Muskeleinblutungen: Hämophilie.
- Gastrointestinale Blutungen, Nierenblutungen, Menorrhagien und Schleimhautblutungen: Antikoagulantienbehandlung, schwere Thrombozytenstörungen, Vaskulopathien.

2. Hämorrhagische Diathese als Krankheitssymptom

- Leber-/Gallenwegserkrankungen mit Malabsorptionssyndrom: infolge Vitamin K-Mangels gestörte Synthese der Gerinnungsfaktoren II, VII, IX und X. Folge: flächenhafte Blutungen, Suffusionen und Suggillationen. Abklärung durch Koller-Test.
- Latente Verbrauchskoagulopathie bei progredienter Leberzirrhose.
- Schwere Niereninsuffizienz: Thrombozytenfunktionsstörungen.
- Maligne Tumoren: Thrombozytopenie infolge verminderter Megakaryozytenbildung oder durch gerinnungsfördernde Tumorzerfallsprodukte, die das Gerinnungssystem anstoßen und zu einer latenten Verbrauchsreaktion führen.
- Autoimmunkrankheiten und hyperergische Reaktionen: Thrombozytopenie.
- Leukämische Erkrankungen: Thrombozytopenie.
- Septischer und anaphylaktischer Schock, sowie weitere Schockformen: Verbrauchskoagulopathie.

3. Medikamente und exogene Schädigungen

- Antikoagulantien (Cumarin- und Indandionpräparate): hämophilieähnliche hämorrhagische Diathese. Potenzierung u. a. durch Phenylbutazon und cholesterinsenkende Medikamente.
- Zytostatika, Röntgenstrahlen, Schwermetalle, Benzol: Hemmung der Thrombozytenbildung.
- Salizylsäure: Stoffwechsel- bzw. Aggregationshemmung der Thrombozyten.
- Hyperergische Thrombozytopenie durch Chinin, Chinidin, Sulfonamide u. a.

4. Wichtigste erbliche Blutungsübel

- Hämophilie A und B (geschlechtsgebunden rezessiv): spontane Hämatombildung, Hämarthros mit Gefahr der Gelenkzerstörung.
Angeborener Faktor V-Mangel (Parahämophilie; autosomal rezessives Erbleiden). Vorwiegend Schleimhautblutungen.
Faktor XI-Mangel (PTA-Mangel; autosomal rezessiv): vorwiegend Schleimhautblutungen.
Afibrinogenämie (autosomal rezessiv): hämophilieähnliche Blutungen, auch gastrointestinale Blutungen.
- Willebrand-Jürgens-Syndrom (Angiohämophilie, hereditäre Pseudohämophilie), autosomal dominant mit wechselnder Penetranz: leichte hämorrhagische Diathese mit Schleimhautblutungen, selten Gelenkblutungen (im Unterschied zur Hämophilie A und B keine Gelenkzerstörung).
- May-Hegglin-Anomalie (selten; autosomal dominant): petechialer Blutungstyp. Döhle-Körperchen in den Granulozyten.
M. Glanzmann-Nägeli (selten; autosomal dominant): petechialer Blutungstyp.
- M. Osler (hereditäre Teleangiektasie; autosomal dominant): punktförmige Gefäßerweiterungen an Haut und Schleimhäuten; Gefäßwandschwäche. Klinische Befunde. Gastrointestinale Blutungen. Hämoptysen. Hämaturie.
- Ehlers-Danlos-Syndrom (selten): Hyperelastizität der Haut, überstreckbare Gelenke, Neigung zur Hämatombildung.

Hämorrhagische Diathese (Blutungsübel) 51

5. Laborbefunde

- Rumpel-Leede pathologisch: Thrombozytopenie und Thrombozytopathie sowie generalisierte vaskuläre Purpura.
- Verlängerte Blutungszeit: gestörte Thrombozytenfunktion sowie Willebrand-Jürgens-Syndrom.
- Gestörte Retraktion: Thrombozytopenie und Thrombozytopathie.
  (Die Punkte 1–3 erfassen die sog. Primärhämostase.)
- Verlängerte Gerinnungszeit: Verminderung der Faktoren I, II, V, VIII, IX, X, XI und XII.
- Quick-Test (Prothrombinzeit): Störungen des Extrinsic-Systems (Faktor I, II, V, VII, X). Klinische Bedeutung:
  a) Verminderung oder Fehlen eines Gerinnungsfaktors, z. B. bei Erbleiden oder Amyloidose.
  b) Verminderung mehrerer Gerinnungsfaktoren: Vitamin K-Mangel infolge Malabsorption oder Hepatopathie (Störung der Synthese von Faktor II, VII, IX, X) bzw. Cumarin- oder Indandionbehandlung.
  c) Verminderung von Faktor I, II, V und VIII bei intravasaler Gerinnung: Umsatzstörung (Verbrauchskoagulopathie bzw. verstärkte Fibrinolyse).
  d) Schwere Lebererkrankung: gestörte Synthese mehrerer Gerinnungsfaktoren.
  e) Immunkoagulopathien (Hemmkörperhämophilie) durch erworbene Hemmkörper gegen Gerinnungsfaktoren, z. B. gegen Faktor I, V, VII, IX. Vorkommen bei Autoimmunerkrankungen, bei lymphoretikulären Neoplasien, Paraproteinämien und in der Schwangerschaft.
- Verlängerte Thrombinzeit: Fibrinogenmangel bzw. Dysfibrinogenämie. Vermehrung von Fibrinogenspaltprodukten. Heparintherapie.
- Verlängerte Reptilasezeit: Dysfibrinogenämie, Vermehrung von Fibrinogenspaltprodukten, jedoch nicht unter Heparintherapie.
- Partielle Thromboblastinzeit (PTT) verlängert: Defekt des Intrinsic-Systems (Faktor VIII, IX, XI und XII) sowie Störungen der Faktoren V und X.

6. Differentialdiagnostische Bedeutung von Quick, PTT und Thrombinzeit

Quick:	I	II	V	VII			X		
PTT:	I	II	V		VIII	IX	X	XI	XII
Thrombinzeit	I								

- Quick-Wert normal, PTT pathologisch:
  Angiohämophilie A und B.
  Hämophilie A und B.
- Quick-Wert pathologisch, PTT normal:
  Verminderung von Fibrinogen (bei schweren Fällen auch PTT verändert).
  Faktor VII-Mangel.
  Hypoprothrombinämie (bei schweren Fällen auch PTT verändert).
- Quick-Wert pathologisch, PTT pathologisch:
  Hereditärer oder erworbener (Amyloidose) Faktor X-Mangel.
  Hereditärer Faktor V-Mangel („Parahämophilie"), autosomal rezessiv.
  Therapeutische Antikoagulation mit Vitamin K-Antagonisten.

II. Koagulopathie

Blutungstyp: flächenhafte Blutungen, Hämatombildung, u. U. „spontane" Gelenkblutungen (bei Hämophilie), Schleimhautblutungen.
In der akuten Blutungsphase: Bilirubinämie, akutes Abdomen bei intraabdominellen Blutungen, intrazerebrale Blutungen, lebensbedrohliche Verletzungsblutungen.
Nachweis: Quick-Test, PTT und spezielle Faktorenanalyse.
Koagulopathien können bedingt sein durch
- quantitative Verminderung bzw. Fehlen einzelner Faktoren,
- qualitative Defekte der Faktoren,
- Hemmkörper.

Für die Diagnostik sind besonders anamnestische Angaben über spontane Blutungsneigung, posttraumatische Blutungen und Dauerschädigungen nach Blutungen (Hämarthros, Nervenkompression bei großen Weichteilblutungen) wichtig.

Hämorrhagische Diathese (Blutungsübel)

III. Thrombozytopenie und Thrombozytopathie

Blutungstyp: petechiale Blutungen wie bei den Vaskulopathien. Bei stärkeren Störungen auch flächenhafte Blutungen, Nasenbluten, Schleimhautblutungen („Blutbläschen" an der Mundschleimhaut), gastrointestinale Blutungen, Nierenblutungen, Menorrhagien. Keine Gelenkblutungen!
Nachweis global: Verlängerte Blutungszeit, Thrombozytenfunktionstests.

1. Thrombozytopenien

- Immunthrombozytopenien.
  a) Hyperergisch-immunologische Reaktion: gegen Medikamente wie Chinin, Chinidin, Sulfonamide, Chlorothiazid, Tolbutamid, PAS, Streptomycin, Penicillin, Digitalis, Gold.
  b) Isoantikörper: posttransfusionell oder postpartal.
  c) Autoantikörper: idiopathische Thrombozytopenie (M. Werlhof): schubweise auftretende petechiale und teilweise auch flächenhafte Blutungen an Haut und Schleimhäuten. Bei 10–20% der Fälle ist die Milz vergrößert. Die Megakaryozytenzahl im Knochenmark ist normal oder erhöht. In der Peripherie können große Thrombozyten nachgewiesen werden.
  Vielleicht nur quantitativ davon unterschieden ist die Thrombozytopenie bei Lupus erythematodes disseminatus, bei chronisch-lymphatischer Leukämie und bei der Hashimoto-Thyreoiditis.
  d) Post- oder parainfektiöse Thrombozytopenie: bei Röteln, Masern, infektiöser Mononukleose, Varizellen, grippalen Infekten u. ä. Die Thrombozytopenie tritt gewöhnlich 1–2 Wochen nach Krankheitsbeginn auf.
  e) Evans-Syndrom: Thrombozytopenie kombiniert mit autoimmunhämolytischer Anämie. DD: akute Verläufe von Evans-Syndrom gegenüber einer Verbrauchskoagulopathie oder Moschcowitz-Syndrom.
  Hämolytisch-urämisches Syndrom: nach akuten Infekten beim Kind plötzlich einsetzende Thrombozytopenie infolge Mikrothrombenbildung und konsekutiver Verbrauchsreaktion.
- Störungen der Megakaryozytenbildung: primäre oder sekundäre Knochenmarkerkrankungen (z.B. Leukämien, Knochenmark-

aplasie), Knochenmarkmetastasierung, sowie Proliferationshemmung durch Zytostatika oder Strahlen.
- Hyperspleniesyndrom: Erhöhter Thrombozytenabbau in der Milz. Megakaryozyten meist vermehrt.

2. Thrombozytose/Thrombozythämie

Ursachen

- Thrombozythaemia haemorrhagica; Thrombozyten auf über 1 Million erhöht. Evtl. Mikrothrombenbildung bzw. Thromboseneigung. Klinisch häufig Thrombosen und/oder Blutungen an Haut, Schleimhäuten, in den Gastrointestinaltrakt, sowie Genitalblutungen. Die Thrombozythaemia haemorrhagica kann Teilsymptom eines myeloproliferativen Syndroms oder prognostisch ernster Befund bei chronischer myeloischer Leukämie sein.
- Reaktive Thrombozythämie postoperativ, nach akuten Blutungen und hämolytischen Krisen, nach Splenektomie.
- Paraneoplastische Thrombozythämie, z.B. beim Pankreaskarzinom (beachte Thromboseneigung!).
- Thrombozytenvermehrung bei chronischen Entzündungen, z.B. Colitis ulcerosa, M. Crohn, rheumatoide Arthritis, Tuberkulose, M. Boeck u. a.

3. Thrombozytopathien

Normale Thrombozytenzahl, gestörte Funktion. Verlängerte Blutungszeit, gestörte Retraktion.
- Hereditäre Störungen.
   a) Thrombasthenie (M. Glanzmann-Nägeli): normale Thrombozytenzahl, pathologische Zellen ohne Granula. Thrombozytopenischer Blutungstyp. Erstmanifestation in der Kindheit.
   b) May-Hegglin-Anomalie: verminderte Granulation der Thrombozyten. Thrombozytopenie mit Riesenplättchen. Gering ausgeprägte hämorrhagische Diathese. Schlierenförmige sog. Doehle-Einschlußkörperchen in den Granulozyten.
   c) Wiscott-Aldrich-Syndrom: Thrombozytenfunktion gestört. Thrombozyten vermindert. IgM-Mangel. Ekzemneigung.
- Erworbene Störungen der Thrombozytenfunktion.
   a) Purpura hyperglobulinaemica (M. Waldenström): chronisch rezidivierende symmetrisch lokalisierte Petechienbildung an

Hämorrhagische Diathese (Blutungsübel) 55

den Beinen, die von einer erheblichen dunklen Pigmentierung (Hämosiderinablagerung) gefolgt ist. Die Erkrankung ist selten und tritt v. a. bei Frauen auf. Weitere Befunde: polyklonale Gammaglobulinvermehrung, BSG-Erhöhung, positive antinukleäre Faktoren.
b) M. Waldenström mit Hyperviskositätssyndrom: Störungen der Thrombozytenfunktion und der Gefäßabdichtung infolge Interaktion des monoklonalen IgM mit Thrombozyten. Petechiale Blutungen ubiquitär, auch an den Schleimhäuten.
c) Purpura bei Kryoproteinämie: Thrombozytopathie kombiniert mit Kälteurtikaria, Livedo und Raynaud-Syndrom. Akren bevorzugt. Saisonabhängigkeit. Tendenz zu hämorrhagischen Nekrosen. DD: anaphylaktoide Kältepurpura (ohne Kryoglubuline!).
d) Exogene (Stoffwechsel-)Störungen: Urämie. Medikamentöse Funktionsstörung durch Dextran (Schockbehandlung!), Salizylsäure, Phenylbutazon, Heparin u. a.

IV. Verbrauchskoagulopathie und Hyperfibrinolyse

Erhöhter Verbrauch von Gerinnungspotential bei Abscheidung von Fibrinthromben in der Endstrombahn.
Folge: hämorrhagische Diathese und Mikrozirkulationsstörungen.
Klinik: bei akutem Verlauf schwerer kombinierter plasmatischer und thrombozytärer Gerinnungsdefekt mit ausgeprägter hämorrhagischer Diathese, d. h. petechialen und flächenhaften Blutungen, sowie Mikrozirkulationsstörungen, welche zu akuter Niereninsuffizienz, akuter Nebennierenrindeninsuffizienz (Waterhouse-Friderichsen-Syndrom), zu Leberzelldystrophie und akutem Cor pulmonale (Mikrozirkulationsstörung der Lunge) führen können. Bei ausgeprägter Störung setzt ein irreversibler Schock ein (s. S. 297), wie umgekehrt in jeder Schocksituation mit dem Auftreten einer Verbrauchskoagulopathie gerechnet werden muß.

1. Verbrauchskoagulopathie

Thrombozyten und Fibrinogen vermindert, Quick-Test und PTT pathologisch. Punkte 1–5: perakuter Verlauf.

- Sanarelli-Shwartzman-Phänomen bei Sepsis durch gramnegative Keime, besonders im Schock:
  a) Moschcowitz-Syndrom: plötzlich einsetzende hämorrhagische Diathese (Haut- und Schleimhautblutungen) mit Fieber, Thrombozytopenie, hämolytischer Anämie und besonders Durchblutungsstörungen der kleinen Arterien, auch des Gehirns (schwere hämorrhagische Diathese mit Ikterus und mit zentral-nervösen Störungen). Plasmatische Gerinnung normal.
  b) Purpura fulminans (Henoch-Syndrom): meist mehrere Wochen nach fieberhaftem Infekt akut einsetzende, foudroyant verlaufende, plötzliche arterielle und venöse Durchblutungsstörung durch intravasale Gerinnung; Blässe und Nekrosenbildung (Gangrän) an den distalen Extremitäten. Gleichzeitig schwere hämorrhagische Diathese.
  c) Waterhouse-Friderichsen-Syndrom: multiple Petechien und kleine Hämatome („intravitale Leichenflecke") bei massiver Meningokokkeninfektion. Schock und Koma. Häufig Nebennierenrindennekrosen.
  Davon zu unterscheiden sind septische Hautmetastasen bei Meningokokkensepsis.
- Thrombokinaseeinbruch in die Blutbahn bei vorzeitiger Plazentalösung, Fruchtwasserembolie und nach Pankreasoperation.
- Massive Hämolyse bei Seifenabort, beim hämolytisch-urämischen Syndrom (s. S. 46, 200) und bei Blutgruppeninkompatibilität.
- Tierische Gifte (proteolytische Enzyme).
- Anaphylaktischer Schock nach Freisetzung biogener Amine.
  Punkte 6–9: eher protrahierter Verlauf, sog. latenter Verbrauch.
- Akute myeloische Leukämie (promyelozytäre Leukämie), Karzinome (gerinnungsfördernde Tumorzerfallsprodukte).
- Protrahierter Verbrauch bei Gefäßanomalien (Kasabach-Merritt-Syndrom, M. Osler), bei portokavalem Shunt, kongenitalen zyanotischen Vitien, bei progredienter Leberzirrhose.
- Plättchenaktivierung bei extrakorporalem Kreislauf und dadurch bedingter Anstoß des Gerinnungssystems am kontaktsensiblen Faktor XII.
- Fettinfusionen oder Kortisontherapie mit Blockade des RHS und Akkumulation gerinnungsaktiver prokoagulatorischer Substanzen.

Hämorrhagische Diathese (Blutungsübel)

2. Hyperfibrinolyse

Fibrinogen vermindert, Thrombozyten normal. Bei überwiegender Fibrinolyse treten besonders Symptome der plasmatischen Gerinnungsstörung auf.

Ursachen
- Intravasale Aktivierung der Fibrinolyse bei Hyperpyrexie oder im schweren Schock.
- Medikamentöse Hyperfibrinolyse durch Streptokinase oder Urokinase.
- Freisetzung fibrinolytischen Materials bei Operationen an Lunge, Prostata, Pankreas oder Milz.

V. Vaskulär bedingte hämorrhagische Diathese (vaskuläre Purpura)

Manifestation lokalisiert oder generalisiert. Vorwiegend petechiale Blutungen oder konfluierende kleine Hämatome, gelegentlich papulöse, hämorrhagische Effloreszenzen. Meist keine stärkere hämorrhagische Diathese nach Traumatisierung.

1. Lokalisierte vaskuläre Purpura

Keine generalisierte hämorrhagische Diathese. Rumpel-Leede negativ.
- Hereditäre, hämorrhagische Teleangiektasie (M. Osler): umschriebene Kapillarerweiterungen und Gefäßmißbildungen. Prädilektionsorte sind die Schleimhäute von Nase, Wangen, Lippen und Zunge, im Magen-Darm-Trakt und den Lungen. Gelegentlich finden sich auch M. Osler-Herde an der Hand (Fingerkuppe). Autosomal dominanter Erbgang. DD: arterielle Gefäßknötchen bei Leberzirrhose und Purpura senilis.
- Paroxysmale Handhämatome: plötzlich auftretende schmerzhafte solitäre und umschriebene Hämatome an der Volarseite von Fingern und Hand.
- Ehlers-Danlos-Syndrom: überstreckbare Gelenke, verstärkte Elastizität der Haut. Die Hämatome treten bevorzugt im Bereich der Kniescheibe, am Schienbein und in der Knöchelregion auf.
- Angiomatose der Retina- und zerebellaren Gefäße (Hippel-

Lindau-Krankheit): epileptische Anfälle und psychische Störungen.
- Erhöhte vaskuläre Permeabilität und Fragilität mit Einblutungen in die Haut der Unterschenkel bei chronischer venöser Stauung (orthostatische Purpura) und Mikroangiopathien.

2. Allgemeine, generalisierte vaskuläre Purpura

Rumpel-Leede positiv, evtl. verlängerte Blutungszeit.
- M. Schoenlein-Henoch: infektionsallergische Reaktion mit schubweise verlaufender Entzündung der Gefäße nach Streptokokkeninfekt; Auslösung seltener auch durch Staphylokokken oder andere Bakterien sowie durch Medikamente. Lokalisation bevorzugt an den Streckseiten der Extremitäten. Makulopapulös oder mit Blasenbildung einhergehendes Exanthem mit hellrot gefärbten Einblutungen. Keine Petechien im Gesicht. Häufig Abdominalkoliken als Folge von Schleimhautblutungen sowie Hämaturie bei herdförmiger oder diffuser Glomerulonephritis. Fieber, Eosinophilie, Monozytose. Arthralgien. Übergänge in Lupus erythematodes disseminatus?
- Infektiös-toxische Purpura bei Diphtherie, Scharlach, Endocarditis lenta, Sepsis, Miliartuberkulose, Meningitis, Pocken.
- Toxische Purpura bei Urämie und Leberzelldystrophie.
Stoffwechselerkrankungen: Hyperthyreose, prämenstruell, Vitamin-C-Avitaminosen.
- Medikamentös bedingte vaskuläre Purpura: Phenylbutazon, Chinin, Chinidin, Salicylsäure, Jod.
- Teleangiectasia anularis (Purpura anularis Majocchi) an Fußrücken und Beinen, besonders bei Männern.

Serumeiweiß

I. Änderungen der Serumeiweißkonzentration

1. Hyperproteinämie und Hypoproteinämie

- Hyperproteinämie (Serumeiweiß > 70–75 g/l):
  a) Relative Hyperproteinämie bei Exsikkose.
  b) Absolute Hyperproteinämie: stets nur durch Vermehrung ein-

zelner Eiweißfraktionen, besonders durch Zunahme der Immunglobuline (Hypergammaglobulinämie) bedingt.
- Hypoproteinämie: Hypoproteinämien sind fast immer Folge einer Abnahme der absoluten Albuminkonzentration, da Albumin mehr als 50% der normalen Serumeiweißkörper ausmacht. Verminderung oder Fehlen einzelner Globuline wirkt sich kaum auf die Eiweißkonzentration aus. Hauptsymptom der Hypoproteinämie sind die Ödeme.

Ursachen

a) Verminderte Eiweißsynthese: chronische Erkrankungen der Leber, Fehlernährung (Eiweißmangeldystrophie, „Kwashiorkor"), konsumierende Erkrankungen, zytostatische Therapie oder langdauernde Anwendung von Glukokortikoiden.
b) Eiweißverlust:
 - durch die Nieren bei Proteinurie (nephrotisches Syndrom verschiedener Genese);
 - durch den Darm: Enteritis, Kolitis, Lymphgefäßstauung (z. B. durch Tumoren bzw. Lymphome), Fisteln (z. B. gastrokolische Fistel), Sprue, Neoplasmen, Postgastrektomiesyndrom, M. Whipple. Die intestinale Lymphangiektasie ist eine angeborene Anomalie, bei der es zu einem leichten Eiweißverlust durch den Darm kommt (exsudative Enteropathie); die Störung ist meist mit anderen Lymphgefäßanomalien kombiniert;
 - durch die Haut: ausgedehnte exsudative Entzündungen, Verbrennungen;
 - aus Körperhöhlen: häufige und große Punktionen von Aszites oder Pleuraexsudat.

2. Verminderung einzelner Serumeiweißfraktionen

Nachweis: Elektrophorese (Verminderung von Albumin oder γ-Globulinen) bzw. mit immunologischen Methoden (z. B. radiale Immundiffusion).
- Reaktive Veränderungen:
 a) Albumin: Verminderung bei allen Dysproteinämien (s. II.) bzw. den oben unter 1., Punkt 2, genannten Erkrankungen.
 b) Immunglobulinmangel (s. III. 2.).

- Seltene Mangelzustände, z. B. Zäruloplasminmangel bei M. Wilson, oder genetische Defekte: Analbuminämie mit komplettem Albuminmangel; Atransferinämie; Tangier-Krankheit (Fehlen von a_1-Lipoprotein), Abetalipoproteinämie u. a.

II. Dysproteinämien

Reaktive Änderungen der Serumeiweißfraktionen („Reaktionskonstellation" nach Wuhrmann).
Nachweis durch Elektrophorese.
- Hypalbuminämie: Albuminabnahme bei jeder Hypoproteinämie (s. I. 1., Punkt 2) sowie relative Albuminverminderung bei Vermehrung einzelner oder mehrerer Globulinfraktionen.
- Vermehrung der a_2-Globuline:
  a) Akute Entzündungen, besonders exsudative oder mit stärkerer Nekrosebildung einhergehende Prozesse.
  b) Lymphogranulomatose in den B-Stadien, besonders Stadium II bis IV.
- α_2-β-Globulin-Vermehrung (Zunahme der Lipoproteine): Eiweißverlustsyndrome, z. B. nephrotisches Syndrom.
- Transferrinvermehrung: Hämochromatose (Nachweis immunologisch oder indirekt durch Bestimmung der Eisenbindungskapazität), Hepatitis.
- γ-Globulin- (Immunglobulin-)Vermehrung:
  a) Polyklonale Vermehrung bei chronischen bakteriellen oder abakteriellen Entzündungen, sowie bei chronischen Lebererkrankungen.
  b) Monoklonale Vermehrung (sog. M-Gradient oder M-Komponente) bei Gammopathien (s. III. 1.).
- γ-Globulin-Verminderung: nephrotisches Syndrom und andere Eiweißverlustsyndrome, hochakute Entzündungen, Immunglobulinmangel (s. III. 2.).

III. Veränderungen der Immunglobuline

Nachweis durch Elektrophorese und besonders Immunelektrophorese bzw. Immundiffusion.

1. Monoklonale Immunglobulinvermehrung („Paraproteinämie", „monoklonale Gammopathie")

Schmalbasige M-Komponente im Elektrophoresediagramm; Serumeiweißkonzentration i. allg. erhöht. Qualitativer Nachweis und Differenzierung durch Immunelektrophorese.
- Monoklonale IgG- bzw. IgA-Vermehrung beim Plasmozytom; seltener sind IgD- oder gar IgE-Plasmozytome.
- Monoklonale IgM-Vermehrung: M. Waldenström (in der neuen Nomenklatur Immunozytom bzw. Immunoblastom, (s. Tabelle 4), gelegentlich andere B-Zell-Lymphome, Kälteagglutininkrankheit. Bei hoher Konzentration des IgM kann sich ein Hyperviskositätssyndrom ausbilden, das durch Sludgephänomene, durch Thrombozytenfunktionsstörungen und eine damit verbundene hämorrhagische Diathese gekennzeichnet ist.
- Symptomatische benigne, monoklonale Gammopathie bei verschiedenen Erkrankungen und auch bei Gesunden. Plasmozytom bzw. Makroglobulinämie (M. Waldenström), sind klinisch, röntgenologisch und nach dem Knochenmarkbefund durch wiederholte Kontrollen auszuschließen.
- Isolierte Vermehrung von L-Ketten beim Plasmozytom („Bence-Jones-Plasmozytom"): hierbei ist das Elektrophoresebild oft wenig verändert und zeigt allenfalls eine Verminderung der Gammaglobulinfraktion. Im Urin ist Bence-Jones-Protein nachweisbar. Klinisch entspricht das Bild einem unreifzelligen Plasmozytom. Amyloidosen treten gehäuft auf. Die BSG ist nur mittelgradig beschleunigt.
- Schwere-Ketten-Krankheit: isolierte Vermehrung von H-Ketten („γ-, α-, μ-chain disease"): klinische Verläufe unter dem Bild von malignen Lymphomen bei der γ- und der μ-Kettenkrankheit, bzw. Diarrhö und Malabsorptionssyndrom bei der α-Kettenkrankheit.

2. Immunglobulinmangel

Erhöhte Disposition zu (bakteriellen) Infekten.
- Erworbener Immunglobulinmangel infolge von Eiweißverlust bzw. bei Eiweißmangelzuständen, bei Erkrankungen des lymphoretikulären Systems und infolge einer Hemmung des Zellwachstums (zytostatische Immunsuppression).
- Passagerer Immunglobulinmangel beim Kleinkind.

- Genetisch bedingte Defekte, z. B. infantile Agammaglobulinämie (Bruton-Syndrom), selektiver IgA-Mangel (Infektneigung kaum verstärkt) und andere seltene Immunglobulindefektzustände.

IV. Blutsenkungsgeschwindigkeit

Die Blutsenkungsgeschwindigkeit (BSG) ist eine relativ empfindliche, jedoch wenig spezifische Untersuchungsmethode, die allgemein auf krankhafte Veränderungen verschiedener Genese hindeutet. Trotzdem kommt ihr nicht nur als Suchmethode, sondern auch als geeignetes Verfahren zur Verlaufskontrolle mancher Krankheiten eine besondere Bedeutung zu.

Aus der Betrachtung der Blutsäule, besonders des überstehenden Plasmas, lassen sich gewisse Hinweise auf Erkrankungen gewinnen: Bei Vermehrung der (spezifisch leichteren) Retikulozyten findet man die sog. Schleiersenkung, die das genaue Ablesen der BSG oft erschwert. Die spezifisch leichteren Thrombozyten beeinflussen die Durchsichtigkeit des überstehenden Plasmas; bei Thrombozytose erscheint es eher etwas trüb, während es bei Thrombozytopenie eher klar und durchsichtig ist. Bei starker Vermehrung von Leukozyten wird eine Leukozytenmanschette sichtbar; grob kann man schätzen, daß eine Manschette von etwa 10 mm ungefähr 100 000 Leukozyten/µl entspricht. An der Farbe des überstehenden Plasmas können ein Ikterus bzw. eine Hämolyse sowie auch eine massive Triglyceridvermehrung erkannt werden.

1. Niedrige BSG

Eine niedrige BSG, d. h. eine fehlende Zellsedimentation, wird bei Polyzythämie und Polyglobulie sowie bei Afibrinogenämie beobachtet.

2. Erhöhung der BSG

- Extrem hoch ist die BSG bei den monoklonalen Gammopathien des Plasmozytoms und der Makroglobulinämie (M. Waldenström). Die BSG erreicht hier bereits nach 10–15 min ihr Maximum (hohe „Initialsenkung"). Im Unterschied dazu ist die BSG

Serumeiweiß

bei benignen monoklonalen Gammopathien gewöhnlich nur wenig oder nicht erhöht.
Eine ebenfalls sehr starke BSG-Beschleunigung kann bei Hypernephrom, metastasierten Tumoren, schweren akuten Infektionen, besonders der Harnwege, beim rheumatischen Fieber und der chronischen Polyarthritis beobachtet werden. Die mit Autoantikörperbildung einhergehenden hämolytischen Anämien verursachen ebenfalls eine stärkere BSG-Beschleunigung. Bei Vorliegen von Kälteagglutininen oder Kryoglobulinen ist die BSG in der Kälte stärker beschleunigt als bei Zimmertemperatur. Eine starke BSG-Beschleunigung stellt sich auch unter Dextrantherapie sowie bei massiver Lipidvermehrung ein.

- Eine mittelstarke Beschleunigung der BSG ist ein vieldeutiges Symptom, das auf neoplastische wie auch entzündliche Erkrankungen, besonders chronische Entzündungen, hinweisen kann. Bei Fehlen klinisch richtungsweisender Befunde ist auch an eine unerkannte Thrombophlebitis, eine klinisch nicht manifeste Pyelitis oder Pyelonephritis zu denken. Bei chronischer Eisenmangelanämie ist die BSG mittelgradig beschleunigt (Erythrozytenmangel!). Das überstehende Plasma ist farblos.

Thorax, Atmungsorgane

Thoraxschmerzen

Der Differentialdiagnose von Thoraxschmerzen kommt große Bedeutung zu, können sich doch hinter relativ leichten Beschwerden schwere Erkrankungen verbergen, z. B. ein Herzinfarkt, – und umgekehrt oft harmlose Störungen, wie etwa eine Pseudoangina pectoris dramatisch stark empfundene Schmerzen verursachen. Nicht selten kann man aus der Lokalisation eines Schmerzes keine Schlüsse auf die zugrundeliegende Krankheit ziehen; Schmerzen, die in die linke Schulter und in den linken Arm ausstrahlen, finden wir nicht nur bei Erkrankungen des Herzens, sondern beispielsweise auch bei akuten Erkrankungen der linksseitigen Pleura, bei Arthrosen und Entzündungen in der linken Schulter oder gar bei akuten Pankreaserkrankungen. Qualität und Lokalisation der Schmerzen können daher oft nicht mehr als ein Hinweis auf die Diagnose sein, die durch zusätzliche Untersuchungen zu sichern ist.

Als Regel kann gelten, daß sich die Schmerzintensität bei Erkrankungen der Thoraxwand (destruierende Knochenprozesse, entzündliche Muskelerkrankungen) und bei Pleuraprozessen atemabhängig ändert. Plötzliche intensive Schmerzen lassen an folgende Diagnosen denken: akute Pleuritis, Herzinfarkt, akute Perikarditis, Lungenembolie, dissezierendes Aneurysma, pathologische Rippenfraktur, Spontanpneumothorax.

I. Erkrankungen der Thoraxorgane

1. *Erkrankungen von Pleura, Lunge und Mediastinum*

Die Schmerzen werden durch die Atmung verstärkt, die Patienten atmen daher oft nur oberflächlich, weshalb sich rasch eine Zyanose ausbilden kann. Der gewöhnlich schmerzhafte Husten wird unterdrückt („kupierter Husten").

Thoraxschmerzen

- Pleuritis sicca und exsudativa: Besonders starke Schmerzen werden bei der trockenen Pleuritis gefunden. Mit der Ergußbildung lassen die Beschwerden gewöhnlich nach. An folgende ursächliche Krankheiten ist zu denken: rheumatisches Fieber, Tuberkulose, Kollagenosen sowie Begleitpleuritiden bei pulmonalen Erkrankungen (s. unten). Bei der Bornholmer Krankheit kann eine doppelseitige Pleuritis sicca auftreten (Pleurodynie). Bei der basalen Pleuritis findet man Schmerzen und Druckschmerz am unteren Thoraxrand, der sich besonders beim Schlucken verstärkt. Zusätzliche Symptome sind Zwerchfellhochstand, ein oft schmerzhafter Singultus und evtl. Schmerzen in der oberen Thoraxapertur.
- Lungenembolie und Lungeninfarkt (s. Tabelle 6): akuter Schmerzbeginn, Hustenreiz, Dyspnoe, Tachykardie; Hämoptyse nach einem Tag. Bei ausgedehnter Lungenembolie akutes Cor pulmonale mit Halsvenenstauung, Zyanose, Schocksymptomatik. Nach anamnestischen Hinweisen ist zu suchen, wie beispielsweise vorausgegangene Operationen, Geburten, Venenthrombosen.
Merke: Die Mehrheit der häufigeren kleinen Lungenembolien verursacht keine Beschwerden.
- Begleitpleuritis bei Lobärpneumonie, Bronchopneumonie und Empyem.
- Pleuratumor: Meist entwickelt sich ein hämorrhagischer Erguß. Während die Pleurakarzinose bei metastasierenden Tumoren oft kaum schmerzhaft ist, finden wir sehr starke Schmerzen beim Pleuraendotheliom.
- Spontanpneumothorax: Die Beschwerden sind oft gering oder fehlen; im Vordergrund steht eine schlagartig einsetzende Atemnot. Auslösung des Spontanpneumothorax durch intrathorakale Drucksteigerung, z. B. Hustenanfall, Heben schwerer Lasten. Hypersonorer Klopfschall.
- Mediastinitis, Mediastinalphlegmone, Mediastinalemphysem: i. allg. keine akut einsetzende Schmerzen, sondern eher dumpfe und mit Beklemmung verbundene drückende Beschwerden. Schweres Krankheitsbild mit Dyspnoe, Zyanose, Einflußstauung; bei den entzündlichen Prozessen Leukozytose mit toxischer Granulierung der Leukozyten. Ein subkutanes Emphysem weist auf ein Mediastinalemphysem hin.

Tabelle 6. Differentialdiagnose zwischen Lungenembolie und Myokardinfarkt

Klinik	Lungenembolie	Myokardinfarkt
Vorgeschichte	Operationen, Herzerkrankungen, Thrombosen; Disposition bei längerer Bettruhe	Vorausgehend Zeichen der koronaren Herzkrankheit mit Angina pectoris, auslösende Ursachen wie Hypertonie, körperliche Mehrbelastung
Beginn	Schlagartig, akut	Akut oder unter den Zeichen einer zunehmenden Angina pectoris
Schmerzen	Stunden nach der Embolie atemabhängige, meist heftige Schmerzen	Kardiale Schmerzen, Enge, Druck, Vernichtungs- oder Angstgefühl; Schmerzausstrahlung zur Schulter, Hals, Oberarm. Atemunabhängig
Dyspnoe	Plötzlich starke Dyspnoe, keine Orthopnoe. Eingeschränkte Atmung durch pleurale Schmerzen	Meist nur geringe Dyspnoe oder Orthopnoe. Kein atemabhängiger Schmerz
Husten	Häufig schon initial, evtl. kupiert, Hämoptyse	Husten bei schwerer Linksherzinsuffizienz.
Pulsfrequenz	Tachykardie	Tachykardie, u. U. Arrhythmie
Blutdruck	Niedrig	Anfänglich normal, gelegentlich erhöht, später Druckabfall
Pleura-/Perikardreiben	Pleurareiben	Unter Umständen Perikardreiben
Schock	Meist vorhanden; Symptomatik initial und gewöhnlich vor Auftreten der Schmerzen	Schock erst nach Auftreten der Schmerzen

II. Erkrankungen des Herzens und der großen Gefäße

- Angina pectoris: meist anfallsweise auftretende Beschwerden wie Druck und Brennen, Verkrampfungen, Enge und Beklemmung, Gefühl der Einschnürung („Stenokardie"). Die Beschwerden werden durch körperliche Belastung, Kälte, opulente Mahlzeiten oder Aufregungen ausgelöst und sind meist retrosternal lokalisiert. Sie können über den ganzen Thorax, besonders zum linken (und rechten) Arm, zum Hals (Unterkiefer/Gebiß) zum Rücken oder zum Oberbauch ausstrahlen. Die Beschwerden dauern Minuten an und lassen sich durch Nitroglycerin beheben. Im EKG keine oder nur geringe Ischämiezeichen. Pathologisches Belastungs-EKG.
  Ursachen: koronare Herzkrankheit, Aortenstenose und Insuffizienz, Hypertonie.
  Auslösende Faktoren: Herzrhythmusstörungen, verminderter O_2-Gehalt des Blutes u. a.
- Nächtliche Angina pectoris (Angina pectoris decubitus) mit heftigen Schmerzen, die sich beim Aufsetzen bessern. Auslösende Ursache: Linksherzinsuffizienz.
- Herzinfarkt (s. Tabelle 6, S.66, und Tabelle 11, S.143): Die Beschwerden gleichen denen der Angina pectoris, sind jedoch unabhängig von körperlicher Belastung in Ruhe (nachts) vorhanden und gewöhnlich heftiger, unerträglicher und bei einem Teil der Patienten mit Todesangst und Vernichtungsgefühl verbunden. Oft treten Übelkeit und Erbrechen auf. Die Schmerzen bessern sich nicht auf Nitroglycerin. Weitere Symptome sind Herzrhythmusstörungen, Blutdruckabfall, Zeichen des beginnenden Schocks wie Kaltschweißigkeit, Blässe, Zyanose.
  Merke: Herzinfarkte können auch stumm verlaufen oder sich hinter einer akuten Herzinsuffizienz oder schweren Herzrhythmusstörungen verbergen. Andererseits können alle Erkrankungen des oberen und linken Thorax bzw. der BWK 1–4 pektanginöse Beschwerden auslösen.
- Funktionelle Herzbeschwerden: Die Beschwerden treten, im Unterschied zur oben beschriebenen Angina pectoris, unabhängig von körperlicher Belastung auch in Ruhe auf. Sie werden meist in den Bereich der Herzspitze lokalisiert und als kurzer Schmerz oder längerdauernder Druck und Ziehen beschrieben. Sie reagieren nicht auf Nitroglycerin; sie können durch Alkohol-, Nikotin-, Koffeinabusus oder durch seelische Belastungen (Hetze) ausgelöst werden. Häufig findet man Zeichen einer erhöhten vasomo-

torischen Labilität. Pseudoanginöse Beschwerden finden sich besonders bei jüngeren Patienten, mit Schmerzen bei der Atmung („Seitenstechen") kombiniert. Die Zwerchfelle stehen meist tief (sog. „Effortsyndrom"). Ähnliche Beschwerden können in Form eines Roemheld-Syndroms durch dyspeptische Störungen hervorgerufen werden, wenn sich in Magen oder Dickdarm vermehrt Luft ansammelt.
- Perikarditis: Die Schmerzen sind im Unterschied zur Pleuritis im Liegen stärker. Verglichen mit dem Herzinfarkt fehlt ein Vernichtungsgefühl. Die Schmerzen sind eher brennend und weniger „stenokardisch"; sie nehmen bei tiefer Atmung, beim Husten und u. U. beim Schlucken zu. Die körperliche Belastung ist ohne Einfluß. Auskultatorisch hört man präkordiales Reiben. Nach Ergußbildung nehmen die Schmerzen ab, und Reibegeräusche und Herztöne werden leiser.
Ätiologie: Tuberkulose, rheumatisches Fieber, Bornholmer Krankheit und andere Virusinfekte, Urämie, Metastasen, Herzinfarkt (2–4 Tage danach), Postkardiotomiesyndrom.
- Aortenaneurysma: Beim unkomplizierten Aneurysma sind ziehende Schmerzen möglich, die in die Mitte des Thorax lokalisiert werden (Aortalgie). Bei inkompletter Ruptur können initial flüchtige zerebrale Durchblutungsstörungen und eine Pulsdifferenz zwischen rechtem und linkem Arm beobachtet werden (Puls am linken Arm meist schwächer). Beim dissezierenden Aneurysma treten heftige, plötzliche Vernichtungsschmerzen in Brust, Nakken und Abdomen auf. Rasch entwickeln sich Schocksymptome. Anamnestisch wichtig sind Angaben wie Hypertonie bzw. Blutdrucksteigerung durch Heben schwerer Lasten, bei Defäkation. Weitere Hinweise sind Zeichen von arteriellen Durchblutungsstörungen wie Pulsdifferenz, zerebrale Synkopen, abdominelle Schmerzen.
- Aortitis luica: meist dumpfe retrosternale Schmerzen.

III. Erkrankungen des Ösophagus und der Abdominalorgane

(Siehe auch Kap. *Verdauungsorgane, Abdominalorgane:* Dysphagie, S. 128, Abdominalschmerzen, S. 139).
- Ösophagus: Die durch Erkrankungen des Ösophagus ausgelösten Beschwerden sind häufig mit Dysphagie (s. dort) verbunden. Bei Ösophagitis und entzündeten Ösophagusdivertikeln werden Sodbrennen oder ein eher dumpfer retrosternal lokalisierter

Thoraxschmerzen

Schmerz angegeben, der zur oberen Thoraxapertur, zum Hals und zum Unterkiefer ausstrahlt. Ähnlich sind die Schmerzen auch beim hochsitzenden Ösophaguskarzinom. Substernal oder in den unteren Thoraxbereich bzw. in den Oberbauch ausstrahlende Beschwerden und Druckgefühl findet man beim distalen Ösophaguskarzinom.

- Achalasie und Refluxösophagitis lösen Sodbrennen oder Schmerzen im unteren Sternumbereich (Xyphoid) aus. Sie sind differentialdiagnostisch manchmal schwer gegen eine Angina pectoris oder funktionelle Herzbeschwerden abzugrenzen; Hinweis ist die Abhängigkeit vom Schlucken bzw. von der Nahrungsaufnahme.

  Die Hiatushernie verursacht i. allg. keine Schmerzen, allenfalls ein Druckgefühl im Oberbauch und Aufstoßen. Auslösende Ursachen können Aerophagie oder große bzw. im Liegen eingenommene Mahlzeiten sein. Differentialdiagnostisch ist ebenfalls an eine Angina pectoris zu denken, zumal diese durch große Mahlzeiten mitausgelöst werden kann. Eine starke intraabdominale Drucksteigerung kann zur Inkarzeration einer Hiatushernie führen. Es treten heftige, in das Epigastrium und retrosternal bis zu den Schultern ausstrahlende Schmerzen auf.
- Magenulkus und Ulkusperforation: epigastrischer, gelegentlich zu den Schultern ausstrahlender Schmerz.
- Subphrenischer Abszeß: rechts- oder linksseitiger Schmerz, bei Atmung verstärkt. Ausstrahlung zur Schulter. Druckschmerz am unteren Rippenbogen.
- Akute Cholezystopathie: Schmerzausstrahlung vom rechten Oberbauch zur rechten Schulter, Koliken.
- Akute Pankreatitis, Pankreasnekrose: Schmerzausstrahlung eher zur linken Schulter, besonders bei der Pancreatitis caudalis. Die Schmerzen werden atemabhängig verstärkt. Es entwickelt sich häufig ein linksseitiger, u. U. hämorrhagischer Erguß.
- Linksseitiger Schulterschmerz bei (rasch zunehmender) Milzschwellung.

IV. Erkrankungen der Thoraxwand

Erkrankungen der Thoraxwand verursachen spontane oder von der Atmung abhängige Schmerzen. Thoraxmuskulatur bzw. Rippen sind druckempfindlich.

1. Muskelerkrankungen (s. auch S. 258)

Bei den akuten Muskelerkrankungen kann die CPK erhöht sein.
- Infektionskrankheiten: Bei der Bornholmer Krankheit (Coxsakkie B-Infektion) sind heftige, beklemmende und atemabhängige Schmerzen typisch, die v. a. in der Rückengegend auftreten. Die Körpertemperatur ist erhöht. Gelegentlich tritt die Erkrankung epidemisch in Spätsommer und Herbst auf („epidemische Myalgie", „epidemische Pleurodynie").
Auch bei Ornithose, wolynischem Fieber und Q-Fieber können Muskelschmerzen auftreten.
- Trichinose: multiple Muskelschmerzen; häufig Erbrechen, Diarrhö, Lidödeme, Bluteosinophilie, Fieber.
- Dermatomyositis und auch Lupus erythematodes disseminatus verursachen gelegentlich Schmerzen in der Thoraxwand, die z. T. durch eine Pleuritis, z. T. durch Muskelentzündungen bedingt sein können.
Polymyalgia rheumatica mit Schmerzen v. a. in der Schultermuskulatur.
- Myalgien und Myogelosen.

2. Nervenschmerzen

- Herpes zoster: segmentale, stark schmerzhafte Hyperästhesie und Hautbläschen, Fieber. *Merke:* Auftreten des Herpes zoster v. a. bei kachektischen, älteren Menschen oder Störungen der zellulären Immunität (z. B. bei Lymphogranulomatose und malignen Lymphomen).
- Interkostalneuralgie: bohrende, stechende, brennende Schmerzen, die segmental begrenzt und bewegungsabhängig verstärkt sind. Gelegentlich findet sich nur eine Hyperästhesie. Ursachen: Alteration des Interkostalnerves durch Affektion des Spinalganglions (Herpes zoster) oder durch entzündliche bzw. maligne Erkrankungen im Bereich der Rippen.
- Head-Zonen und Schmerzausstrahlungen, z. B. bei Ulcus ventriculi, Ulcus duodeni, Ösophagitis, linksseitig bei Pankreatitis und rechtsseitig bei Gallenwegs- bzw. Gallenblasenerkrankungen.

Thoraxschmerzen

3. Knochen- und Gelenkschmerzen

Ja nach ihrer Ursache sind die Beschwerden, die oft als nur „rheumatische Schmerzen" gedeutet werden, bewegungs- und atemabhängig.
- Rippenmetastasen, z.B. bei Mammakarzinom, Prostatakarzinom, Plasmozytom: verschiedene Lokalisation der Schmerzen. Die Schmerzen strahlen gewöhnlich entlang der Rippen aus. Die Rippen sind druckempfindlich. Kompression des Thorax löst Schmerzen aus.
- Osteoporose und Osteomalazie: Spontan- und Kompressionsschmerz.
- Pancoast-Tumor: in der oberen Lungenfurche sich entwickelnder Tumor (Bronchialkarzinom, selten hochsitzendes Neurinom oder Kiemengangskarzinom): meist heftiger Schultergürtelschmerz. Häufig entwickeln sich Atrophien und Paresen an Arm und Hand, sowie ein Horner-Symptomenkomplex (Ptosis, Miosis, Enophthalmus).
- Arthritis und Arthrose des Schultergelenks, einschließlich der Periarthrosis humeroscapularis, Metastasen im Bereich des Oberarmkopfes, der Skapula und der Klavikula: einseitige, starke, bewegungsabhängige Schmerzen. Ähnliche Schmerzen können sich nach längerer Imobilisation bei Herzinfarkt einstellen.
- Erkrankungen der HWS und BWS (Spondylose, Spondylarthrose, M. Bechterew, Metastasen u.a.): bei Erkrankungen der HWS Ausstrahlung der Schmerzen in die obere Thoraxpartie. Die Beschwerden sind bewegungsabhängig und oft gürtelförmig, jedoch nicht atemabhängig. Die Wirbelsäule ist klopfempfindlich und in ihrer Funktion eingeschränkt (s. S. 243, 247).
- Tietze-Syndrom: meist einseitiger Spontan- und Druckschmerz sowie Schwellung an einem oder wenigen Sternokostalgelenken, bzw. am Knorpelansatz.
- Schmerzen durch die frei endende 9. und 10. Rippe: Diese selten heftigen Beschwerden treten meist plötzlich bei Bewegungen auf und sind palpatorisch ohne Schwierigkeit den Rippen zuzuordnen.

Husten

Praktisch alle Erkrankungen der Atmungsorgane können Husten verursachen. Hinter dem vieldeutigen Symptom verbergen sich daher sowohl harmlose wie auch ernste Diagnosen. Für die differentialdiagnostische Bewertung sind weitere Befunde wichtig, z. B. ob der Husten akut oder chronisch, ob er trocken oder produktiv ist (s. das folgende Unterkap. *Auswurf*), ob sich Symptome wie Fieber, Gewichtsabnahme, Heiserkeit, Dyspnoe, Nachtschweiß u. a. finden lassen. Schließlich ist auch zu beachten, ob exogene Störungen eine Rolle spielen, z. B. Allergene, Staub- oder Rauchexposition.

I. Erkrankungen der oberen Luftwege

- Pharyngealer Husten: Hüsteln oder (kurzes) Räuspern können Zeichen einer pharyngealen Erkrankung (Pharyngitis, beginnender Retropharyngealabszeß) sein oder durch einen Schleim-/Eiterbelag an der hinteren Rachenwand ausgelöst werden. Gelegentlich sind Hüsteln und Räuspern auch ticartig und ohne organisches Substrat fixiert.
- Echter Krupphusten, d. h. heiserer, tonloser Husten, tritt bei diphtherischer Laryngitis auf. Ein heiserer, jedoch nicht tonloser Husten (Pseudokrupphusten) kann bei akuter Laryngitis, bei stenosierender Laryngotracheitis im Verlauf von Virusinfektionen (Masern, Influenza) vorkommen und mit nächtlichen Erstikkungsanfällen verbunden sein.
- Hustenparoxysmen beobachten wir beim Keuchhusten in Form des typischen krampfartig einsetzenden Stakkatohustens, der jeweils mit einem inspiratorischen Stridor („Ziehen") beendet wird. Bei den Hustenparoxysmen der Grippe fehlt das inspiratorische Ziehen.
- Weitere Ursachen von Hustenanfällen: Aspiration von Fremdkörpern, Inhalation von Reizgasen, harmloses Sichverschlucken oder Störungen des Schluckaktes (s. S. 128). Bei Ösophagus-/Tracheafisteln treten Hustenparoxysmen nach Flüssigkeits- und Nahrungsaufnahme auf.
- Bitonaler Husten: Husten mit hochfrequentem, pfeifendem Ton und rauhem, tieffrequentem Beiklang: Kompression bzw. Steno-

se der Trachea durch Tumoren (Lymphome, Struma) oder bei Verletzung durch Fremdkörper.
- Retrosternale Schmerzen bei trockenem Husten sind häufiges Symptom einer akuten Tracheitis bzw. Tracheobronchitis, wie man sie bei zahlreichen Virusinfektionen, besonders auch bei der echten Grippe, beobachten kann.

II. Erkrankungen der Bronchien und Lungen (physikalische Befunde s. Tabelle 7)

- Bronchitis: je nach Akuität und Schwere der Erkrankung, bzw. zusätzlichen Komplikationen wie Bronchiektasen oder pneumonische Infiltrationen, besteht ein trockener oder produktiver Husten (s. auch S. 75). Frühmorgens verstärkter Husten oder Räuspern können Zeichen des sog. Raucherhustens sein. Gleichzeitig vermehrte Expektoration weist auf Bronchitis oder Bronchiektasen hin. Beim Asthma bronchiale kommt es häufig zu Paroxysmen trockenen Hustens.
- Chronischer, meist trockener Husten bei Bronchialneoplasma (u. U. mit Hämoptysen), aber auch bei Pneumokoniose, Sarkoidose oder Lungen, Lungentuberkulose sowie bei Fremdkörperaspiration.
- Kurze Paroxysmen von trockenem Reizhusten müssen auf eine Lungenembolie und -infarkt bzw. auf kleine rezidivierende Lungenembolien verdächtig sein.
Nächtliche Hustenanfälle sind nicht selten Zeichen eines Asthma cardiale bei Linksherzinsuffizienz mit pulmonaler Stauung oder Lungenödem (z. B. Mitralstenose), oder Hinweise auf eine „fluid lung".
- Kupierter Husten, d. h. durch gleichzeitigen Lufthunger oder Schmerzen unterdrückter Husten kann bei schwerer Pneumonie, Lungenabszeß und -gangrän, bei Lungenstauung und -ödem sowie bei Lungenembolie und -infarkt auftreten.

III. Erkrankungen von Pleura und Mediastinum

- Pleuritis sicca: Hemmung des Hustens durch Schmerzen, daher „kupierter" Husten. Rückgang der Schmerzen nach Exsudation. Pleuraendotheliom: unstillbarer Reizhusten, der u. U. das einzige Symptom darstellt; oft jedoch starke Schmerzen.
Spontanpneumothorax: gelegentlich Husten.

Tabelle 7. Differentialdiagnose der physikalischen Lungenbefunde

Klinik	Auskultation	Perkussion	Bronchophonie
Pneumonie	Fein- bis mittelblasige klingende RG, Atemgeräusch verschärft (Bronchialatmen)	Dämpfung	Verstärkt
Lungenödem	Nicht klingende, fein- bis grobblasige Rasselgeräusche (RG)	Unauffällig	Unauffällig
Spastische Bronchitis	Feuchte grob- bis mittelblasige, nicht klingende RG, Giemen und Brummen, verlängertes Exspirium	Hypersonorer Klopfschall bei Emphysem; keine Dämpfung. Zwerchfelltiefstand	
Emphysem	Abgeschwächtes Atemgeräusch, verlängertes Exspirium	Tiefstehende Lungengrenzen, wenig verschieblich; Schachtelton	
Pneumothorax	Atemgeräusch abgeschwächt oder aufgehoben	Hypersonorer Klopfschall, Zwerchfellbeweglichkeit eingeschränkt	Negativ
Erguß	Atemgeräusch abgeschwächt bis aufgehoben, an der Obergrenze verschärftes Atemgeräusch (Kompressionsatmen)	Massive Dämpfung	Aufgehoben

- Mediastinaltumoren mit Kompression des Tracheobronchialsystems: fakultativ Reizhusten oder, besonders beim Kind, bitonaler Husten. Auslösende Ursachen: Lymphome, Sarkome, intrathorakale Struma, Thymom, Neurinom, Zysten, Aortenaneurysma sowie Mediastinalphlegmone und Senkungsabszeß.

IV. Sonstiges

- Check-valve-Mechanismus: während eines Hustenanfalls kommt es zu passagerer Verlegung der Trachea (degenerative Veränderungen der Tracheaknorpel), die zu schwerer inspiratorischer Dyspnoe bzw. Erstickungsanfällen führen kann.
- Sog. Hustenschlag: akute, durch einen Hustenanfall verursachte Kompression der V. cava inferior und dadurch bedingte synkopale Bewußtseinsstörung (s. S. 295). Seltener Befund bei Patienten mit tiefstehenden Zwerchfellen und asthenischem Emphysem.

Auswurf

Auswurf tritt v. a. bei den Erkrankungen des Bronchialsystems, aber auch bei pulmonalen Erkrankungen auf. Menge, Farbe und Geruch erlauben zwar gewisse differentialdiagnostische Hinweise auf die verursachenden Erkrankungen (s. unten), doch reichen diese Befunde i. allg. nicht aus, um eine Diagnose abzusichern.

- Schaumig-dünner Auswurf wird beim Lungenödem gefunden. Er ist oft rosa-blutig tingiert. Das Alveolarzellenkarzinom ist durch sehr große Auswurfmengen charakterisiert. Das Sputum ist gelegentlich mukös.
- Muköser (schleimiger) Auswurf wird bei der chronischen Bronchitis und als meist zäher muköser Auswurf beim Asthma bronchiale gefunden.
- Eitriger (purulenter) Auswurf ist ein häufiger Befund, der auf folgende Erkrankungen hinweisen kann:
akuter oder chronischer bakterieller Infekt der Bronchien oder Lungen.
Bronchiektasen („maulvolle" Expektorationen, besonders morgens). Das Sputum setzt sich in 3 Schichten ab; ähnlicher Befund auch bei schwerer eitriger Bronchitis und schwerer Lungentuberkulose.
Abszedierende Pneumonie, Gangrän (2schichtiges Sputum), meist große Sputummengen.
Kavernöse Lungentuberkulose.
Zerfallendes Neoplasma.
Mukoviszidose.

- Fötider purulenter Auswurf wird bei Bronchiektasen, bei abszedierender Pneumonie und Gangrän, bei zerfallendem Neoplasma und bei sekundär infizierter kavernöser Lungentuberkulose festgestellt. Tritt purulenter Auswurf plötzlich in großen Mengen auf, so kann dies durch einen eingebrochenen Abszeß oder ein durchgebrochenes Pleuraempyem verursacht sein.
- Sonstige, seltene Befunde:
 braun-schwarzer Auswurf bei Kohlearbeitern, bei starken Rauchern, Aspergillose;
 bröckeliger Auswurf bei Tuberkulose (Einbruch verkalkter Lymphknoten), Aktinomykose, Aspergillosebronchitis;
 wäßrig-salziger Auswurf bei Lungenechinokokkus.

Hämoptyse

Als Hämoptoe wurde früher der Auswurf größerer Blutmengen, als Hämoptyse die Beimengung von Spuren frischen roten Blutes im Auswurf verstanden. Heute faßt man beide Begriffe – unabhängig von der Blutmenge – als Hämoptyse zusammen. Dies ist auch deshalb berechtigt, weil aus der Stärke einer Blutung bzw. Blutbeimengung i. allg. keine Rückschlüsse auf die Ursache oder Schwere der Erkrankung gezogen werden können.

Unter Hämatemesis versteht man das Erbrechen von Blut (s. S. 135). Erbrochenes Blut kann auch aus dem Respirationstrakt stammen, z. B. wenn es von dem Patienten unbemerkt verschluckt und danach wieder erbrochen wird.

1. Blutungen aus dem oberen Respirationstrakt („Pseudohämoptyse")

- Nasenbluten verschiedener Ursache, z. B. lokale Gefäßalteration, hämorrhagische Diathese u. a. Nicht selten wird das Blut nachts verschluckt und entgeht damit dem Nachweis oder wird erbrochen (Hämatemesis, Kaffeesatzerbrechen).
- Tracheitis, besonders bei Grippe; Ruptur von Trachealgefäßen bei starken Hustenanfällen.
- Lokale Tumoren im Nasen-Rachen-Raum, in die Trachea einwachsende Tumoren, z. B. Schilddrüsentumor, Mediastinaltumor bzw. -lymphome.

Hämoptyse

2. Blutungen aus dem Bronchialsystem und den Lungen

Praktisch jede Erkrankung der Bronchien bzw. der Lungen kann mit einer Hämoptyse einhergehen. Nachfolgend werden die wichtigsten Krankheiten nach ihrer ungefähren Häufigkeit aufgeführt.

- Bronchialkarzinom: Bei etwa der Hälfte der Karzinomträger läßt sich anamnestisch eine Hämoptyse ausmachen. Meist handelt es sich nur um kurzdauernde oder leichtere Blutungen. Lungenmetastasen anderer Tumoren verursachen ebenfalls, wenn auch wesentlich seltener, Hämoptysen.
- Bronchiektasen, akute und chronische Bronchitis führen besonders bei stärkeren Hustenanfällen zu Blutungen. Auf die Tracheobronchitis der Grippe mit Neigung zu Hämoptysen wurde oben bereits hingewiesen.
- Bei Lobärpneumonie (rostbraunes Sputum), Lungenabszeß und Lungengangrän wird häufig blutig tingiertes, schleimig-eitriges Sputum abgehustet.
- Die Lungentuberkulose als Ursache einer Hämoptyse ist heute seltener geworden; die Hämoptyse ist oft das erste faßbare Symptom.
- Lungenembolie und -infarkt: passagere Hämoptysen werden meist erst 1–2 Tage nach der Embolie beobachtet.
- Pulmonale Hypertonie bei schwerer Linksherzinsuffizienz (z. B. Stauungsblutungen der Mitralstenose u. a.): Das Sputum ist wegen des gleichzeitigen Lungenödems schaumig und mit Blutspuren untermischt. Die ebenfalls mit Hämoptysen einhergehende primäre idiopathische pulmonale Hämosiderose ist selten.
- Schwere Niereninsuffizienz, Goodpasture-Syndrom, gelegentlich akute Glomerulonephritis: Auch hier findet sich ein schaumiges Sputum. Beim Goodpasture-Syndrom können intermittierend stärkere Hämoptysen auftreten; sie gehen den Nierensymptomen oft Wochen bis Monate voraus.
- Das seltenere Bronchusadenom ist ein stark vaskularisierter Tumor, der bei etwa 50% der Patienten stärkere Hämoptysen verursacht. Risiko der Punktion!
- Mykosen der Lunge: Aktinomykose, Histoplasmose, Aspergillose. Besonders beim Aspergillom können vermehrt Hämoptysen beobachtet werden.

3. Seltene, symptomatische Blutungen bei primär extrapulmonalen Erkrankungen

- Hämorrhagische Diathese bei Antikoagulantientherapie, Thrombozytopenie und Thrombozytopathie, Leukämie. Bemerkenswert ist, daß Hämoptysen aus dem Bronchialsystem und der Lunge bei zytostatisch bedingten Thrombozytopenien praktisch nie auftreten; wird bei bösartigen Erkrankungen eine Hämoptyse beobachtet, so ist sie gewöhnlich durch die Grunderkrankung selbst bedingt.
- M. Osler: Die Diagnostik der M. Osler-Herde im Tracheobronchialsystem ist gewöhnlich außerordentlich schwierig. Die Blutungen können stark sein. Auf die Diagnose können M. Osler-Herde in anderen Schleimhautregionen (z. B. Nasenschleimhaut) hinweisen.
- Sonstiges: arteriovenöse Fistel der Lunge, Aortenaneurysma mit Läsion des Bronchialsystems, Lungenendometriose, Fremdkörper.

Pleuraerguß

Symptomatik: perkutorische Dämpfung, Atemgeräusch sowie Stimmfremitus herabgesetzt oder aufgehoben. Besonders beim Kind Kompressionsatmen. Inspektion: Vorwölbung des Thorax auf der erkrankten Seite, Atmung asymmetisch, u. U. lokale Schonatmung. Subjektiv Dyspnoe bei stärkerer Ergußbildung.
Merke: Ergüsse von < 300 ml sind röntgenologisch nicht nachweisbar.
DD: Pleuraschwarte: Stimmfremitus erhalten, Klopfschall meist nur wenig gekürzt (s. auch Tabelle 7).
Bei entzündlichen Ergüssen (Exsudaten) können Fieber bzw. ein atemabhängiger Thorax- bzw. Schulterschmerz auf der Seite des Ergusses vorhanden sein.
Ergüsse bei jugendlichen Patienten sind stets auf eine Tuberkulose verdächtig. Bei älteren Patienten wird man in erster Linie an eine Pleurakarzinose denken.

Pleuraerguß

I. Transsudat und Exsudat

1. Transsudat

Klare Flüssigkeit, Farbe meist hellgelb. Spezifisches Gewicht < 1,015, Eiweißkonzentration < 30 g/l.
- Stauungserguß bei Herzinsuffizienz, bei Kompression der Gefäße und bei Perikarditis constrictiva.
- Transsudat bei Eiweißmangel, insbesondere bei Hypoproteinämie (nephrotisches Syndrom, chronische Lebererkrankung u.a.).
- Meigs-Syndrom: rasch nachlaufender, meist rechtsseitiger, lymphozytenreicher Erguß, kombiniert mit Aszites und benignen Ovarialtumoren.
- Seltene Ursachen: Niereninsuffizienz, Myxödem.

2. Exsudat

Die Flüssigkeit ist meist klar; eine Trübung kann bei Fibrinogenvermehrung (z. B. bei Tuberkulose) auftreten. Farbe eher dunkelgelb. Spezifisches Gewicht > 1,015, Eiweißkonzentration > 30 g/l.
Aufgrund der im Exsudat vorherrschenden Zellart ist in beschränktem Umfang eine gewisse ätiologische Differenzierung möglich. Es kann aber bei ein und derselben Erkrankung, z. B. bei Tuberkulose oder Karzinom der Erguß verschiedene Arten von Leukozyten und auch Erythrozyten enthalten (s. II. 2.).
- Ergüsse mit Vermehrung von Neutrophilen: bakterielle Pneumonie; Lungenabszeß, Durchwanderungspleuritis bei intra- bzw. retroperitonealen Entzündungen; serofibrinöser Erguß bei Tuberkulose; Coxsackie-Virusinfektion; Karzinom; Lungeninfarkt.
- Exsudat mit Vermehrung von Eosinophilen: Ergüsse bei allergischen und immunologischen Reaktionen (z. B. Lupus erythematodes disseminatus, Libman-Sacks-Endokarditis); Echinokokkus; Lymphogranulomatose; Tuberkulose.
- Exsudat mit Vermehrung der Lymphozyten: Ergüsse bei rheumatischem Fieber; postpneumonische Ergüsse; Mykosen; Tuberkulose; Karzinom.

II. Sonstige Ergüsse

1. Ergüsse mit starker Trübung

- Eiterhaltige Ergüsse: parapneumonische Pleuritis; Empyem; infizierte Transsudate bzw. Exsudate anderer Genese.
- Fötid-eitrige Ergüsse bei Lungenabszeß und -gangrän.
- „Cholesterin"pleuritis (stark cholesterinhaltiges Exsudat): ätiologisch unklare, mit nur geringen Beschwerden einhergehende Störung.

2. Hämorrhagischer Erguß

- Pleuritis carcinomatosa: in der Ergußflüssigkeit ist die LDH erhöht. (*Merke:* Gleicher Befund bei Tuberkulosepleuritis.)
  Pleuraendotheliom: rasche Ergußbildung, heftige Schmerzen, Dyspnoe und unstillbarer Reizhusten. Häufige Metastasierung in den Hilus, die Lungen, seltener in Leber und Knochen.
- Entzündliche Erkrankungen: Tuberkulose; Coxsackie-Virusinfektionen.
- Linksseitiger hämorrhagischer Erguß bei Pankreasnekrose und akuter Pankreatitis.
- Lungeninfarkt größeren Ausmaßes.
- Hämorrhagische Diathese.
- Thoraxkontusion und -traumata.
- Schokoladenfarbener Erguß: abgelagertes Blut, z. B. bei Tumoren, Tuberkulose, artefiziell nach vorausgegangenen Punktionen, alte Traumata.

3. Chylothorax

Fettgehalt des Ergusses > 400mg%; die Opaleszenz kann durch Ätherzusatz aufgeklart werden.
- Läsionen oder Verlegung des Ductus thoracicus: Tumoren, Traumata, Lymphogranulomatose und maligne Lymphome.
- Pseudochylöse Flüssigkeit bei Cholesterinpleuritis (s. oben) oder bei starker Leukozyten- bzw. Lymphozytenvermehrung.
- Filariose.

4. Begleitergüsse bei intraabdominalen Erkrankungen

Subphrenische oder paranephritische Abszesse. Linksseitiger Erguß bei Milzabszeß sowie bei Pankreatitis und Pankreasnekrose (s. oben), Begleittranssudate bzw. -exsudate bei ausgedehnter Aszitesbildung, Meigs-Syndrom (s. oben).

Störungen der Atmung, Dyspnoe

I. Definitionen

Dyspnoe (Kurzatmigkeit): pathologisch vermehrte Atemarbeit bei Belastung (Belastungsdyspnoe) oder in Ruhe (Ruhedyspnoe) mit dem subjektiven Befinden der Atemnot, u. U. mit Beklemmungen.
Orthopnoe: Dyspnoe auch bei aufrechter Körperhaltung.
Tachypnoe: Zunahme der Atemfrequenz.
Hyperpnoe: Steigerung der Ventilation, adäquat in bezug auf den Gaswechsel.
Hyperventilation: Steigerung der Ventilation, inadäquat in bezug auf den Gaswechsel.

Pathologische, periodische Atmung

- Cheyne-Stokes-Atmung: periodisch zu- und abnehmende Tiefe der einzelnen Atemzüge, manchmal mit apnoischen Pausen. Ursache: verminderte Empfindlichkeit des Atemzentrums. Vorkommen: zerebrale Durchblutungsstörungen, schwere Herzinsuffizienz, O_2-Mangel der Luft, „physiologisch" im Schlaf, besonders bei älteren Menschen.
- Kußmaul-Atmung: Tachypnoe mit regelmäßigen tiefen Atemzügen ohne subjektive Dyspnoe. Ursache: Reizung des Atemzentrums. Vorkommen: metabolische Acidose, z. B. bei Diabetes mellitus und Niereninsuffizienz.
- Biot-Atmung (Schnappatmung): frequente, tiefe Atemzüge, die periodisch von apnoischen Pausen unterbrochen werden. Ursache: Schädigung des Atemzentrums, z. B. bei Hirndruck oder organischen Hirnerkrankungen.
- Flache, frequente Atmung („rapid swallow breathing"): beginnende Lähmung des Atemzentrums bei Intoxikationen, Narkosezwischenfällen, präfinal.

II. Pathogenetische Einteilung der Atemstörungen

1. Extrathorakale Ursachen

- Dyspnoe und kompensatorische Hyperpnoe bei vermindertem O_2-Gehalt der Luft, starkem O_2-Verbrauch, schwerer Anämie (z. B. akute Blutungsanämie), Hypoxämie.
- Stimulation des Atemzentrums mit kompensatorischer Hyperventilation, Kußmaul-Atmung: metabolische Acidose, z. B. bei diabetischer Ketoacidose oder Laktatacidose, bei Urämie oder bei Salizylatintoxikation.
- Cheyne-Stokes- bzw. Biot-Atmung bei Schädigung des Atemzentrums: Hirntumoren, Enzephalitis, Hirnblutungen, zerebrale Gefäßerkrankungen, schwere Herzinsuffizienz; außerdem bei Intoxikationen durch Morphium, Alkohol, Barbiturate.
- Direkte Stimulation des Atemzentrums: Tachypnoe und Hyperventilation mit respiratorischer Alkalose bei Präcoma und Coma hepaticum sowie bei beginnender Salizylatintoxikation.
- Psychogene Hyperventilation bei normaler O_2- und pH-Konzentration; sog. nervöses Atmungssyndrom auch im Rahmen des Effortsyndroms (s. S. 68).

2. Pulmonal bedingte Dyspnoe

Die Formen der pulmonal bedingten Dyspnoe (respiratorische Insuffizienz) können nach ihrer Ursache in die beiden Gruppen der restriktiven und der obstruktiven Insuffizienz eingeteilt werden. Hierbei sind besonders anamnestische Hinweise zu beachten: Schmerzentwicklung bei Pleuritis, Pneumonie, Lungeninfarkt (Thrombose!), Herzinfarkt. Schnelle Entwicklung der Dyspnoe bei Lungenembolie, Pneumonie, akuter Lungenstauung; eher allmähliche Entwicklung bei langsam zunehmender Herzinsuffizienz oder Pneumonie.

- Restriktive respiratorische Insuffizienz (Totalkapazität herabgesetzt; mittlere Atemlage; eher kleine und rasche Atemzüge):
  a) Parese der Atemmuskulatur: neurogene Störung bei Poliomyelitis, Polyneuritis, Bulbärparalyse, Phrenikusparese. Erkrankungen der Muskulatur, insbesondere Myasthenia gravis, sowie bei Tetanus oder Botulismus.
  b) Einschränkung der Thoraxexkursionen: Kyphoskoliose, Rippenfrakturen, Thorakoplastik, Spondylitis ancylopoetica.
  c) Pulmonale Erkrankungen sind die häufigsten Ursachen der

Störungen der Atmung, Dyspnoe

restriktiven respiratorischen Insuffizienz. Eine Dyspnoe ist freilich nur dann zu erwarten, wenn es sich um eine stärkere Restriktion handelt. Die nachfolgend genannten Erkrankungen stellen daher nur Hinweise dar. Für die Diagnose sind neben den physikalischen Befunden auch Röntgenuntersuchungen nötig. Einzelne Erkrankungen: Bronchopneumonie und Lobärpneumonie. Lungenstauung und -ödem (s. unter d.), Atelektase, Tumoren, Lungenfibrosen mit Diffusionsstörungen (z. B. Sklerodermie, Hamman-Rich-Syndrom), granulomatöse Erkrankungen (M. Boeck), Pneumokoniosen (Silikose, Asbestose); rezidivierende Lungenembolien, Lungenzysten, Lungenresektionen, alveoläre Proteinose.

d) Lungenödem und Lungenstauung: Linksherzinsuffizienz, besonders bei akuter kardialer Insuffizienz (Infarkt, dekompensierter Hypertonie, Rhythmusstörungen). Hyponkotisch bedingtes Ödem (Eiweißmangelödem bei nephrotischem Syndrom, zusätzliche Kapillarschädigung bei akuter Glomerulonephritis). Lungenödem nach Pleurapunktion, nach Lobektomie (stark erhöhter Druckgradient zwischen Kapillaren und Alveolen). Hypoxisch bedingtes Lungenödem in großer Höhe. Toxisch bedingtes Ödem bei Intoxikationen durch Reizgase, Alkylphosphat, Schlafmittel. Infektiös bedingtes Ödem bei Influenzapneumonie. Allergisch bedingtes Ödem im anaphylaktischen Schock. Akute Schocklunge. Zentral bedingtes Lungenödem bei Subarachnoidalblutung, Hirntumor, Schädel-Hirntrauma.

e) Erkrankungen im Pleuraraum: Pleuraerguß, Pleuraverschwartung, Pneumothorax, Spannungspneumothorax. Starke Pleuraschmerzen z. B. bei Rippenmetastasen.

f) Pickwick-Syndrom: periodische Atmung mit alveolärer Hypoventilation, z. B. in Form der Biot-Atmung bei extremer Adipositas (DD: obstruktives Lungenemphysem bei Adipositas).

- Obstruktive respiratorische Insuffizienz (erhöhter Strömungswiderstand; Sekundenkapazität – Tiffeneau herabgesetzt; mittlere Atemlage erhöht; eher verlangsamte oder normale Atemfrequenz.

a) Asthma bronchiale, chronische asthmoide Bronchitis, Bronchiolitis, obstruktives Emphysem (bei Emphysem exspiratorisch verstärkte Dyspnoe), Bronchospasmus bei Karzinoidsyndrom (im Unterschied zu Asthma Tachypnoe und Hyperpnoe).

b) Stenose der großen Luftwege, Fremdkörperaspiration oder Einengung durch Tumoren intraluminal oder von außen.

3. Kardiale Dyspnoe

- Linksherzinsuffizienz bei Aorten- oder Mitralklappenfehler, Hypertonie, Myokarditis, Herzrhythmusstörung, koronare Herzkrankheit, Herzinfarkt bzw. bei Perikarditis oder Perikardobliteration. *Merke:* Die Dyspnoe ist, im Unterschied zur pulmonal bedingten Dyspnoe, im Liegen stärker; sie tritt oft in der Nacht oder anfallsweise auf: „Asthma cardiale" mit Erstickungsgefühl, Schweißausbruch und Orthopnoe.
- Mischform kardialer und pulmonaler Dyspnoe bei Rechtsherzinsuffizienz (Cor pulmonale), sowie bei zyanotischen Vitien.

4. Dyspnoe bei Erkrankungen des Larynx und der Trachea

Die Dyspnoe ist besonders im Inspirium verstärkt. Ursachen sind Erkrankungen der Luftwege proximal der Bifurkation: Laryngitis, Glottisödem, Diphtherie, Pseudokrupp bei Masern oder Grippe, Kompression von Larynx oder Trachea durch Tumoren, Verlegung durch Fremdkörper.

Zyanose

Als Zyanose wird die dunkle, bläuliche Verfärbung der Haut und Schleimhäute bezeichnet („Blausucht"). Ursache ist die Dunkelfärbung des Blutes durch Zunahme von reduziertem Hb (Hämoglobinzyanose) bzw. abnormem Hb (Hämiglobinzyanose). Sie kann auch durch Pigmentablagerungen in der Haut vorgetäuscht werden (Pseudozyanose).
Die Zyanose wird besonders an der Haut von Ohren, Wangen, Lippen und Nagelbett sowie – mit Ausnahme der peripheren Zyanose – an den Schleimhäuten (Mundschleimhaut, Zunge) sichtbar.

I. Hämoglobinzyanose (Hb II-Zyanose)

Eine Zyanose tritt auf, wenn der Gehalt an reduziertem Hämoglobin im Kapillarblut > 5 g% beträgt. Sie ist daher bei Polyglobulie deutlicher, während sie bei Anämien gewöhnlich nur schwach sichtbar ist und daher leicht übersehen wird.

1. Zentrale Zyanose

Haut und Schleimhäute (Zunge) sind zyanotisch. Als Folge der verminderten O_2-Sättigung des Blutes können sich Polyglobulie, Trommelschlegelfinger und Kapillarektasien ausbilden.
- Pulmonale Cyanose: Die pulmonale Zyanose kann durch O_2-Zufuhr gebessert werden.
  a) Akute Zyanose: Lungenödem, Pneumonie, Lungenembolie, Atelektase, Fremdkörperaspiration, Atemlähmung, Asthmaanfall, Pneumothorax.
  b) Chronische Zyanose: Emphysem vom „Blue bloater"-Typ, Lungenfibrose, primäre pulmonale Hypertonie, chronisches Cor pulmonale, Kyphoskoliose. Siehe hierzu auch die Krankheiten mit pulmonaler Dyspnoe (S. 82).
- Hämodynamische Insuffizienz mit der Folge einer pulmonalen Zyanose bzw. einer peripheren Zyanose (s. unten).
- Mischblutzyanosen können nicht durch O_2-Atmung beseitigt werden. Ursachen: intrapulmonaler Shunt bei Atelektase, ausgedehntes Neoplasma, pulmonales AV-Aneurysma. Rechts-Links-Shunt bei früh- und spätzyanotischen Vitien (Morbus caeruleus).

2. Periphere Zyanose

Die periphere Zyanose kann von der zentralen Zyanose dadurch unterschieden werden, daß hier die Zunge nicht zyanotisch ist und die Ohrläppchen nach Reiben gewöhnlich einen frischen roten Farbton erhalten. Die Haut ist im Unterschied zur zentralen Zyanose eher kühl. Zu beachten ist, daß sich auch bei längerdauernder peripherer Zyanose keine Polyglobulie entwickelt.
Voraussetzung der peripheren Zyanose ist die verstärkte periphere Ausschöpfung des arteriellen Blutes, z. B. bei Strömungsverlangsamung des Blutes bzw. bei ungenügender arterieller Versorgung.

Venöse Stauung: verlangsamter venöser Rückstrom bei Herzinsuffizienz (Mischform mit zentraler Zyanose möglich) sowie lokale venöse Stauung bei Thrombose bzw. varikösem Symptomenkomplex.

- Arterielle Durchblutungsstörungen:
  a) Reduziertes Herzzeitvolumen bei Herzinsuffizienz, schwere Stenose von Herzklappen, Erkrankungen der Pulmonalgefäße, Schock.
  b) Lokale organische oder funktionelle arterielle Minderdurchblutung von peripheren Gefäßen. Die Zyanose ist oft nur gering (s. S. 111, 115, 119).
- Störungen der Mikrozirkulation:
  a) Akrozyanose bei neurovegetativen Störungen. Kältebedingte Zyanose besonders der Akren infolge Kapillarerweiterung mit Stase und Verengung der Arteriolen mit verminderter O_2-Zufuhr.
  b) Raynaud-Syndrom und Raynaud-Krankheit (s. S. 121).
  c) Schock.
  d) Zunahme der Blutviskosität durch Zunahme der Zellen (Polyglobulie, Polyzythämie) oder Änderungen der Plasmaviskosität durch hochmolekulare Immunglobuline, z. B. Makroglobulinämie, Kälteagglutinine (vorausgehende Viruspneumonie!), Kryoglobuline (Plasmozytom).
- Dünndarmkarzinoid.

II. Hämiglobinzyanose (Hb III-Zyanose)

Das Hautkolorit wirkt hier eher zyanotisch-aschgrau. Die Zunge ist blau, die Ohrläppchen können durch Reiben nicht aufgehellt werden. Das Blut ist dunkel und im Reagenzglas schokoladenbraun; es wird beim Stehen in der Luft nicht heller, Oxydation durch Ascorbinsäure möglich. Bei dieser Form der Zyanose ist der Kreislauf intakt und pulmonale oder kardiale Erkrankungen fehlen.

1. Methämoglobinämie

Eine Zyanose tritt auf, wenn der Gehalt an Methämoglobin im Blut > 20 g/l beträgt. Methämoglobin kann spektroskopisch nachgewiesen werden. Nach Applikation von 1,0 g Ascorbinsäure i. v. bessert sich die Zyanose gewöhnlich schlagartig.

Zyanose

- Toxische Methämoglobinämie: Es besteht ein zeitlicher Zusammenhang mit der Einnahme eines Medikaments bzw. der Intoxikation; die Störungen sind gewöhnlich passager: Nitrite (Therapie der Angina pectoris), Sulfonamide, Azulfidine (G-6-PDH-Mangel), Phenacetin (Nierenschädigung!), Plasmochin, Nitrobenzol, Nitrosegase.
- Hereditäre Methämoglobinämie, Hb M-Krankheit: seltener erythrozytärer Enzymdefekt der Methämoglobinreduktase, welche Hämoglobin vor Oxydation schützt. Pathologisches HbM sowie Hämolysezeichen können nachgewiesen werden.

2. Sulfhämoglobulinämie

Seltene toxische Störung nach Einnahme von Phenacetin, wobei Durchfälle oder Obstipation Vorbedingung sind („autotoxische enterogene Zyanose").

III. Pseudozyanose

Die zyanotische Verfärbung der Haut wird nicht durch Änderungen des Blutes, sondern durch Pigmentablagerungen in der Haut verursacht (s. S. 315).
- Endogene Pseudozyanose: Hämochromatose, Leberzirrhose, Karzinoid, M. Addison, Melanodermie bei metastasierendem Melanosarkom, Chloasma uterinum, Pigmentierung bei chronischer myeloischer Leukämie (unter Busulfanbehandlung) u. a.
- Exogene Pseudozyanose durch Einlagerung von Silber (Argyrose), Gold (Chrysiasis) Arsen (Arsenmelanose) u. a.

Herz – Kreislauf

Herzrhythmusstörungen

Die Störungen des Herzrhythmus werden eingeteilt in:
I. Tachykardien,
II. Arrhythmien,
III. Bradykardien.
Diese vorwiegend nach den Befunden des EKG orientierte Gliederung stimmt nur teilweise mit den klinisch nachweisbaren Befunden, z. B. der Pulsschlagfolge, überein. So kann beispielsweise bei Vorhoftachykardien der Puls unregelmäßig sein, wie umgekehrt bei gekoppelten Extrasystolen ein scheinbar regelmäßiger Puls getastet werden kann. Die klinische Analyse des peripheren und zentralen Pulses reicht also nicht aus, weshalb zur Sicherung der Diagnose jeweils ein EKG erforderlich ist. Zur Beurteilung sind besonders die folgenden Kriterien zu beachten:
- Vorhoffrequenz (PP-Intervall), Vorhofflattern, -flimmern.
- Beziehung zwischen P und QRS: konstant oder wechselnd. P vor, in oder nach QRS.
PQ-Konstanz: verkürzt, verlängert oder zunehmende Verlängerung.
- QRS normal oder verbreitert.
QRS unterschiedliche Form.
RR-Intervall.
Herzrhythmusstörungen können als singuläre, gelegentliche Anomalien wie bei Extrasystolen, als Paroxysmen wie etwa bei den paroxysmalen Sinustachykardien oder als permanente Störung auftreten, wie z. B. bei Vorhofflimmern mit absoluter Arrhythmie.
Zwischen Herzrhythmusstörungen und den subjektiven bzw. objektiven Symptomen einer Störung der Herzfunktion besteht häufig keine direkte Beziehung. Vereinzelt auftretende Störungen des Herzrhythmus werden ohne Beschwerden vertragen bzw. überhaupt nicht bemerkt, oder es werden nur Herzstolpern oder Herzklopfen registriert, deren subjektive Bewertung allerdings sehr

unterschiedlich sein kann. Längerdauernde Änderungen der Herzschlagfolge beeinträchtigen die Hämodynamik des Herzens, besonders wenn das Herz vorgeschädigt ist. Der Patient klagt dann über pektanginöse Beschwerden, über zunehmende Herzinsuffizienz, über Schwindelzustände, Ohnmacht oder epileptische Anfälle, besonders wenn ohnehin eine Durchblutungsinsuffizienz der zerebralen Gefäße vorliegt (s. S. 294).

I. Tachykardie

Die Herzfrequenz beträgt mehr als 100 (Schläge/min). Allgemeine Symptome: Palpitation, Oppression und präkordiale Beschwerden, Angstgefühle. Bei stärkeren oder länger anhaltenden Störungen treten Schwindelzustände, Kopfschmerzen, Schweißausbrüche, Adams-Stokes-Anfälle und Schocksymptome hinzu.

1. Sinustachykardie

Im EKG P-Zacken nachweisbar, ggf. TP-Verschmelzungswelle. ST-Senkung oder T-Abflachung bei länger anhaltender Tachykardie. QRS nicht deformiert. Der physiologische Regulationsmechanismus (Inspiration/Exspiration) ist erhalten. Beginn und Ende der Tachykardien sind gewöhnlich nicht abrupt.

Ursachen

- Physiologische Reaktion beim Kind und Jugendlichen. Erhöhter Stoffwechsel bei starker körperlicher Belastung.
- Erhöhter Sympathikotonus bei psychischer Erregung, bei Hyperthyreose, hyperkinetischem Herzsyndrom, bei orthostatischer Fehlregulation.
- Infektionen: Tachykardie im Fieber, evtl. postinfektiöse Tachykardie als Zeichen mangelhafter Adaptation.
- Hypoxie, Anämie, Schock, Ateminsuffizienz.
- Medikamentöse und toxische Schädigungen: Adrenalin, Nitrite, Ephedrin, Aminophyllin, Atropin. Toxische Schädigungen durch Kaffee, Tee, Nikotin, Alkohol.
- Kompensatorische Tachykardie: Myokarditis, Perikarditis, Klappenfehler (Mitralstenose, Aorteninsuffizienz), chronisches Cor pulmonale, akutes Cor pulmonale (Tachykardie als Hinweissymptom auf eine Lungenembolie!).

2. Paroxysmale supraventrikuläre Tachykardie

Die supraventrikuläre Tachykardie tritt in Paroxysmen verschiedener Dauer auf, die gewöhnlich plötzlich beginnen bzw. enden; sie können auf kurze Zeit beschränkt bleiben oder über Stunden und Tage anhalten. Die Frequenz beträgt > 140–150. Die Patienten klagen plötzlich über eine stärkere Beeinträchtigung der Herzleistung; nicht selten treten als Folge der gestörten zerebralen Durchblutung Adams-Stokes-Anfälle oder länger anhaltende Synkopen von Bewußtlosigkeit auf. Nach kurzdauernden Episoden paroxysmaler Tachykardien setzt gewöhnlich eine verstärkte Harnflut ein (Urina spastica).

Ursachen

WPW-Syndrom und LGL-Syndrom (Präexcitationssyndrome), Hyperthyreose, organische Herzerkrankung, Hypokaliämie, Mitralvitien, Digitalisintoxikation.
Nach ihrem Ursprungsort lassen sich unterscheiden:
- Sinustachykardie (P, PQ, QRS normal konfiguriert).
- Vorhoftachykardie (P deformiert, u. U. verbreitert, PQ oft verkürzt, QRS normal).
- Knotentachykardie (häufigste Form der supraventrikulären Tachykardie): P-Zacke negativ, in verschiedenen Positionen, d.h. vor, in oder nach QRS. P-Negativität besonders in den Ableitungen II, III und aVF nachweisbar.
- Supraventrikuläre paroxysmale Tachykardie mit Blockierung (AV-Überleitungsstörung meist als 2:1-Blockierung, aber auch als 3:1- oder 4:1-Blockierung bzw. Wenckebach-Periodik). Ursächlich muß man an eine Digitalisintoxikation, aber auch an Myokarditis, koronare Herzkrankheit und Infarkt denken. Diese Form der supraventrikulären Tachykardie ist stets als prognostisch ernst zu beurteilen.

Zu den Punkten 1 bis 4: Sinustachykardien, paroxysmale supraventrikuläre Tachykardien und gehäufte supraventrikuläre Extrasystolen lassen sich häufig durch einen kurzen Vagusreiz (Auslösung des Würgereflexes, Trinken von Eiswasser) normalisieren – im Unterschied zu Knotentachykardien bzw. ventrikulären Tachykardien.

3. Vorhofflattern und -flimmern (paroxysmal oder permanent)

Ursachen

Mitralvitium, Infarkt, koronare Herzkrankheit, Myokarditis, Linksherzinsuffizienz, Hypertonie, Hyperthyreose, WPW-Syndrom.

- Vorhofflattern: Vorhoffrequenz etwa 200–300. Im EKG sägezahnartige P-Wellen (Nachweis in V1 und V2). Überleitung 2:1 bis 4:1, was einer Kammerfrequenz von 150 bzw. 75 entspricht. Bei 2:1-Überleitung Abgrenzung gegenüber supraventrikulärer oder ventrikulärer Tachykardie. Bei inkonstanter AV-Blockierung treten Kammerarrhythmien auf. Der Karotisdruck ist ohne Einfluß.
- Vorhofflimmern: Im EKG Flimmerwellen (> 450; Nachweis in V1 und 2). Kammerrhythmus unregelmäßig („absolute Arrhythmie"), mit Ausnahme derjenigen Fälle, bei denen eine totale AV-Blockierung besteht und es damit zu einer regelmäßigen Kammererregung aus tertiären Zentren oder aus dem AV-Knoten gekommen ist. Bei absoluter Arrhythmie kann die RR-Amplitude wechselnd hoch sein. Dementsprechend ist auch der erste Herzton unterschiedlich laut.

4. Ventrikuläre Tachykardie

Prognostisch ernste und stets organisch bedingte Störung bei koronarer Herzkrankheit, Myokarditis, Hypokaliämie, Digitalis- oder Chinidinintoxikation, Herzmuskelinsuffizienz.

- Ventrikuläre paroxysmale Tachykardie: im EKG normale Vorhöfe, aber von QRS dissoziiert, deshalb gelegentlich Vorhofpfropfung; QRS ist deformiert (DD: WPW-Syndrom, Schenkelblock). Kammerfrequenz zwischen 140 und 200.
Präkordiale ischämische Schmerzen, Abnahme des Herzminutenvolumens, Hypotonie, Schocksymptome.
- Kammerflattern: prognostisch sehr ernst. Schnelle (Frequenz 200–250), regelmäßige, meist frustrane Kammerkontraktionen (erhebliches Pulsdefizit) mit der Folge einer Verminderung des Herzminutenvolumens und der Koronardurchblutung. Zunehmende Herzinsuffizienz. Adams-Stokes-Anfälle und Bewußtlosigkeit.

- Kammerflimmern: ungeordnete Kammerkontraktionen; „tachysystolischer Herzstillstand", Bewußtlosigkeit, Pulslosigkeit, lichtstarre Pupillen, Atemstillstand, Tod.

II. Arrhythmie

Arrhythmien können durch Störungen der Impulsbildung (häufigste Ursache) bedingt sein. Sie entstehen im Sinusknoten (nomotop) oder in untergeordneten Abschnitten des Leitungssystems (heterotop). Die Pulsfrequenz kann hoch (Tachyarrhythmie), normal oder niedrig (Bradyarrhythmie) sein.

1. Sinusarrhythmie

- Respiratorische Sinusarrhythmie: Frequenzzunahme bei Inspiration und -abnahme bei Exspiration. Physiologische Reaktion bei Jugendlichen, Sportlern, vegetativer Labilität, Vagotonie, in der Rekonvaleszenz.
- Regellose Sinusarrhythmie: von der Atmung unabhängige Änderung der Frequenz. Ursachen: organische Störungen bei Myokarditis (Diphtherie, Scharlach), Myokarderkrankung, Digitalisintoxikation.

2. Extrasystolen

- Supraventrikuläre Extrasystolen: Der Ausgangsort supraventrikulärer Extrasystolen ist gewöhnlich nur durch das EKG zu differenzieren (s. I.2.). P ist demnach je nach Ausgangsort normal oder verändert, QRS ist nicht deformiert.
  a) Sinusknoten: nur geringe Pulsunregelmäßigkeit, die bei der Palpation des Pulses meist nicht festgestellt wird.
  b) Vorhof: selten Folge vegetativ-nervöser Störungen; häufiger sind organische Ursachen wie Überdehnung der Vorhofmuskulatur, z.B. bei Myokarditis, koronarer Herzkrankheit, toxischer Schädigung (Hyperthyreose, Digitalis). Gehäufte Vorhofextrasystolen gehen oft dem Vorhofflimmern voraus.
  c) AV-Extrasystolen: seltener und auch bei Herzgesunden nachweisbar bzw. bei Läsionen des rechten Vorhofs (z.B. chronisches Cor pulmonale).

Herzrhythmusstörungen

- Ventrikuläre Extrasystolen: vorzeitige Kammererregung, der jeweils eine kompensatorische Pause folgt, die der Patient als „Aussetzen des Herzens" registriert. Da der nachfolgende Pulsschlag gut gefüllt ist, wird er deutlich und als „stolperndes Herz" vom Patienten gespürt. Die Mißempfindungen können jeweils von einem Ziehen in der Herzgegend oder pektanginösen Beschwerden begleitet sein.
  a) Kammerextrasystolen sind sehr häufig, besonders im Alter. Als funktionelle Störung können sie durch verschiedene Faktoren ausgelöst werden (Streßsituation, abrupte Änderung der Körperhaltung, Schlaflosigkeit, Angst, opulente Mahlzeiten, Kaffee, Alkohol, Nikotin). Kaliummangel begünstigt die Extrasystolie. Man findet eine monotope QRS-Deformierung.
  b) Organische Kammerextrasystolen sind meist polytop. Ursachen: koronare Herzkrankheit, Myokarditis, rheumatisches Fieber, Diphtherie, Scharlach, Virusinfektionen, Brucellosen, Digitalis- und Chinidinintoxikation, Hyper- und Hypokaliämie, Hyperthyreose, WPW-Syndrom.
  c) Extrasystolen können gekoppelt auftreten, z. B. in Form eines Bigeminus, Trigeminus usw. Häufige Ursachen sind Digitalisintoxikation und gleichzeitige Hypokaliämie.
  d) Kammerextrasystolen können einer Kammertachykardie vorausgehen. Salvenförmig auftretende, meist kurzdauernde Paroxysmen von Kammerextrasystolie sind prognostisch ernst zu beurteilen.

3. Absolute Arrhythmie

Als absolute Arrhythmie im engeren Sinne wird die unregelmäßige Herzschlagfolge bei Vorhofflimmern und Vorhofflattern verstanden (s. I.3., S.91).

4. Störungen der Impulsleitung

Partielle oder totale, passagere oder komplette Blockierung der Erregungsleitung zwischen Vorhof und Kammer (Atrioventrikulärer Block = AV-Block) bzw. zwischen Sinusknoten und Vorhof (sinuaurikulärer Block = SA-Block). Am häufigsten und klinisch wichtigsten sind die verschiedenen Formen der AV-Blockierung.

- Artrioventrikulärer Block (AV-Block): Ursache meist organische Störungen wie Myokarditis, Digitalisintoxikation, Ischämie.
  AV-Blockierung I. Grades: keine Störung des Herzrhythmus.
  AV-Blockierung II. Grades: Ausfall einzelner Kammeraktionen; entweder fixierte Blockierung im Verhältnis 2:1, 3:1 usw. oder Wenckebach-Periodik.
  AV-Blockierung III. Grades (totaler AV-Block): völlige Blockierung. Ersatzrhythmus der Kammern mit einer Frequenz von 50–60 beim Jugendlichen bzw. 40–45 oder weniger beim Erwachsenen, jeweils in Abhängigkeit vom Ort des heterotopen Schrittmachers. Bei Sinusrhythmus der Vorhöfe intermittierend lauter Herzton und Vorhofpfropfung. Setzt nach Blockierung die Kammerautomatik nicht ein, treten Adams-Stokes-Anfälle auf. Die präautomatische Pause ist beim älteren Menschen länger und daher häufiger mit synkopalen Anfällen (s. S. 281, 294) verbunden.
- Sinuatrialer Block (SA-Blockierung): sehr selten. Ursachen wie bei AV-Block. Beim SA-Block III. Grades im EKG Sinusstillstand. AV-Ersatzrhythmus. Adams-Stokes-Anfälle wie beim AV-Block III. Grades.
- WPW-Syndrom: Angeborene oder erworbene, entzündlich oder traumatisch bedingte Störung mit verkürzter Reizleitung vom rechten Vorhof zur rechten Kammer.
  EKG: Verkürzung von PQ bei beschleunigter AV-Überleitung; träger Anstieg zur R-Zacke mit Deltawelle; Verbreiterung von QRS.
  Klinik: bei 30–70% der Fälle paroxysmale supraventrikuläre Tachykardien; sonst polytope ventrikuläre Extrasystolen, Vorhofflattern oder Vorhofflimmern.

III. Bradykardie

1. Sinusbradykardie

Langsame Herztätigkeit (um 60) bei Steuerung durch den Sinusknoten. Sinkt die Frequenz auf < 40 herab, so kann ein AV-Ersatzrhythmus eintreten. Der erste Herzton ist betont. Vorhofpulsationen lassen sich nicht nachweisen.
Bei konstitutionellen und funktionellen Bradykardien kommt es, im Gegensatz zu kardial-organischen Bradykardien, zu einem Frequenzanstieg bei Belastung.

Ursachen

- Konstitutionelle Bradykardie.
- Änderungen des Vagotonus bzw. Sympathikotonus: Trainingsbradykardie, Bradykardie bei Ulcus ventriculi, Hirndrucksteigerung, Hypoxämie des Gehirns, Erkrankungen des Labyrinths, Schock, Schreck, Ohnmacht.
- Erkrankungen des Myokards: koronare Herzkrankheit, Infarkt (beim Hinterwandinfarkt in 40% Sinusbradykardie), Myokarditis, Stoffwechselerkrankungen mit Myopathie, z. B. bei schwerer Hypothyreose.
- Hungerbradykardie (Anorexie).
- Hypothyreose, Hypophysenvorderlappeninsuffizienz.
- Infektiös-toxisch bedingte Sinusbradykardie: Typhus, M. Bang, Viruspneumonie, u. U. Masern, Q-Fieber, Pappataci-Fieber, Mykoplasmenpneumonie, tuberkulöse Meningitis und in der Rekonvaleszenz nach Infektionskrankheit.
- Toxische Bradykardie bei Digitalisintoxikation, durch Gallensäuren (Ikterus), bei CO_2-Intoxikation.
- Syndrom des kranken Sinusknotens: wechselnde Phasen von Sinusbradykardie, intermittierendem Sinusstillstand, Extrasystolen, supraventrikulärer Tachykardie und Vorhofflimmern. Herzfrequenz meist langsam. Synkopale Anfälle.
Ursachen: organische Myokarderkrankungen (besonders koronare Herzkrankheit), Myokarditis.

Hypertonie

Als Hypertonie wird die Erhöhung des Blutdrucks über 160 mmHg systolisch und 95 mmHg diastolisch bezeichnet. Um Fehler durch Blutdruckschwankungen auszuschließen, sollten für die Definition „Bluthochdruck" mehrere Messungen vorgenommen werden. Nachmittags oder abends wird der Blutdruck gewöhnlich etwas höher gemessen. Bei etwa 20% der Patienten ist der Blutdruck am rechten und linken Arm verschieden hoch.
Fehlermöglichkeiten: Bei muskelkräftigen bzw. fettreichen Oberarmen werden fälschlicherweise zu hohe Werte bestimmt, besonders wenn die Blutdruckmanschette nicht breit genug ist. Bei der Messung soll der Arm in Höhe des Herzens gelagert sein, da bei

hängendem Arm irrtümlich ein zu hoher Wert festgestellt wird. Bei zu raschem Ablassen der Luft aus der Manschette entsteht eine auskultatorische Lücke, so daß der systolische Druck zu niedrig und der diastolische Druck zu hoch erscheinen.

Diagnostische Hinweise

- Subjektive Beschwerden: vermehrte Nervosität. Besonders in den Hinterkopf lokalisierte und morgens verstärkte Kopfschmerzen. Stenokardische Beschwerden, Belastungsdyspnoe. Bei längerem oder stärkerem Bluthochdruck hypertensive Enzephalopathie mit folgenden Symptomen: vermehrte Reizbarkeit, Schwindelzustände, Vergeßlichkeit, stärkere Kopfschmerzen, Depressionen, Sehstörungen.
- Anamnestische Angaben: Chronische Nierenerkrankungen, besonders Pyelonephritis, können auf einen renoparenchymatösen Hochdruck hinweisen. Steroidbehandlung oder Behandlung mit oralen Kontrazeptiva können Ursache einer endokrinen Hypertonie sein. Bei der familiär gehäuft auftretenden essentiellen Hypertonie sind auch apoplektische Insulte häufiger.

Einteilung der Hypertonie nach Schweregraden

Stadium I: leichter, labiler Hochdruck, nicht > 140/90 mmHg, keine Organveränderungen.

Stadium II: mäßig schwerer, noch nicht stabiler Hochdruck. Diastolischer Druck bis 110 mmHg. Subjektive Beschwerden wie Belastungsdyspnoe, präkordialer Druck, Schwindelzustände, Nervosität und Reizbarkeit. Augenhintergrund: Unregelmäßigkeit der Gefäßkaliber, Sklerose (Fundus I–II nach Thiel).

Stadium III: Hochdruck schwerer und fixiert. Diastolischer Druck > 120 mmHg. Keine Tagesschwankung der Blutdruckwerte. Stärkere subjektive Beschwerden sowie hypertensive Enzephalopathie. Linksherzhypertrophie. Sekundäre Nierenschädigung bei Einschränkung der Ausscheidungsfunktion. Fundus hypertonicus II–III. Sklerose und Spasmen der Arterien.

Stadium IV: Progredienter Bluthochdruck („maligne Hypertonie"). Schwere Hypertoniefolgen an Herz, Gehirn und starke Einschränkung der Nierenfunktion. Retinopathia angiospastica, unscharf begrenzte, hyperämische Papillen, starke Verengung von Arterien und Arteriolen mit peripapillärem und makulärem Ödem. Blutungen. Gunn-Kreuzungsphänomen.

Hypertonie

Ätiologische Einteilung und Häufigkeit der Hypertonie

I.	Essentielle Hypertonie	(80–85%)
II.	Renale Hypertonie	⎫
III.	Endokrine Hypertonie	⎪ Sekundäre
IV.	Hypertonie in der Schwangerschaft	⎬ Hypertonie
V.	Kardiovaskuläre Hypertonie	⎪ (15–20%)
VI.	Neurogene Hypertonie	⎭

I. Essentielle Hypertonie

Diese häufigste Form der Hypertonie entwickelt sich meist im mittleren Lebensalter und ist oft mit anderen Krankheiten wie Diabetes mellitus, Adipositas und Hyperurikämie kombiniert. Es besteht außerdem eine familiäre Disposition, so daß bei der anamnestischen Befragung nach familiär gehäuften Blutdruckerkrankungen, apoplektischen Insulten oder koronaren Herzkrankheiten zu fahnden ist.

Die essentielle Hypertonie kann labil oder fixiert sein. Als labile Hypertonie wird sie auch als Grenzwerthypertonie bezeichnet. Hypertone Regulationsstörungen als mögliche Vorstadien der essentiellen Hypertonie sind dadurch gekennzeichnet, daß nur der systolische Druck erhöht ist und eine leichte Tachykardie besteht. Man beobachtet diese Befunde v.a. beim Jugendlichen. Es bestehen Beziehungen zum sog. hyperkinetischen Herzsyndrom (s. S. 68).

Stets ist die Diagnose „essentielle Hypertonie" eine Ausschlußdiagnose, erfordert also jeweils eine weitere ätiologische Abgrenzung und Abklärung.

II. Renale Hypertonie

Parenchymatöse oder vaskuläre Nierenerkrankungen sind, nach der essentiellen Hypertonie, die zweithäufigste Ursache der Bluthochdruckkrankheit. Systolischer und diastolischer Druck sind erhöht, wobei der Druck in den meisten Fällen fixiert ist. Die frühere Bezeichnung „blasser Hochdruck" beruht darauf, daß bei Patienten mit chronischen parenchymatösen Nierenerkrankungen bzw. Niereninsuffizienz gewöhnlich ein blasses Hautkolorit gefunden wird, im Unterschied zum sog. „roten Hochdruck" der essentiellen Hypertonie. Nicht selten können anamnestische Angaben wie früher durchgemachte Nierenerkrankungen oder Nierenkrankheiten in der Familie oder pathologische Urinbefunde (Eiweiß, Sediment) oder Kreatininerhöhung auf diese Form der Hypertonie hinweisen. Die essentielle Hypertonie kann sekundär in eine hypertensive Nephropathie übergehen, wobei im Unterschied zum renoparenchymatösen Hochdruck (s. unten) pathologische Urinbefunde vermißt werden – mit Ausnahme der bei der malignen Nephrosklerose bestehenden Mikrohämaturie.

1. Renoparenchymatöse Hypertonie

Ursachen des renoparenchymatösen Hochdrucks sind in den meisten Fällen doppelseitige Nierenerkrankungen. Stärkere Veränderungen des Augenfundus sind häufig. Für die ätiologische Abklärung sind neben einer Prüfung der Nierenfunktion (Clearance) ggf. ein i.v. Pyelogramm (sofern Kreatinin nicht mehr als 5 mg/100 ml beträgt) bzw. eine szintigraphische Untersuchung durchzuführen. Im Unterschied zum renovaskulären Hochdruck (s. unten) findet man i. allg. ein pathologisches Urinsediment (Hämaturie oder Leukozyturie, Zylinder) und eine mehr oder weniger starke Proteinurie.

Ursachen
- Glomerulonephritis einschließlich Goodpasture-Syndrom und M. Schoenlein-Henoch.
- Chronische Pyelonephritis und interstitielle Nephritis (Gicht, Phenazetinniere, Nephrokalzinose).
- Diabetische Glomerulosklerose, renale Amyloidose.
- Panarteriitis nodosa, Wegener-Granulomatose, Lupus erythematodes disseminatus, andere Vaskulitiden (z. B. Angiitis bei Arzneimittelüberempfindlichkeit).
- Zystennieren, Nierentumoren.
- Obstruktion der Ureteren, Hydronephrose.

2. Renovaskuläre Hypertonie

Ursache des renovaskulären Hochdrucks ist ein stenosierender Prozeß an der Nierenarterie. Der Hochdruck ist meist rasch progredient. Es kann sich ein sekundärer Hyperaldosteronismus ent-

Hypertonie

wickeln (s. S. 101). Zusätzliche Symptome: einseitiger Flankenschmerz, systolisches (Strömungs-)Geräusch oberhalb und seitlich des Nabels, passagere Hämaturie (durch Niereninfarkt), passagere Proteinurie. Differente Darstellung und Größe der Nieren im Urogramm bzw. Frühprogramm. Zur genaueren Differenzierung ist eine Aortorenographie nötig, besonders wenn bei jugendlichen Patienten die Art der Stenose festzustellen ist (Operationsindikation!).

Ursachen

- Arteriosklerose der Nierenarterie (häufigste Ursache der Nierenarterienstenose), Embolie mit Nierenischämie, traumatische Okklusion der Nierenarterie, z. B. durch Tumoren oder Zysten.
- Fibröse und fibromuskuläre Dysplasie der Nierenarterie: Verdachtsdiagnose besonders bei juveniler Hypertonie.
- Kompression der Niere bei Perinephritis bzw. perirenalem Hämatom.

III. Endokrine Hypertonie

Eine endokrine Ursache liegt bei etwa 5% der Hochdruckkranken vor. Oft kann die Verdachtsdiagnose schon aufgrund klinischer Befunde gestellt werden, z. B. wenn Übergewicht, Polyglobulie oder Muskelschwäche auf ein Cushing-Syndrom hinweisen oder eine hypokaliämische Alkalose für einen Hyperaldosteroismus spricht. Blutdruckkrisen sind ein recht charakteristisches Symptom der meisten Fälle von Phäochromozytom.
Zur Sicherung der Diagnose sind besondere Stoffwechsel- bzw. endokrinologische Untersuchungen nötig. Im Unterschied zu den unter I. und II. beschriebenen Hypertonieformen ist es in vielen Fällen von endokriner Hypertonie möglich, durch gezielte therapeutische Maßnahmen und ggf. Operation die Bluthochdruckkrankheit kausal zu behandeln und zu beseitigen.

1. Phäochromozytom (Katecholaminexzeß)

- Bei 80% der Fälle können Hochdruckparoxysmen durch Palpation, Bücken, Histamin, Insulin oder Narkosen ausgelöst werden. Symptomatik: anfallsweise Blässe, Schweißausbrüche, krisen-

hafte Kopfschmerzen („Migräne"), Sehstörungen, gelegentlich neurologische Herdsymptome. Stenokardien, Herzrhythmusstörungen, epigastrische Schmerzen. Objektiv lassen sich meist eine Tachykardie oder Tachyarrhythmie feststellen. Die Pupillen sind im Anfall weit. Gelegentlich bestehen subfebrile Temperaturen, und man findet eine neutrophile Leukozytose. Im Urin wird Zukker nachweisbar. Im anfallsfreien Intervall u. U. Hypotonie.
- 20% der Phäochromozytome sind außerhalb der Nebennieren gelegen (abdominaler und thorakaler Grenzstrang (Zuckerkandl-Organ). Diese Adenome produzieren vermehrt Noradrenalin. Bei 80% der in der Nebenniere gelegenen Phäochromozytome wird vermehrt Adrenalin produziert. Letztere gehen mit stärkeren Stoffwechselveränderungen (Hyperglykämie), Tachykardie und Blutdruckanstieg einher, während die Noradrenalin produzierenden Tumoren eher mit normaler Herzfrequenz sowie systolischem und diastolischem Blutdruckanstieg verbunden sind.
- Nachweis: vermehrte Ausscheidung des Katecholaminmetaboliten Vanillinmandelsäure. *Merke:* Vanillinmandelsäure ohne Hypertonie vermehrt bei Neuroblastom, Porphyrie, Karzinoid, Polyneuropathie. Bei negativem Katecholamin: Tyramin 1 mg i. v. oder Glukagon 0,1 mg i. v., wonach jedoch ernste Blutdruckkrisen auftreten können.

Differentialdiagnose

- Bei 10% der Fälle mit Neurofibromatose gleichzeitig Phäochromozytom. Das Phäochromozytom kann auch mit medullärem Schilddrüsenkarzinom und Nebenschilddrüsenadenom kombiniert sein.
- Hypertensive Krisen findet man bei der essentiellen Hypertonie, wenn Medikamente unregelmäßig eingenommen werden, sowie bei einseitiger pyelonephritischer Schrumpfniere. Sie sind für das Phäochromozytom charakteristisch, werden jedoch auch gelegentlich bei Enzephalitis, Hirntumoren und Hirntrauma, bei Tabes dorsalis sowie bei der seltenen sog. Käsekrankheit gefunden; bei dieser werden hypertensive Krisen durch Tyramin ausgelöst, das nach Käsegenuß bei gleichzeitiger Therapie mit Monoaminooxidase-(= MAO-)Hemmern vermehrt anfällt.
- Plötzlich auftretende Blässe, Schweißausbruch, Kopfschmerzen, neurologische Herdsymptome und Tachykardien werden auch beim hypoglykämischen Schock beobachtet.
- Die Hyperthyreose geht ebenfalls mit Unruhe, Tachykardie und leichtem Blutdruckanstieg einher. Andererseits werden stärkere

hyperthyreote Symptome und paroxysmale Schilddrüsenschwellung bei exzessiver Adrenalinproduktion beobachtet.
- Anfallsweise auftretende Kopfschmerzen, die für ein Phäochromozytom charakteristisch sein können, werden bei einer Reihe anderer und auch hirnorganischer Krankheiten beobachtet (s. S. 266).

2. Steroidhypertonie

- Mineralokortikoidexzeß.
  a) Primärer Hyperaldosteronismus (Conn-Syndrom): Die Hypertonie verläuft benigne, Papillenveränderungen fehlen gewöhnlich.
  Subjektive Symptome: muskuläre Adynamie, Obstipation, Kopfschmerzen, Polyurie, Nykturie, selten Ödeme. Intermittierende Lähmungen, Parästhesien, tetanische Zustände (normokalzämische Hypertonie mit Tetanie).
  Objektive Befunde: Hypokaliämische Alkalose (im EKG ST-Senkung), Hypernatriämie, erhöhte Kaliumausscheidung, Intoleranz gegenüber Saluretika. Erhöhte Aldosteronausscheidung, dabei normale Ausscheidung von 17-Hydroxysteroiden. Renin normal bis vermindert.
  Das Conn-Syndrom beruht in 70–80% der Fälle auf einem Adenom, bei 20% der Fälle auf einer doppelseitigen Hyperplasie der Nebennierenrinde.
  b) Sekundärer Hyperaldosteronismus: nephrogenes Conn-Syndrom bei ein- oder doppelseitiger Nierenarterienstenose (s. oben), bei maligner Hypertonie Stadium IV. Renin und Angiotensin sind im Unterschied zum primären Hyperaldosteronismus erhöht, weshalb sich sekundär eine erhöhte Aldosteronproduktion einstellt. Im Gegensatz zum primären Hyperaldosteronismus fehlt eine Hypernatriämie. Kalium ist oft normal.
  Nachweis: erhöhter Reninspiegel im peripheren Venenblut oder, bei Nierenarterienstenose, im seitengetrennten Nierenvenenblut.
  Besondere Formen: sekundärer Hyperaldosteronismus nach Laxantienabusus (Blutdruck normal) und unter diuretischer Therapie. (*Beachte:* Unter diuretischer Therapie der essentiellen Hypertonie kann sich eine Hypokaliämie entwickeln.)
  c) Pseudo-Conn-Syndrom: gelegentliche und meist leichte Hypertonie mit Hyperkaliurie und Hypokaliämie bei Verabrei-

chung von Lakritzenextrakten Glycyrrhizinsäure). Aldosteron ist normal.
d) Iatrogen ausgelöste Hypertonie durch Behandlung mit Desoxykortikosteron oder fluorierten Steroiden.
e) Hypertonie bei Einnahme oraler Kontrazeptiva, die einen sekundären Hyperaldosteronismus verursachen.
f) Seltene enzymatische Störungen im Rahmen des adrenogenitalen Syndroms, z. B. 11-β-Hydroxylasemangel bzw. 17-α-Hydroxylasemangel mit der Folge vermehrter Mineralokortikoidsynthese (Natriumretention, hypokaliämische Alkalose, Erhöhung von Desoxykortikosteron).

- Glukokortikoidexzeß: meist benigne Hypertonie beim Cushing-Syndrom verschiedener Genese (adrenal, hypophysär; ektopisches ACTH-Syndrom im Rahmen paraneoplastischer Syndrome bei Bronchial- und Ovarialtumoren). Ausgeprägte klinische Symptomatik im Vordergrund: Stammfettsucht, Striae, Muskelschwäche, Polyglobulie, Hyperglykämie sowie hypokaliämische Alkalose und Hypernatriämie. Nachweis: Plasmakortisol bzw. Kortisoltagesprofil.

3. Seltene Hypertonieformen bei anderen endokrinen Störungen

- Akromegalie: Bei 20–30% der Fälle entwickelt sich eine Hypertonie. Klinische Symptome: Akrenwachstum, grobe Gesichtszüge, Viszeromegalie, Osteoporose, Hypertrichose, Diabetes mellitus, Sellavergrößerung mit Sehstörungen.
- Hyperparathyreoidismus. Benigne Hypertonie (selten). Kalzium und alkalische Phosphatase vermehrt, Phosphat vermindert. Kalziurie.

IV. Hypertonie in der Schwangerschaft

Im letzten Trimenon der Schwangerschaft kann es zum sog. EPH-Syndrom (Edema, Proteinuria, Hypertension) kommen. Klinische Symptome der Eklampsie sind Übelkeit und Erbrechen sowie Kopfschmerzen, Sehstörungen und u. U. Bewußtlosigkeit mit klonisch-tonischen Krämpfen.

Beobachtet man bereits in der ersten Schwangerschaftshälfte eine Blutdrucksteigerung, so ist sie häufig durch eine vorbestehende

Nierenerkrankung (Proteinurie, Kreatininretention) bedingt; es kann sich auch hier bei fortschreitender Schwangerschaft eine Propfgestose entwickeln.

V. Kardiovaskuläre Hypertonie

1. Erhöhtes Schlagminutenvolumen

Es handelt sich um einen benignen Hochdruck, der durch eine große Blutdruckamplitude gekennzeichnet ist. Man tastet einen Pulsus celer et altus. Klagen über Palpitation sowie Dröhnen in den Ohren sind häufig.

Ursachen
- Kompletter AV-Block (Bradykardie, EKG!), Aortenklappeninsuffizienz (charakteristischer Geräuschbefund, Kapillarpuls).
- Arteriovenöser Shunt: offener Ductus arteriosus Botalli, arteriovenöse Aneurysmen (systolisch-diastolisches Schwirren, evtl. palpabler Tumor), M. Paget.
- Hyperkinetisches Herzsyndrom, erhöhter Sympathikotonus mit Pulsfrequenzanstieg, Hitzegefühl, Kopfschmerzen, Schlafstörungen, Schwindel.

2. Verminderte Dehnungsfähigkeit der Aorta

Hoher systolischer, normaler (oder erniedrigter) diastolischer Druck.

Ursachen

- Elastizitätshochdruck bei Arteriosklerose der Aorta, Mesaortitis luica (akzentuierter 2. Aortenton, Strömungsgeräusch).
- Aortenisthmusstenose des Erwachsenen (postduktale Stenose): proximal der Einengung deutliche Blutdruckerhöhung, ggf. mit den Symptomen vermehrter Kopfschmerzen, Schwindelerscheinungen, kardialen Sensationen (Stenokardie, Dyspnoe). Minderdurchblutung in den unteren Extremitäten. Nachweis: Fußpulse deutlich schwächer als Pulse an A. radialis. Rippenusuren, manchmal palpable Pulsationen der Interkostalarterien. Differente Pulsationen der Aorta proximal und distal der Stenose. Röntgenologisch fehlender Aortenknopf. Typischer Auskultationsbefund.

Besonderheiten: Bei Abgang der linken A. subclavia im Bereich der Stenose wird Hypertonie nur am rechten Arm festgestellt. Linksseitig Symptomatik eines Subclavian-steal-Syndroms. Ist der Ductus arteriosus offen und liegt in oder proximal der Stenosezone, so entwickelt sich ein Links-rechts-Shunt mit verstärkter Lungendurchblutung. Ist der Ductus arteriosus offen und liegt distal der Stenose, so entwickelt sich eine Zyanose der unteren Extremität, sofern der Druck in der A. pulmonalis hoch ist.

VI. Neurogene Hypertonie

- Betarezeptorenausschaltung bei Störungen im Karotissinus (Arteriosklerose) oder beim Aortenbogensyndrom (Blutdruck an der unteren Extremität erhöht).
- Seltene Störungen, z. B. Affektion des Zwischenhirns (epidemische Enzephalitis, CO-Intoxikation, Blutungen; bei bulbärer Poliomyelitis und bei Minderdurchblutung).

Hypotonie

Hypotone Blutdruckwerte (systolischer Blutdruck < 105 mm Hg) sind nicht von vornherein als krankhaft zu bezeichnen. Mit der Feststellung eines niedrigen Blutdrucks wird zunächst nur ein Befund erhoben, der nicht obligat mit subjektiven Beschwerden verbunden ist („symptomlose Hypotonie"); diese treten oft erst unter zusätzlichen Belastungen auf. Die Beschwerden können dabei auf die recht unbestimmten und differentialdiagnostisch vieldeutigen Symptome Müdigkeit, Leistungsabnahme und verstärkte vegetative Labilität beschränkt bleiben; Tachykardie, Schweißneigung und Tachypnoe sind Symptome der regulatorischen Adaptation. Eine stärkere oder rasch einsetzende Hypotonie kann Ohrensausen, Klopfen in den Ohren, Benommenheit, Kopfdruck und -schmerz und asystematischen Schwindel verursachen. Diese Symptome sind Zeichen der zerebralen Minderdurchblutung, wie sie besonders ausgeprägt bei plötzlichem und regulatorisch nicht ausgleichbarem Blutdruckabfall auftreten. Dabei kann es zu einem „Kollaps", zu einer „Ohnmacht", d. h. zu synkopalen Anfällen von kurzdauernder Bewußtlosigkeit kommen. In der Differentialdiagnose des Schwindels und der synkopalen Anfälle spielen daher hypotone Zustände verschiedener Pathogenese eine vorrangige Rolle.

Nachfolgend werden die verschiedenen Formen der Hypotonie nach pathophysiologischen Gesichtspunkten besprochen (Abschn. I. und II.). Die Regulationsstörungen werden in Abschn. III. und die verschiedenen Formen endokrin bedingter Hypotonie in Abschn. IV. abgehandelt.

I. Hypotonie bei Volumenmangel

Wie bereits angedeutet, hängen die subjektiven Beschwerden davon ab, wie akut sich ein Volumenmangel entwickelt und inwieweit die einsetzende Hypotonie auf dem Weg über eine Aktivierung des adrenergen Systems durch Anstieg der Herzfrequenz, Erhöhung des peripheren Widerstandes und Anstieg des Venentonus ausgeglichen werden kann. Voraussetzung für den regulatorischen Ausgleich ist in jedem Falle eine intakte periphere Gefäßregulation, bei der mit der Abnahme des systolischen Blutdrucks der diastolische Druck ansteigt (hyperdiastolische Reaktion).

Ursachen
- Absoluter Volumenmangel bei internem oder externem Blutverlust (Gefäßruptur, Trauma, Magen-/Darm-Blutung, hämolytische Krise), bei exzessivem Flüssigkeitsverlust (Erbrechen, massive Diarrhö, starke Diurese, große Aszites-bzw. Pleurapunktion, Verbrennung), bei erhöhter Kapillarpermeabilität mit Flüssigkeitsverlust ins Interstitium, bei renalem Salzverlust infolge Hypoaldosteronismus bzw. Nebennierenrindeninsuffizienz (s. unten).
- Volumenmangel durch Versacken des Blutes im venösen System, z. B. bei Varizen und Klappeninsuffizienz der Venen, bei Venenobstruktionen (z. B. in der Schwangerschaft; s. unten), bei mangelhafter Muskeltätigkeit und Störung des Pumpmechanismus der Venen sowie infolge schlechter Adaptation bei Änderung der Körperlage (sog. „orthostatisches Syndrom"; s. auch III., S. 107).
- Verminderung des Auswurfvolumens und Herzminutenvolumens:
  a) Verminderte Herzleistung bei Myokarditis, koronarer Herzkrankheit, Herzinfarkt, im kardiogenen Schock, bei schweren

Störungen des Herzrhythmus (extreme Bradykardie, Tachykardie, Arrhythmie mit Adams-Stokes-Anfall), Lungenembolie.
b) Aortenstenose oder Pulmonalstenose: Hier treten Hypotoniebeschwerden unter Belastung, jedoch nicht als orthostatische Fehlregulation auf.
c) Perikarderguß, Herzbeuteltamponade und Einflußstauung.
d) Mangeldurchblutung infolge Gefäßanomalien, z. B. Aortenbogensyndrom, Subklaviaanzapfsyndrom. Diastolisches Anzapfsyndrom infolge verstärktem diastolischem Blutabstrom bei offenem Ductus arteriosus Botalli, aortopulmonalem Septumdefekt u. a. *Beachte:* hohe Puls- und Blutdruckamplituden.
e) Physiologische Hypotonie bei Trainingsbradykardie (vagotoner Schongang).
f) Primär venöse Hypotonie: Valsalva-Versuch mit Druckanstieg, Husten-, Lachschlag, Kompression der V. cava caudalis bei Gravidität. Der venöse Rückstrom wird jeweils eingeschränkt bzw. unterbrochen.

II. Hypotonie bei vermindertem peripherem Gefäßwiderstand

Auch hier setzt meist eine physiologische Gegenregulation durch Erhöhung des Herzminutenvolumens ein. Dieser Ausgleich ist jedoch unvollkommen, da im Gegensatz zu den unter I. genannten Störungen der diastolische Druck nicht ansteigt. Man findet bei diesen Hypotonieformen Symptome der hypodynamen Kreislaufregulationsstörung (s. dort) sowie vagovasale Reaktionen, bei welchen statt einer Tachykardie eine Bradykardie beobachtet wird.

Ursachen

- Vasodilatatorisch wirksame Medikamente, z. B. Nitrite, Theophyllinderivate.
- Infektiös-toxische Schädigungen, z. B. bei schweren Infektionen, Infektionskrankheiten und beim septischen Schock.
- Neurologische Störungen: Zentrale Störungen wie Arteriosklerose, multiple Ischämien. M. Parkinson, Tumoren, Behandlung mit Sedativa und Muskelrelaxantien, z. B. Meprobamat u. a.. Periphere Läsionen, z. B. Polyneuropathie bei Diabetes oder Porphyrie, Tabes dorsalis, operative Sympathektomie, medikamentöse Ganglienblockade (Guanethidin) bzw. Noradrenalinhemmer (α-Methyldopa) sowie β-Rezeptorenblocker.

Hypotonie

- Primäre idiopathische Positionshypotonie („postural hypotension"): Diese vermutlich zentral-nervös bedingte, wahrscheinlich auf Durchblutungsinsuffizienz beruhende Störung ist durch eine in Orthostase verstärkte Neigung zu Blutdruckabfall gekennzeichnet. Im Unterschied zum orthostatischen Syndrom fehlen jedoch Tachykardie und Schweißneigung. Man beobachtet diesen Defekt vorwiegend bei Männern im Alter über 50 Jahre, wobei auch andere Beschwerden (Obstipation, Miktionsstörungen, Muskelschwäche) und eine verstärkte vegetative Labilität auffallen.

III. „Kreislaufregulationsstörungen"

In diesem Abschnitt werden einzelne mehr oder weniger charakteristische Symptomenkomplexe von Kreislaufregulationsstörungen aufgeführt. Sie lassen sich nicht klar von den einzelnen Formen der Hypotonie abgrenzen. Verschiedene bereits in Abschn. I. und II. erwähnte Krankheitsbilder werden daher noch einmal erwähnt.
Die Symptomatik der Regulationsstörungen ist gewöhnlich etwas ausgeprägter, z. B. stärkerer Schwindel, Schwarzwerden vor den Augen, Ohrensausen, Kopfschmerzen, präkordiale Sensationen. Lagewechsel beeinflußt meist die Beschwerden.
- Hypotone Fehlregulation: Hierbei ist der systolische Blutdruck vermindert, während der diastolische Blutdruck unverändert gleichbleibt. Ursache dieses sog. orthostatischen Syndroms: Volumenmangel (s. oben), verstärkte vegetative Labilität, Erschöpfungszustände.
- Hypodyname Regulationsstörung: Der systolische und der diastolische Blutdruck fallen ab (Versagen der Regulation). Bei dieser selteneren Störung tritt oft Bewußtlosigkeit ein (sog. paralytischer Kollaps). Ursachen: schwere Infektionen, Störungen im zentralen Nervensystem (s. II.). M. Addison, Hypophysenvorderlappeninsuffizienz. Therapie mit Ganglienblockern und anderen Antihypertensiva.
- Vagovasale Synkope („Ohnmacht", „Vasomotorenkollaps"): Im Unterschied zu Punkt 1 und 2 besteht hier gewöhnlich eine Bradykardie. Wichtigste Ursachen: plötzliche heftige Schmerzen (Koliken, Schmerz bei Pleurapunktion u. a.), starke psychische Belastungen (Angst, Anblick von Blut, Injektionen), K.-o.-Schlag, Läsionen des Karotissinus (z. B. bei Arteriosklerose mit lageabhän-

gigen Störungen und ausgeprägter Bradykardie). Vagokardiale Anfälle, Lachschlag und Hustenschlag infolge kurzdauernder Durchblutungsminderung in der V. cava inferior.

IV. Endokrin bedingte Hypotonie

- Hypotonie bei Hypophysenvorderlappeninsuffizienz, Hypothyreose oder Nebennierenrindeninsuffizienz. Bei letzterer ist die Hypotonie dann besonders ausgeprägt, wenn ein stärkerer Natriummangel, Wasserverlust und Diarrhöen auftreten. Die Hypotonie ist meist mit einer Bradykardie verbunden.
- Adrenogenitales Syndrom: Der Blutdruck ist erhöht, doch gibt es einzelne Formen, wo wegen des Kortisol- bzw. Aldosteronmangels ein Blutunterdruck gefunden wird.
- Phäochromozytom: Im Anschluß an eine Phäochromozytomkrise kann es zu hypotonen Regulationsstörungen kommen.
- Medikamente: Hypotonie unter der Behandlung mit Mineralokortikoidantagonisten (z.B. Spironolacton) und unter der Wirkung von Saluretika, besonders wenn sich eine metabolische Alkalose mit Hypokaliämie und Hyponatriämie entwickelt.

Halsvenenstauung

Eine Stauung der Halsvenen (Jugularvenen) kann Folge einer Druckerhöhung im Bereich des rechten Vorhofs und der V. cava superior sein. Sie ist häufig eines der wichtigsten Symptome der Rechtsherzinsuffizienz (s. I.).

Von einem V.-cava-superior-Syndrom spricht man, wenn ein Strombahnhindernis im Bereich der V. cava superior vorliegt (s. II.).

Ist die venöse Stauung sehr ausgeprägt, besonders bei den unter II. aufgeführten Erkrankungen, so spricht man von einem Stokes-Kragen, bei welchem eine starke ödematöse Anschwellung und Zyanose des Kopfes, besonders des Gesichts, imponiert und der mit Schwindel und Kopfschmerzen verbunden sein kann.

I. Halsvenenstauung als Symptom der Rechtsherzinsuffizienz

Bei einer Minderleistung des rechten Herzens findet man außer einer Halsvenenstauung als relativ frühes Symptom eine Lebervergrößerung, die subjektiv sich als mehr oder weniger rasch entwickelnder Schmerz im rechten Oberbauch manifestieren kann. Weitere Symptome sind Stauungsnieren (Stauungsproteinurie), Ödeme sowie Aszites. Die Stauung der Halsvenen kann bei der Rechtsherzinsuffizienz dadurch verstärkt werden, daß man bei dem in 45°-Neigung liegenden Patienten die Leber komprimiert (hepatojugulärer Reflux). Weitere Zeichen der Rechtsherzinsuffizienz sind ein betonter 2. Pulmonalton; ein positiver Venen- und Leberpuls spricht für eine (relative) Trikuspidalinsuffizienz. Häufig und besonders beim Cor pulmonale findet man einen Sahli-Venenkranz an der unteren Thoraxappertur.

- Dekompensiertes Cor pulmonale: Beachte die hier deutlicher hervortretende Dyspnoe.
  a) Cor pulmonale durch Gefäßkonstriktion bei alveolärer Hypoventilation: chronisch-obstruktive Lungenerkrankung, Bronchiektasen, Pleuraschwarten, Kyphoskoliose der BWS, Pickwick-Syndrom u. a.
  b) Cor pulmonale bei parenchymatösen Lungenerkrankungen, besonders bei Parenchym- bzw. Kapillarverlust: M. Boeck, Pneumokoniose, Lungenfibrose, ausgedehnte Tuberkulose, Lungenresektion, panazinäres Lungenemphysem.
  c) Vaskulär bedingtes Cor pulmonale: Makro- bzw. rezidivierende Mikroembolien der Lungenarterien, multiple Thrombosen (Sichelzellanämie!), Tumormikroembolien, periphere Pulmonalstenose, entzündliche Gefäßerkrankungen (z. B. Panarteriitis nodosa), medikamentöse vaskuläre pulmonale Hypertonie, z. B. durch Appetitzügler. Eisenmenger-Reaktion bei Shuntvitien.
- Passive pulmonale Hypertonie durch Stauung vor dem linken Herzen bei Mitralstenose, Vorhofthromben, Vorhoftumor, Linksherzinsuffizienz.
- Pulmonale Hypertonie bei Shuntvitien mit Links-rechts-Shunt.
- Weitere Ursachen der Halsvenenstauung bei Rechtsherzinsuffizienz: Globale Rechts-Links-Insuffizienz. Trikuspidalstenose. Dekompensierte Pulsmonalstenose. Endomyokardfibrose. Concretio pericardii.

II. Vena-cava-superior-Syndrom

Neben der Halsvenenstauung werden weitere Symptome wie Ödeme des Gesichts, des Halses und Nackens, Zyanose, gerötete Konjunktiven und Gefäßerweiterungen sowie Stauung im Bereich der oberen Extremitäten beobachtet. Relativ frühzeitig treten kutane Venektasien an der oberen Thoraxwand auf, insbesondere bei den malignen Tumoren.

Ursachen

- Tumoren: In Abhängigkeit von ihrer Lokalisation (vorderes, mittleres und hinteres Mediastinum) werden neben den Symptomen der V. cava superior-Einengung auch röntgenologische Veränderungen sowie neurologische Störungen (z. B. Interkostalneuralgie), Störungen der Atmung (z. B. Stridor), Dysphagie, Heiserkeit (Rekurrensparese) sowie Störungen von Seiten des vegetativen Nervensystems (Horner-Syndrom, evtl. einseitige Vagussymptomatik mit Halbseitenschweiß und Gesichtsrötung oder Speichelflußanomalien) beobachtet. Man findet diese Störungen besonders bei den im Bereich der oberen Thoraxappertur gelegenen Tumoren. Reizhusten oder Hämoptysen weisen auf Bronchialtumoren, Arosionen der Wirbelkörper auf Neurinome, Aortenaneurysma oder auf maligne Tumoren anderer Genese hin.
Als Beispiele maligner und benigner Tumoren seien in erster Linie die malignen Lymphome sowie das Bronchialkarzinom genannt. Weitere Tumoren: Teratom, benigne oder maligne Thymustumoren (*beachte:* Myasthenie, evtl. aplastische Anämie), Schilddrüsenkarzinom (Atemverschieblichkeit!). Selten beobachtete gutartige Tumoren im vorderen Mediastinum sind zystische Hygrome und Dermoidzysten. Die hauptsächlich im hinteren Mediastinum gelegenen neurogenen Tumoren (Neurinom, Neurofibrom und Neurofibrosarkom) und die seltenen Sarkome verursachen so gut wie nie eine Einflußstauung.
- Gefäßerkrankungen: Thrombose der V. cava superior. Sie kann sich bei Mediastinitis, bei Polyzythämie oder fortgeleitet auf dem Boden einer (akuten) Thrombose der V. subclavia entwickeln, insbesondere auch nach Kavakatheter.
- Mechanische Behinderung der V. cava superior durch Aortenaneurysma (Tumorsymptomatik s. unter Punkt 1), Struma, Vorhoftumor (Myxom), konstriktive Perikarditis.
- Mediastinalerkrankungen: traumatisches mediastinales Hämatom, Mediastinalemphysem bei Pneumothorax, strahlenbedingte

Fibrose (Bronchialkarzinom, malignes Lymphom), Mediastinitis (am häufigsten Histoplasmose, Tuberkulose, Aktinomykose oder pyogen). Eine schwere Einflußstauung ohne adäquaten Röntgenbefund beobachtet man bei der thorakalen Lokalisation der Ormond-Krankheit (retroperitoneale Fibrose).

Arterielle Durchblutungsstörungen

Arterielle Durchblutungsstörungen manifestieren sich in der überwiegenden Zahl der Fälle zuerst an den Extremitäten, besonders den unteren Extremitäten. Sie können aber auch in anderen Körperregionen auftreten. Je nach ihrer Lokalisation lösen sie eine sehr differente Symptomatik aus, die in Abschn. I. besprochen wird.
Differentialdiagnose und prognostische Beurteilung von Durchblutungsstörungen hängen nicht nur von der jeweiligen Ursache ab, sondern sind auch wesentlich durch die Akuität des Ereignisses (akute oder chronische Durchblutungsstörungen, s. Abschn. II. und III.) und dadurch bestimmt, ob ein Kollateralkreislauf vorhanden ist oder nicht.

I. Symptomatik der Durchblutungsstörungen größerer Gefäße

1. Untere Extremitäten

Beschwerden und Befunde lassen sich gut durch die „fünf p" des angelsächsischen Schrifttums charakterisieren (pain, pallor, pulseless, paraesthesia, paralysis). Leitsymptome leichterer Durchblutungsstörungen sind Ziehen, Taubheits- und Kältegefühl, rasche Ermüdbarkeit und Krämpfe in den Waden, besonders beim Gehen. Die Haut ist kalt, blaß oder zyanotisch marmoriert. Als Komplikationen können frühzeitig trophische Ulzera (besonders vorn und seitlich an den Unterschenkeln) mit sekundärer bakterieller oder mykotischer Infektion auftreten. Eine Neigung zu rezidivierenden Phlebitiden wechselnder Lokalisation (Phlebitis migrans oder Panphlebitis saltans) wird besonders bei Endangiitis obliterans (s. dort) beobachtet. Schließlich können bei fortgeschrittener arterieller Verschlußkrankheit auch die peripheren

Nerven betroffen sein, bedingt durch eine Minderdurchblutung in den Vasa nervorum. Es können daher Parästhesien, Hypästhesien, Störungen der Temperatur- und Vibrationsempfindlichkeit auftreten. Die Durchblutungsstörungen können auch den Knochenstoffwechsel beeinträchtigen, und es kann sich deshalb eine Osteoporose entwickeln, besonders häufig im Bereich der Fußknochen.

Die Schmerzsymptomatik der Verschlußkrankheit manifestiert sich zuerst bei Belastung; der Patient ist gezwungen, schon nach kürzeren Wegstrecken anzuhalten („Claudicatio intermittens", „Schaufensterkrankheit"). In fortgeschrittenen Stadien tritt Ruheschmerz auf, der sich bei Hochlagerung verstärkt und beim Herabhängen des Beins oft nachläßt. Die Ratschow-Probe ist pathologisch. Je nach Lokalisation der Stenose sind nicht nur die A. dorsalis pedis und A. tibialis posterior, sondern auch die Pulse in der Kniekehle und der Leistenbeuge nicht zu tasten, bzw. es sind in der Leistenbeuge und an der Innenseite des Oberschenkels Strömungsgeräusche über den Gefäßen zu auskultieren. Die Lokalisation kann durch Oszillographie und besonders Ortho- bzw. Arteriographie genauer festgelegt werden.

Setzt ein Verschluß akut ein, so treten meist heftige Schmerzen auf. Die Haut ist gewöhnlich ab etwa 2 Handbreit distal des Verschlusses blaß und kalt.

- Der akute Verschluß im Bereich der Arteria femoralis, z. B. durch Embolie auf der Profundagabel, bewirkt eine schwere Ischämie des ganzen Beines. Embolien in die A. poplitea verursachen eine Gangrän der Zehen.
- Beim Verschluß der A. tibialis anterior kann eine etwa handflächengroße zyanotische Verfärbung an der Außenseite des Unterschenkels auftreten (Tibialis-anterior-Syndrom).

2. Aorta und Beckengefäße

- Bei plötzlichem Verschluß der terminalen Aorta entwickeln sich symmetrische schwere Durchblutungsstörungen beider Beine. Die Schmerzen strahlen zum Rücken und in die Leistenbeugen aus und sind meist mit Parästhesien, wenn nicht gar Lähmungen der unteren Extremitäten verbunden. Blasenstörungen und Impotenz können das Krankheitsbild verschlimmern (Leriche-Syndrom). Tritt ein Verschluß allmählich ein, so kann er teilweise noch durch Kollateralen kompensiert werden. Neben den Sym-

ptomen der doppelseitigen Durchblutungsstörung entwickeln sich Schmerzen im Hüft- und Oberschenkelbereich, die sich gegenüber den gleichartigen Schmerzen einer Koxarthrose durch ihre deutliche Abhängigkeit von Belastung unterscheiden lassen.
- Die beim Verschluß der A. iliaca communis auftretenden Durchblutungsstörungen reichen von der Oberschenkelmitte aus nach distal.
- Intermittierende Schmerzen an den Oberschenkeln bei gleichzeitig tastbaren Pulsen sind Zeichen eines Verschlusses der A. iliaca interna oder A. profunda femoris.

3. Obere Extremitäten und Zerebralgefäße

Auch hier sind charakteristische Beschwerden die rasche Ermüdbarkeit, Krampfneigung und Schwäche der Muskulatur, seltener ein Ruheschmerz der Arme. Die Faustschlußprobe ist pathologisch, solange eine Stenose nicht durch Kollateralbildung ausgeglichen werden kann.
- Ein Verschluß der A. subclavia proximal des Abgangs der A. vertebralis kann über die A. vertebralis kompensiert werden (Subklaviaanzapfsyndrom). Charakteristisch sind die bei erhöhter Muskelarbeit des gleichseitigen Armes auftretenden zerebralen Durchblutungsstörungen mit den Symptomen Schwindel, flüchtige Paresen, Sprach- und Schluckstörungen.
- Durchblutungsstörungen im Bereich der Karotiden, der A. axillaris und brachialis können Folge eines Takayasu-Syndroms sein (pulseless disease). Neben Durchblutungsstörungen der Arme treten Kopfschmerzen, Anfälle zerebraler Ischämien und, besonders bei raschem Lagewechsel des Kopfes, gelegentlich synkopale Anfälle mit Parästhesien, Sehstörungen und Erbrechen auf (s. S. 296). Wichtigste Differentialdiagnose s. Tabelle 10, S. 120.
- Obliterierende Arteriosklerose der Aortenbogenäste kann durch Läsion des Karotissinus zu einem Entzügelungshochdruck an der unteren Körperhälfte führen. Hinweise darauf sind fehlende oder abgeschwächte Karotis-und Armpulse, ein hoher Blutdruck an den Beinen sowie Strömungsgeräusche in der Fossa supraclavicularis.

Ist die Durchblutung der A. carotis interna im Bereich der Bifurkation beeinträchtigt, so entwickelt sich homolateral eine Sehstörung bzw. Erblindung. Gelegentlich kann man ein pulssynchrones Stenosegeräusch am Hals feststellen. Wird die gegenseitige A. carotis komprimiert, treten schwere zerebrale Durchblutungsstörungen auf.

4. Zervikobrachialsyndrome
(neurovaskuläre Kompressionssyndrome)

Die bei den einzelnen Syndromen auftretenden Beschwerden und Durchblutungsstörungen sind gewöhnlich lageabhängig.
DD: Zervikalsyndrom bei Osteochondrose der HWS, Periarthrosis humeroscapularis, Karpaltunnelsyndrom, Pancoast-Tumor, akute Venenthrombose.

- Skalenus anterior-Syndrom: Durch Muskelhypertrophie, Spasmen oder entzündliche Schwellungen wird gelegentlich das Gefäßnervenbündel eingeengt, woraus Schmerzen im Bereich der HWS, Parästhesien und Schmerzen an der Ulnarseite des Unterarms und der Hand sowie plötzliche Kopfschmerzen entstehen können, besonders bei abrupter Bewegung und beim Herabhängen des Armes. Wird der Kopf des Patienten zur erkrankten Seite hin gedreht, so verschwindet der Radialispuls.
- Halsrippensyndrom durch akzessorische Rippen mit verschiedenen vaskulären Kompressionserscheinungen.
- Kostoklavikularsyndrom: Beim Hängenlassen oder Zurücknehmen der Schultern kann es zu einer Druckschädigung des Gefäßnervenstrangs im subklavikulären Raum kommen. Folge davon sind Parästhesien und Neuralgien der Hände, ödematöse Schwellungen der Finger und trophische Störungen. Nachweis: Der Radialispuls wird schwächer oder verschwindet am herabhängenden Arm bei tiefer Inspiration.
- Hyperabduktionssyndrom (selten): Bei maximaler Abduktion, z. B. bei abnormer Schlafhaltung, werden im Bereich des kleinen Brustmuskels die A. subclavia, V. subclavia und der Plexus brachialis gegen den Processus coracoideus gepreßt, was zu Durchblutungsstörungen der Hand mit Akroparästhesien, Blässe der Haut, Ödemen und auch gelegentlichen Brustschmerzen führt. Nachweis: Der Radialispuls verschwindet, wenn die Arme hochgehalten und hinter dem Kopf gekreuzt werden.
- Hyperadduktionssyndrom: Meist in der zweiten Nachthälfte treten Schmerzen und Parästhesien auf, die von der Schulter zum Ober- und Unterarm bzw. den Fingern (gespannte Finger) aus-

strahlen. Die Symptomatik wird hauptsächlich bei Frauen im 4. bis 5. Lebensjahrzehnt beobachtet und entsteht durch eine überstarke Kontraktion des M. scalenus anterior, wodurch die 1. Rippe stark gehoben und der Plexus brachialis komprimiert werden.
- Basilarisinsuffizienz (s. S. 296).

5. Abdominalgefäße

- Heftige, kolikartige Schmerzen sind Zeichen eines akuten Verschlusses (Mesenterialinfarkt). Bei der Palpation ist das Abdomen meist zunächst weich; relativ rasch kann sich aber eine akute Darmgangrän entwickeln; Darmatonie, blutige Durchfälle und Peritonitis weisen darauf hin.
- Bei chronischem Verschluß werden etwa ½ h nach (reichlichen), Mahlzeiten Schmerzen angegeben (DD: Ulcus ventriculi). Neigung zum Meteorismus, gelegentliche Durchfälle mit Blutbeimengung. Malabsorption und Gewichtsabnahme sind weitere Symptome dieser Störung, die mit verschiedenen Namen belegt ist (M. Ortner, Angina abdominalis, Dyspraxia intermittens angiosclerotica intestinalis, Migraine abdominale).
- Aortoiliakales Anzapfsyndrom: Bei einer Stenose der A. iliaca communis kann die Blutversorgung der A. iliaca externa aus der A. mesenterica inferior über die A. rectalis und die A. iliaca interna erfolgen. Es treten Abdominalschmerzen auf, die durch Gehen bzw. Treppensteigen ausgelöst und, analog den Durchblutungsstörungen an den unteren Extremitäten, bei Ruhe, d. h. beim Stehenbleiben kurzfristig wieder verschwinden.

II. Akute Durchblutungsstörung, akute Ischämie

1. Arterielle Embolie (s. auch Tabelle 8)

Charakteristisches Merkmal sind, sofern die Durchblutungsstörungen die Extremitäten betreffen, plötzlich einschießende, starke, krampfartige Schmerzen. Die Haut ist blaß bzw. fleckförmig blaßzyanotisch. Die Pulse lassen sich nicht tasten. Die Funktion ist gestört. Meist setzt der Gewebsuntergang rasch ein (Gangrän). Bei arteriellen Embolien sind oft mehrere Körperregionen bzw. Organe betroffen, auch sind Rezidive häufig (z. B. vorausgehende Milz-, Gehirn-, Nieren- oder Mesenterialarterienembolien).

Tabelle 8. Differentialdiagnose akuter peripherer Gefäßverschlüsse

Parameter	Arterielle Embolie	Arterielle Thrombose	Phlebothrombose	Phlegmasia caerulea dolens
Anamnese	Herzkranke mit meist gesunden Arterien	Gefäßkranke (Arteriosklerose, Endangiitis), meist kardiale Dekompensation	Tumoren, Entzündungen, Gravidität, kardiale Dekompensation	Rezidivierende Thrombophlebitis
Beginn	Akut	Akut bis subakut	Akut	Akut
Schmerzen	Stark, geringer bei Tieflagerung	Stark, geringer bei Tieflagerung	Mäßig bis stark, Druckschmerz	Stark, Druckschmerz
Hautfarbe	Blaß, später marmoriert	Blaß, marmoriert	Rot – leicht zyanotisch	Zyanotisch
Hauttemperatur	Kühl	Kühl, lokal warm	Lokal warm	warm
Ödem	–	–	+	+
Gefäße	Keine Fußpulse	Keine Fußpulse	Fußpulse vorhanden, Venen gestaut	Venen gestaut; Fußarterien durchblutet, wegen des Ödems jedoch nicht tastbar

Nach ihrem Ursprungsort lassen sich verschiedene Typen unterscheiden:
- Vom Herzen ausgehende Embolien: Vorhofthromben bei Vorhofflimmern, Herzwandthromben bei Herzinfarkt und Herzinsuffizienz, Mikroembolien bei Endokarditis (DD: Glomustumoren im Nagelbett), paradoxe Embolien bei offenem Foramen ovale.
- Embolien von der Gefäßwand, z. B. Wandthromben bei Aneurysma, Embolien aus entzündlichen Gefäßwandthromben, Loslösung von Atherommaterial bei ausgeprägter Aortensklerose oder peripherer Arteriosklerose.
- Sonstiges: Embolien von Tumormaterial. Luftembolien über Kurzschlußverbindungen oder direkt aus der Lungenvene in den großen Kreislauf. Fettembolien.

2. Arterielle Thrombose (s. auch Tabelle 8)

- Lokale Thrombose bei peripherer Arteriosklerose, bei Endangiitis obliterans. Die Durchblutungsstörung kann sich hier akut oder eher chronisch entwickeln.
- Thrombosen bei akuter kardialer Dekompensation, schweren Allgemeininfekten, Kachexie, posttraumatisch und postoperativ.
- Fusiforme und sackförmige Aneurysmen peripherer Arterien, z. B. der A. femoralis communis oder der A. poplitea, mit rezidivierenden Thrombosen bzw. arteriellen Embolien. Palpatorisch lassen sich ein pulsierender Tumor, gelegentlich auch ein systolisches Gefäßgeräusch nachweisen.
- Kompression von Arterien mit oder ohne Thrombenbildung, z. B. bei Kompression durch Hämatome oder im Rahmen der zervikobrachialen Syndrome (s. oben S. 114), welche jedoch selten durch zusätzliche Thrombenbildung kompliziert sind.

III. Chronische Durchblutungsstörung

1. Erkrankungen der Arterien

Die Symptome der arteriellen Durchblutungsstörungen (arterielle Verschlußkrankheit) wurden bereits oben besprochen (s. Abschn. I.). Zur Differentialdiagnose zwischen Arteriosklerose und Thrombangiitis s. Tabelle 9.

Tabelle 9. Differentialdiagnose arteriosklerotischer Durchblutungsstörungen und Thrombangiitis obliterans

	Arteriosklerotische Durchblutungsstörung	Thrombangiitis obliterans
Alter	Höheres Alter	20–40 Jahre
Geschlecht	Männer = Frauen	Überwiegend Männer
Lokalisation	Aorta, größere Arterien	Akrale Lokalisation der Verschlüsse
Venen	Keine Beteiligung	Gleichzeitig oder vorausgehend Phlebitis saltans (Entzündung der kleineren und mittelgroßen Venen)
Verlauf	Eher progredient kontinuierlich	Schubweise
Risikofaktoren	Hypertonie, Diabetes mellitus, Hyperlipoproteinämie	Keine Risikofaktoren mit Ausnahme des Nikotins
Sonstiges		BSG beschleunigt, Autoimmunkrankheit?

- Arteriosklerose: arterielle Verschlußkrankheit im engeren Sinne. Allgemeine Hinweissymptome: in verschiedenen Körperregionen nachweisbare Sklerose der Arterien, z. B. eine äußerlich sichtbare Sklerose der Schläfenarterie oder tastbare Härte der Arterien an den Extremitäten. Röntgenologisch sichtbare Kalkinkrustationen der Gefäße, besonders der Aorta. Klingender zweiter Aortenton als Zeichen der Aortensklerose. Erhöhte Disposition bei Nikotinabusus, Diabetes mellitus, Hyperlipoproteinämie, Hypertonie.
- Endangiitis (Thrombangiitis) obliterans (M. Winiwarter-Bürger): Die Erkrankung tritt fast nur bei Männern unter 50 Jahren auf. Sie ist durch periphere Durchblutungsstörungen charakterisiert und oft schon daran zu erkennen, daß initial eine in ihrer Lokalisation wechselnde Venenentzündung (Phlebitis migrans) auftritt. Im allgemeinen sind die Durchblutungsstörungen nicht auf die Extremitäten beschränkt. Röntgenologisch lassen sich keine Verkalkungen der Gefäße nachweisen (im Unterschied zur Arteriosklerose). Fakultativ sind Temperatur und BSG erhöht.

Arterielle Durchblutungsstörungen 119

- Regionale Minderdurchblutung von Extremitätenarterien bei arteriovenösen Fisteln (z. B. posttraumatisch): Gelegentlich läßt sich ein pulsierender Tumor palpieren. Der Druck steigt im venösen System an, so daß es hier zu einer chronisch-venösen Insuffizienz (Varikosis!) kommt. Größere Fisteln haben eine verstärkte Volumenbelastung des linken Herzens zur Folge (große Blutdruckamplitude; s. S. 103).

2. Erkrankungen der kleinen Gefäße

Die Symptomatik dieser Krankheiten ist nicht einheitlich. Im allgemeinen sind die Akren, besonders die Finger betroffen; sie können blaß oder zyanotisch sein. Bei schwerer Durchblutungsinsuffizienz kommt es zu trophischen Störungen mit Ulzerationen. Diese peripheren Angiopathien unterscheiden sich von den Durchblutungsstörungen größerer Gefäße darin, daß die Pulse i. allg. gut tastbar bleiben (s. Tabelle 10).
- Panarteriitis nodosa: Die Erkrankung betrifft meist 20- bis 40-Jährige. Bei Befall der Fingerarterien treten distale Durchblutungsstörungen auf, die nicht symmetrisch lokalisiert sind. Die Symptomatik entspricht einem Raynaud-Syndrom. Häufige Lokalisationen sind außerdem die Haut (rot-livide Knötchen), die Nierengefäße (Proteinurie, Hämaturie, Hypertonie), Abdominalgefäße (blutige Durchfälle, Abdominalschmerzen) oder die Herzkranzgefäße (Stenokardien, Herzinfarkte). Die Lungengefäße, die Gefäße von Hoden und Ovarien können ebenfalls beteiligt sein. Charakteristisch sind eine asymmetrisch lokalisierte Polyneuropathie und herdförmige zerebrale Störungen. Die kutane Form ist u. U. die einzige Manifestation der Erkrankung. Weitere Befunde: Leukozytose mit Eosinophilie, meist stark beschleunigte BSG.
- Hypersensitivitätsangiitis: Befall kleinerer und mittlerer Arterien und, im Unterschied zur Panarteriitis, auch der Venen. Die Krankheit verläuft akut, fieberhaft oder subakut und geht mit Nekrosen an den Akren bzw. fleckförmig lokalisierten kutanen Entzündungen einher. Sie kann durch Medikamente ausgelöst werden (allergische Vaskulitis). DD: Panarteriitis bzw. Lyell-Syndrom.
- Diabetische Mikroangiopathie: periphere, u. U. symmetrisch entwickelte Durchblutungsstörungen mit Raynaud-Symptomatik und Entzündungen an den Akren bzw. Gangränbildung. Kno-

Tabelle 10. Differentialdiagnose entzündlicher Gefäßerkrankungen

	Panarteriitis nodosa	Wegener-Riesenzellangiitis	Horton-Riesenzellarteriitis	Takayasu-Aortoarteriitis
Geschlecht	Männer bevorzugt		Männer bevorzugt	Frauen bevorzugt
Fieber	+	+	Subfebril	Subfebril
Schweißneigung	+	+	+	+
Gewichtsabnahme	+	+	+	(+)
Arthralgien	+	+	+	+
Inappetenz	+	+	+	(+)
Progression	Stürmisch oder allmählich progredient	Rasch progredient	Rasch progredient (Erblindung!)	Langsam progredient
Bevorzugter Organbefall	Niere, Nierensystem, Epidermis	Respirationstrakt (plus Glomerulonephritis)	Schläfenarterie, A. ophthalmica	Gefäßabgänge aus Aorta, besonders Aortenbogen; A. subclavia bzw. A. carotis
BSG	+ +	+ +	+ +	+
Blutbild	Eosinophile + +	Leukozyten + (Eos. normal)	(Leukozyten +)	
RR	Erhöht	Normal	Normal	RR-Differenz: Arm-Bein (umgekehrte Isthmusstenose)
Besonderheiten	Polyneuropathie, Marasmus	Nasenbluten, blutig tingierte Sekretion, Husten mit Hämoptyse	Schläfenkopfschmerz, Druckschmerz der A. temporalis, Erblindung. Kombination mit Polymyalgia rheumatica	Positive Rheumafaktoren? Seitendifferente bzw. fehlende Pulse
Betroffene Gefäße	Mittelgroße Arterien	Kleine Arterien, Kapillaren, Venen	A. temporalis und andere mittelgroße Arterien	Aortagefäßabgänge

Arterielle Durchblutungsstörungen

chendestruktion an Zehen-und Mittelfußknochen. Gleichzeitig findet man Gefäßveränderungen am Augenfundus. DD: diabetische Neuropathie, bei der ebenfalls Gewebsnekrosen auftreten, die jedoch an der Fußsohle lokalisiert sind (Malum perforans).
- Acrodermatitis atrophicans: subkutane Vaskulitis mit livider Verfärbung der Akren und ödematöse Verquellung bzw. in fortgeschrittenen Stadien Atrophie der Haut.
- M. Raynaud: intermittierende akrale Zirkulationsstörungen infolge erhöhter Vasokonstriktion. Abkühlung oder emotionale Belastungen können das Krankheitsbild auslösen. Die Zirkulationsstörungen sind streng symmetrisch lokalisiert und betreffen besonders die 2.–5. Finger der Hände, seltener die Zehen oder die Nase. Der typische Raynaud-Anfall beginnt zunächst mit Blässe, der später Zyanose und schmerzhafte Rötung (reaktive Hyperämie) folgen. Die Finger sind kalt, gefühllos und bewegungsbehindert. Dünne, straffe und pigmentierte Haut sowie verdickte oder verklumpte Nägel weisen auf trophische Störungen hin. Im anfallsfreien Intervall sind die Akren kühl, meist zyanotisch und leicht angeschwollen. Als Komplikationen findet man ulzerierende Entzündungen. DD: besonders Sklerodermie und der an sich harmlose Befund der Digiti mortui (s. dort).
- Sekundäres Raynaud-Syndrom: Raynaud-Symptomatik bei obliterierenden Arteriosklerosen, Endangiitis obliterans und initial bei Kollagenkrankheiten, z. B. Dermatomyositis oder Sklerodermie (s. oben). Neurovaskuläre Ursachen: Neuritis, Syringomyelie. Physikalische Ursachen: Änderungen der Blutviskosität, z. B. bei Kälteagglutininkrankheit, Kryoglobulinämie. Toxische Ursachen: Ergotamin, Nikotin u. a.
- Akrozyanose: harmlose Funktionsstörung, wahrscheinlich infolge eines erhöhten Sympathikotonus und Erweiterung der Venolen. Bevorzugt tritt die Akrozyanose in der Pubertät und während des Klimakteriums auf. Es besteht ein stärkeres Kältegefühl. Die Akren sind blau; die Schweißbildung ist vermehrt (Fußsohlen und Handflächen). Nicht selten schwellen Hände und Füße an, besonders in der Kälte. Die Störungen sind symmetrisch angeordnet. DD: sekundäre Akrozyanose bei pulmonalen, kardialen und hämatologischen Erkrankungen.
- Digiti mortui: isolierte, meist wenig schmerzhafte, für wenige Minuten anfallsweise auftretende wächserne Blässe der Akren, besonders der letzten Fingerglieder. Betroffen sind v. a. Jugendliche und Frauen im Klimakterium. DD: Digiti mortui bei Raynaud-Syndrom.

- Erythromelalgie: anfallsweise Rötung der Haut mit erhöhter Hauttemperatur und Schmerzen; idiopathisch als funktionelle Störung mit Dilatation von Arteriolen, Kapillaren und Venolen; symptomatisch bei Endangiitis obliterans, nach Sympathektomie, Thrombophlebitis, bei arterieller Hypertonie, Polyzythämie und bei Gicht.
- Pernionen: Frostbeulen. Gesteigerte Kälteempfindlichkeit mit Spasmus der arteriellen und Erweiterung der venösen Gefäße. Beschwerden besonders bei mäßig niedrigen Außentemperaturen (Brennen und Jucken der Haut), fleckförmige Zyanose. Im Unterschied zur Akrozyanose oft asymmetrischer Befall der Extremitäten mit gelegentlicher Blasenbildung oder Ulzeration.
- Periphere Zyanose bei Schultergürtelsyndromen (s. S. 114, 248) sowie nach apoplektischem Insult mit Halbseitenlähmung.
- Glomustumor der Finger: Die Tumoren sind meist nur als kleine bläuliche Flecken zu erkennen. Bei Druck auf das Nagelbett treten Schmerzen auf, die zum Arm ausstrahlen können. DD: subunguale Melanomknötchen.

Störungen der venösen Durchblutung und des Lymphabflusses

I. Venöse Durchblutungsstörung

Venöse Durchblutungsstörungen treten überwiegend an den unteren Extremitäten auf. Seltener sind die oft akut auftretenden Armvenenthrombosen. Wichtigstes Leitsymptom aller venösen Durchblutungsstörungen (und der Störungen des Lymphabflusses) ist die Ödembildung, die im Zusammenhang mit Störungen des Wasserhaushaltes auf S. 211 besprochen wird.
- Tiefe Beinvenenthrombose. Die sog. Phlebothrombose kann sich akut oder chronisch entwickeln. Nicht selten wird sie mehr oder weniger zufällig entdeckt, besonders bei bettlägerigen Patienten. Im Vordergrund der subjektiven Beschwerden stehen Schweregefühl, Spannen oder Krampfneigung in der Wadengegend und im Unterschenkel, sowie ein ziehender Schmerz entlang der Venenstränge. Bei der Untersuchung ist die Innenseite der Fußsohle schmerzhaft (Payr-Zeichen) bzw. wird ein Wadenschmerz bei Dorsalflexion des Fußes (Homan-Zeichen) angegeben. Man findet zunächst eine leichte Ödemneigung in der Knöchelgegend,

Störungen der venösen Durchblutung und des Lymphabflusses 123

die besonders im Stehen oder nach längerem Sitzen auffällt und die sich auf den ganzen Unterschenkel ausdehnen kann. Da die Ödeme meist (zunächst) einseitig sind, fällt eine Umfangdifferenz und gelegentlich eine livide Verfärbung auf (s. auch Tabelle 8). Stärkere Venenschmerzen oder auch ein Wadenschmerz beim Husten werden bei der Entzündung der Venen beobachtet. Es kommt dann zu subfebrilen Temperaturen und einer Zunahme der Pulsfrequenz, was oft der einzige Hinweis auf eine Venenerkrankung darstellt.
Ursachen: Herzinsuffizienz mit Immobilisation, Übergewicht oder Kachexie, Schwangerschaft, Wochenbett, hormonelle Kontrazeption, postoperativ (besonders nach abdominalen, pelvinen und orthopädischen Operationen) sowie bei Tumorleiden (wichtiges Warnsymptom).

- Bei Aszension der Beinvenenthrombose entwickeln sich ein stärkeres Ödem und eine kräftigere Zyanose. Im Bereich der Leistengegend, die gewöhnlich verstrichen erscheint, und im Bereich des Unterbauches wird Druckempfindlichkeit angegeben. Wenn sich die Thrombose auf die Cava inferior ausdehnt, entwickeln sich ein Genital- und ein Bauchwandödem. Gelegentlich sieht man Kollateralen an den Extremitäten, an Gesäß und Hüften, die beim Valsalva-Preßversuch stärker hervortreten. Ein tiefsitzender Rückenschmerz kann die fortschreitende Thrombose signalisieren. Kommt es zu einem Verschluß bis oberhalb der Nierenvenen, so tritt ein ständiger und unangenehmer Flankenschmerz auf, der in Inspiration verstärkt ist. Zusätzlich entwickeln sich die Symptome der Stauungsnieren und der Mesenterialvenenstauung.
- Syndrom der oberen Einflußstauung s. S. 108.
- Symptomatik der Lebervenenstauung s. S. 171.
- Akute Armvenenthrombose (Paget-Schroetter-Syndrom): Nach Belastung (lange anhaltende, anstrengende Armbewegungen oder abnorme Armhaltung) kann sich plötzlich eine Thrombose der V. subclavia oder V. axillaris mit einseitigem Ödem des Armes und der Thoraxwand entwickeln. Man sieht eine verstärkte Venenzeichnung der oberflächlichen Hautvenen, auch der Thoraxwand, sowie eine livide Verfärbung. Der Arm ist schmerzhaft.
- Phlegmasia caerulea dolens: meist plötzlich einsetzende, massive Thrombose in zahlreichen großen und kleinen Venen; es entwickelt sich rasch eine meist komplette venöse Stase in den distalen Abschnitten einer Extremität. Die Haut ist livide verfärbt. Infolge Kompression des arteriellen Systems besteht das Risiko einer Gangränbildung. Die Patienten klagen über heftige Schmerzen.

DD: Purpura fulminans Henoch (s. S. 56), akute Durchblutungsstörung (s. auch Tabelle 8).

Postthrombotisches Syndrom: Häufig entwickelt es sich als Restzustand einer vorausgehenden (nicht selten unbemerkt verlaufenden) tiefen Venenthrombose. Der venöse Rückstrom ist behindert. Es kann eine Insuffizienz der Venenklappen vorliegen und damit ein zusätzlicher Faktor zur Entwicklung eines varikösen Symptomenkomplexes gegeben sein.

Symptomatik: mehr oder weniger ausgeprägte, vorwiegend distal lokalisierte Beinödeme, die bei längerem Bestehen induriert erscheinen. Die Haut ist zyanotisch oder infolge Mikroblutungen verstärkt pigmentiert. Zusätzlich können sich kleinste Venenerweiterungen ausbilden (Besenreiservarizen, besonders in den Kniekehlen). Infolge der gestörten Trophik können sich ein Ekzem der Haut oder ein Ulcus cruris entwickeln, letzteres v. a. in der medialen Knöchelregion. Die Patienten klagen über ein vermehrtes Spannungsgefühl, besonders in der Wärme, über eine verstärkte Ödemneigung beim Stehen oder längeren Sitzen und nicht selten über nächtliche Wadenkrämpfe. Die tiefen Beinvenen können druckdolent sein.

- Als Phlebitis migrans werden rezidivierende, meist auf kurze Segmente oberflächlicher Venen (z. B. Fußrücken und Unterschenkel) beschränkte Entzündungen verstanden. Die Venen sind druckdolent. Die Erkrankung kann als früher oder als Begleitbefund einer Endangiitis obliterans, aber auch als Hinweissymptom auf abdominale Tumoren oder bei Infektionskrankheiten beobachtet werden.
- Als Mondor-Krankheit wird die seltene, rezidivierende, segmental begrenzte Entzündung der Vv. thoracoepigastricae beschrieben. Gewöhnlich beobachtet man bei leichten Schmerzen nur eine Rötung oder Strangbildung kurzer Venenstücke.

II. Lymphabflußstörung

Leitsymptom der Störungen des Lymphabflusses sind Ödeme (s. auch S. 211). Die Konsistenz der Ödeme hängt nicht unwesentlich davon ab, ob gleichzeitig der venöse Abfluß beeinträchtigt ist, ob eine Entzündung der Lymphgefäße besteht oder ob mit der Störung des Lymphabflusses auch eine Änderung des hydrostatischen bzw. onkotischen Druckes verbunden ist. Bei fehlender venöser Abflußstörung ist die Haut blaß und nicht zyanotisch. Mas-

Störungen der venösen Durchblutung und des Lymphabflusses

sive Aufschwellungen einer Extremität werden als Elephantiasis bezeichnet; wir beobachten sie besonders bei entzündlichen Erkrankungen der Lymphgefäße (Lymphangiitis). Die akute Entzündung der Lymphgefäße manifestiert sich als druckschmerzhafter, roter Strang, z. B. am Arm nach Verletzungen an der Hand. Bei jedem längerdauernden Lymphödem ist nach vorausgehenden entzündlichen Erkrankungen (z. B. nach einem Erysipel) oder einer zunächst nur banal erscheinenden Entzündung an den Akren (z. B. interdigitale Entzündungen oder Mykosen) zu fahnden.

Die nachfolgende Einteilung richtet sich vordergründig nach dem Symptom Ödem; nur in einem Teil der Fälle kann die Pathogenese des Ödems definiert und auf eine Störung des Lymphabflusses zurückgeführt werden.

- Lymphangiitis und Lymphödem: Häufigste Ursache ist ein Erysipel, hauptsächlich am Unterschenkel. Die Ödembildung kann auf den entzündlichen Bereich beschränkt bleiben. Bei Infektion durch Filaria mit konsekutiver Lymphangiitis entwickelt sich ein meist ausgeprägtes massives Lymphödem (tropisches Lymphödem), so daß die betroffene Extremität monströs aufschwillt („Elephantiasis").
- Lymphödem bei Tumoren, z. B. Armödeme bei Mammakarzinom, treten besonders postoperativ nach Ausräumung der Lymphknoten in der Achselhöhle und nach intensiver Strahlenbehandlung auf. Bei Unterleibskarzinomen können sich Beinödeme entwickeln.
- Angeborenes Lymphödem bzw. hereditäres chronisches Ödem infolge Hypoplasie oder Aplasie der Lymphgefäße: Die Ödeme sind häufig einseitig auf eine Extremität beschränkt; man findet Kombinationen mit anderen Lymphabflußstörungen, z. B. eine intestinale Lymphangiektasie mit damit verbundenem enteralem Eiweißverlust.
- Allergische Ödeme: Häufig ist das Quincke-Ödem, das als flüchtiges, plötzlich beginnendes und regional begrenztes Ödem imponiert. Als Zeichen der allergischen Genese finden sich gleichzeitig Juckreiz und evtl. Eosinophilie.
- Seltene und wahrscheinlich nicht durch Lymphabflußstörung bedingte Ödeme:
  a) Hereditäres angioneurotisches Ödem infolge erhöhter Kapillarpermeabilität. Es handelt sich um einen autosomal dominant vererbten Mangel an C1-Esteraseinhibitor (C1-INH). Von diesen meist rezidivierenden Ödemen sind v. a. die Extre-

mitäten und das Gesicht betroffen. Bei Beteiligung des Larynx können Sprach- und Atemstörungen, bei Beteiligung des Gastrointestinaltraktes Abdominalbeschwerden oder Durchfälle auftreten.

b) Zyklisches Ödem der Frau: v.a. an Unterschenkeln und Augenlidern. Die Ursache ist unklar. Aldosteron und Renin sind erhöht.

c) Melkersson-Rosenthal-Syndrom: Fazialisparese kombiniert mit rezidivierender, oft plötzlicher Schwellung von Lippen bzw. Teilen des Gesichtes. Migräneanfälle. Zusätzliche Befunde: Lingua plicata und evtl. Eosinophilie.

d) Medikamentös bedingte Ödeme: Auslösende Medikamente sind besonders Nebennierenrindenhormone, Phenylbutazon, Laxantien (hypokaliämisches Ödem), Antihypertensiva wie α-Methyldopa, Rauwolfia, Guanethidin, Hydralazin.

d) Myxödem und prätibiales Ödem bei Schilddrüsenfunktionsstörungen: im Unterschied zu anderen Ödemen bildet sich bei der tiefen Palpation keine Delle. Diagnostische Hinweise ergeben sich aus der übrigen Symptomatik einer Schilddrüsenfunktionsstörung, besonders Hypothyreose (s. S. 302).

f) Lipödem: Meist bei Frauen, besonders adipösen Frauen, bilden sich symmetrische, schmerzhafte und nur wenig eindrückbare Ödeme der Beine aus, vor allem bei stärkerer Hitze.

Verdauungsorgane, Abdominalorgane

Anorexie, Appetitlosigkeit und Gewichtsverlust

Appetitlosigkeit ist ein relativ häufiges Symptom, das bei vielen leichten wie schweren Krankheiten und bei zahlreichen, besonders längere Zeit bettlägerigen Patienten beobachtet wird.

- Allgemeinerkrankungen: schwere, fieberhafte Erkrankungen, Sepsis, chronische Abszesse, Empyem;
  kardiale Dekompensation;
  schlecht eingestellter Diabetes mellitus, Niereninsuffizienz, Nebennierenrindeninsuffizienz, Hypophysenvorderlappeninsuffizienz, Hypothyreose, Hyperkalzämie, Exsikkose und Hyperosmolarität.
- Maligne Tumoren: oft selektiver Widerwille gegen Fleisch und Wurst, besonders bei den Tumoren des Gastrointestinaltraktes und des Pankreas.
- Gastrointestinale Krankheiten: Gastritis, Hepatitis, besonders im Initialstadium, Leberzirrhose, Cholangitis, Appendizitis.
- Intoxikationen: chronischer Alkoholismus.
  Medikamente: Digitalis (oft Frühsymptom der Digitalisintoxikation), Antibiotika (besonders Penicillin), Zytostatika und Röntgenstrahlen.
- Psychogene und zentral-nervöse Störungen: Anorexia nervosa (psychogene Magersucht), depressive Verstimmung, postenzephalitische Zustände.
- Außer bei dem Großteil der genannten Erkrankungen tritt trotz normaler Nahrungsaufnahme und Kalorienzufuhr ein Gewichtsverlust besonders unter folgenden Bedingungen auf: verminderte Resorption, d. h. Malabsorption und Maldigestion (s. S. 165, 166); Durchfallerkrankungen (s. S. 156); kalorische Fehlernährung; Hyperthyreose.

Schluckstörungen und Dysphagie

Störungen des Schluckaktes und der Passage durch die Speiseröhre können durch eine mechanische Behinderung, durch Störungen der Muskulatur oder der Innervation bedingt sein. Subjektive Beschwerden in Form eines „Globusgefühls" treten besonders bei einer mechanischen Behinderung des Schluckaktes und der Speiseröhrenpassage auf.
Bei den neural bedingten Störungen des Schluckaktes kann es zur Regurgitation flüssiger Nahrung durch die Nase oder zu trachealer Aspiration (Aspirationspneumonie!) kommen.
Charakteristische Angaben: Bei oropharyngealen Schluckstörungen kann die Speise nicht geschluckt werden (Abschn. I.), bei ösophagealen Störungen d. h. der Dysphagie im engeren Sinne, bleibt der Bissen stecken (Abschn. II.)

I. Schluckstörung durch Behinderung des Schluckaktes im Bereich von Mund und Schlund

1. Mechanische Hindernisse

- Gaumenspalten. Störung der Zungenbeweglichkeit, besonders bei Amyloidose der Zunge (sog. primäre Amyloidose, z. B. bei Paraproteinämien) bzw. bei Sklerodermie und Dermatomyositis.
- Mundbodenphlegmone, Tonsillitis, Tonsillarabszeß, retropharyngealer Abszeß. Lymphome im Bereich des weichen Gaumens und Rachens, Karzinome.
- Dekubitalgeschwüre in Höhe des Ringknorpels, z. B. durch lange liegende Trachealkanülen oder bei Typhus.

2. Störungen der Innervation

- Erkrankungen im Bereich der Medulla oblongata: Hier handelt es sich in erster Linie um Läsionen des N. glossopharyngeus und des N. vagus, die u. a. die Muskeln des weichen Gaumens und des Pharynx sowie des Kehlkopfes und außerdem sensibel den weichen Gaumen und den Rachen versorgen. Bei Parese des N. vagus und glossopharyngeus können Würgreflex und Gaumenreflex nicht mehr ausgelöst werden; das Gaumensegel hängt auf der paretischen Seite tiefer und wird bei der Phonation auf die gesunde Seite verzogen. Erkrankungen der Medulla oblongata sind u. U. mit Sprachstörungen (Dysarthrie) verbunden. Dysphagie bzw. Dysarthrie entwickeln sich je nach Ätiologie plötzlich oder protrahiert.

Einzelne Krankheitsgruppen

a) Progressive Bulbärparalyse, apoplektische Bulbärparalyse, amyotrophische Lateralsklerose, Poliomyelitis, multiple Sklerose.
b) Tumoren des Hirnstammes, Metastasen, paraneoplastische Reaktion bei Insulinom.
c) Läsionen der Vagusgruppe bei basaler Meningitis, Hirnsinusthrombose, Tumoren.
d) Bei gestörter arterieller Blutversorgung des Kerngebietes können verschiedene „vaskuläre" Syndrome auftreten, unter denen das Wallenberg-Syndrom am häufigsten ist: Schluckstörungen, plötzliche Drehschwindelanfälle, Nystagmus, Erbrechen, gleichseitiges Horner-Syndrom, gleichseitige Gaumensegelparese, gleichseitige Extremitätenataxie und gekreuzte dissoziierte Sensibilitätsstörungen (s. S. 296).

- Periphere Läsionen bei Polyneuritis, Typhus, bei Blei- oder Arsenintoxikation. Mechanische Nervenläsionen nach Halsdrüsenexstirpation oder durch infiltrierendes Wachstum von Tumoren, z. B. maligne Struma.
- Infektionen: Diphtherie (Gaumensegellähmung!), Poliomyelitis, Botulismus. Gleichzeitige Schlundkrämpfe bei Tetanus und bei Tollwut.
- Muskelerkrankungen: Myasthenia gravis, dystrophische Myotonie und – seltener – thyreotoxische Myopathie.
- Seltene Störungen: alkoholische oder diabetische Neuropathie, Strychninvergiftung.

II. Dysphagie

Als Dysphagie im engeren Sinne werden Störungen der Ösophaguspassage bezeichnet. Sie sind nicht selten mit weiteren Beschwerden – Krämpfe, Würgen oder Fremdkörpergefühl (Globusgefühl) – verbunden.
- Fehlbildungen der Speiseröhre, die sich oft schon im Säuglingsalter manifestieren: Brachyösophagus, Megaösophagus. Ösopha-

gotrachealfistel mit der typischen Symptomatik von Hustenanfällen bei Trinken und Essen. Im Erwachsenenalter können solche Fisteln bei Karzinomen entstehen. Weitere Fehlbildungen: Divertikel (Regurgitation von Speisen, Foetor ex ore, stärkeres Globusgefühl).

- Störungen der Ösophaguspassage durch Verlegung des Ösophaguslumens: Fremdkörper, membranöse Stenose, Ösophagusring (Schatzki-Ring). Stenosen durch Verletzungen oder Verätzung. *Merke:* Bei Laugenverätzung verhalten sich die Patienten meist ruhig; die Schmerzen sind geringer. Bei Säurenverätzung treten heftige, zum Rücken ausstrahlende Schmerzen auf.
- Ösophaguskarzinom: die häufigste Ursache der Dysphagie. Bei mehr als der Hälfte der Patienten treten Schluckstörungen auf. Weitere Symptome: Hämatemesis, verstärkte Salivation, Widerwillen gegen Speisen und damit verbundene Angst vor dem Schluckakt. Süßlicher Foetor ex ore. Karzinome im mittleren Drittel des Oesophagus verursachen gewöhnlich Schmerzen, die zum Hals, Nacken oder Rücken (Interskapularschmerz) ausstrahlen. Karzinome des unteren Ösophagusdrittels sind gewöhnlich mit substernalen, in den unteren Thorax, Oberbauch oder den Rücken ausstrahlenden Schmerzen verbunden.
- Achalasie: nach dem Ösophaguskarzinom zweithäufigste Ursache einer Dysphagie, die gelegentlich nur intermittierend oder nur transitorisch auftritt. Ursache: neuromuskuläre Störungen mit abnormen bzw. fehlenden peristaltischen Bewegungen und unzureichender Öffnungsfähigkeit des gastroösophagealen Übergangs.
- Störungen am Übergang vom Oesophagus zum Magen: Schmerzhafter Schluckakt und verstärkte Salivation finden sich bei Entzündungen der distalen Ösophagusschleimhaut. Ursachen: Regurgitation von Magensaft, gehäuftes Erbrechen, Soorinfektion. Beim Barrett-Syndrom, einer seltenen Störung, besteht eine Heterotopie von Magenschleimhaut im unteren Oesophagus, die mit erhöhter Ulkusneigung einhergeht. Außer Schluckstörungen treten heftige nahrungsabhängige Schmerzen retrosternal auf (DD: stenokardischer Schmerz).
- Kompression des Ösophagus von außen: Struma, Mediastinaltumoren, maligne Lymphome, Zwerchfellhernie, sowie Dysphagie infolge anormaler Gefäßverläufe („Dysphagia lusoria") bei aberrierender A. subclavia dextra, doppeltem Aortenbogen, bei Aortenaneurysma oder bei vergrößertem linken Vorhof.
- Störungen der Ösophagusmotilität: progressive Sklerodermie; in

²/₃ der Fälle ist der Ösophagus miterkrankt (röntgenologischer Nachweis: Aperistaltik, Lufttretention, Dilatation). Die Ösophagusmotilität ist selten beeinträchtigt bei Lupus erythematodes disseminatus, bei Dermato- bzw. Polymyositis, bei M. Raynaud und bei der Amyloidose des Ösophagus.
- Funktionelle Störungen. Diffuser Spasmus: Auslösung durch kalte Speisen oder Getränke, häufig bei Hiatushernie bzw. bei Sodbrennen. Es treten substernale Schmerzen auf, die oft präkordial lokalisiert sind und mit einer Angina pectoris verwechselt werden können, von der sie sich jedoch durch ihre Abhängigkeit vom Schluckakt abgrenzen lassen. Als funktionelle Dysphagie kann ein sporadischer, plötzlich einsetzender Ösophagismus bei Ösophagusgeschwür oder bei hochsitzendem Magengeschwür bzw. bei Cholezystopathie oder auch bei psychischer Erregung auftreten (Gefühl der zugeschnürten Kehle).

III. Singultus

- Häufigste Ursachen sind Erkrankungen im Bereich des terminalen Ösophagus: distales Ösophaguskarzinom, Achalasie, Hiatushernie, Refluxösophagitis, Soor im Bereich des terminalen Ösophagus bzw. am Mageneingang.
- Erkrankungen im Bereich des Zwerchfells: subphrenische Abszesse, Perikarditis, Mediastinitis, akute Entzündungen im Bereich der Gallenblase oder des Pankreas, lokale und allgemeine Peritonitis.
- Sonstige Ursachen: schwere Kachexie, zentrale Störungen durch Intoxikation, Urämie, bei Zerebralsklerose, Enzephalitis, Hirntumoren, Tabes dorsalis.

IV. Globusgefühl

Bei Störungen des Schluckaktes und der Ösophaguspassage kann ein Fremdkörpergefühl (Globus- oder Kloßgefühl) auftreten, insbesondere dann, wenn die Störungen durch eine mechanische Behinderung bedingt sind. Im allgemeinen wird das Fremdkörpergefühl durch das Schlucken von festen Speisen nicht beeinflußt.
Ein Globusgefühl kann auch als funktionelle Störung auftreten, wenn keine der in I. bzw. II. genannten Erkrankungen vorliegt.

- Typisches Beispiel ist der sog. Globus hystericus, eine psychogen ausgelöste und nicht selten durch eindrucksvolle Klagen demonstrierte Störung ohne organische Grundlage.
- Einem Globusgefühl ähnliche Mißempfindungen können beim Costen-Syndrom entstehen, das durch Arthralgie bzw. Arthritis des Mandibulargelenks hervorgerufen wird. Auch beim zervikalen Bandscheibenvorfall und bei prominenten Halswirbelkörpern werden gelegentlich ähnliche Mißempfindungen angegeben. Schluckschmerzen, die zum Ohr hin ausstrahlen, können Symptom eines Karzinoms der Tuba Eustachii oder entzündlicher Krankheiten des Ohrs sein.
- Globusbeschwerden oder Schlundkrämpfe finden sich bei Tetanus, Chorea, Tollwut, bei Nikotinabusus und bei Strychninintoxikation. Sie können auch im Rahmen eines epileptischen Anfalls auftreten.

Erbrechen

Erbrechen ist meist mit Übelkeit verbunden, besonders bei gastrointestinalen Krankheiten, im Koma und im Schock (Blutdruckabfall!) sowie bei Intoxikationen. Typischerweise geht Erbrechen mit Retroperistaltik und Kontraktionen der Abdominalmuskulatur einher, weshalb sich bei entzündlichen Erkrankungen im Bauchraum Schmerzen und Koliken während des Erbrechens verstärken. Länger anhaltendes oder massives Erbrechen kann Elektrolytstörungen und dadurch bedingt eine weitere Verschlechterung des Allgemeinzustandes und stärkere Übelkeit verursachen. Bei starkem und unstillbarem Erbrechen können Schleimhauteinrisse und -blutungen an der Kardia entstehen (Mallory-Weiss-Syndrom), so daß dann blutiges Erbrechen (Hämatemesis, s. S. 135) hinzutritt.

I. Erbrechen bei Erkrankungen des Gastrointestinaltraktes

- Ösophagus: Das Erbrochene enthält unverdaute Speisen und ist nicht sauer. Oft bestehen ein erhöhter Speichelfluß oder eine verstärkte Regurgitation von Schleim, die auch nachts anhalten, v. a. beim Ösophaguskarzinom. Die Regurgitation ist nicht mit Kontraktionen der Abdominalmuskulatur verbunden. Ösophageal

Erbrechen

bedingtes Erbrechen geht selten mit Übelkeit einher. Häufige Ursachen: Ösophaguskarzinom, Stenose, Achalasie oder Hiatushernie. Regurgitation von Speiseresten auch beim Ösophagusdivertikel.
- Magen: Das Erbrochene ist sauer. Bei Magenausgangsstenose kommt es meist zu massivem Erbrechen, besonders nach vorausgehenden Mahlzeiten und gegen Abend. Gastritis und Karzinom gehen häufiger mit Erbrechen einher als das Ulkus. Bei diesem tritt gewöhnlich nach dem Erbrechen eine Schmerzlinderung ein, weshalb manchmal vom Patienten Erbrechen künstlich provoziert wird. Das Erbrochene ist stets unverdaut. Auch wird gewöhnlich über keine stärkere Übelkeit geklagt. Bei der Gastritis bzw. Gastroenteritis (und auch bei Hepatitis) erbrechen die Patienten meist unmittelbar nach der Nahrungsaufnahme. Morgendliches Erbrechen wird besonders bei der Alkoholgastritis (und bei Schwangerschaft) beobachtet. Der heute seltenere arteriomesenteriale Darmverschluß verursacht, wie die Magenausgangsstenose, massives Erbrechen nach größeren Mahlzeiten. Differentialdiagnostisch ist an tabische Krisen zu denken, die von unstillbarem, attackenweise auftretendem Erbrechen und den Ulkusschmerzen ähnlichen heftigen, jedoch von der Nahrung unabhängigen Schmerzen begleitet sein können.
- Syndrom der blinden Schlinge: Erbrechen tritt meist plötzlich und oft schwallartig auf. Im Unterschied zum Erbrochenen des Magenkranken ist Gallenflüssigkeit beigemengt.
- Akute Entzündungen im Bauchraum: Cholezystitis, Gallen- und Nierensteinkoliken, akute Pankreatitis, akute Appendizitis und akute Peritonitis sind meist mit heftigem Erbrechen und starker Übelkeit verbunden. Die Schmerzen nehmen im Unterschied zum Ulkusschmerz nach Erbrechen nicht ab, sondern eher, bedingt durch Retroperistaltik und Kontraktionen der Bauchmuskulatur, zu. Bei der Nierensteinkolik, der akuten Appendizitis und der Peritonitis ist gewöhnlich keine Beziehung zur Nahrungsaufnahme festzustellen. *Beachte:* Die zur Behandlung von Kolikschmerzen verabreichten Morphinpräparate können ihrerseits Übelkeit und Erbrechen verstärken.
- Ileus: Typischerweise kommt es zu akut einsetzendem starkem und unstillbarem Erbrechen mit Übelkeit. Das Erbrochene hat einen fäkulenten Geruch. Bei hochsitzendem Verschluß setzt das Erbrechen früher, beim Dickdarmileus meist erst nach 24h ein (Beispiele: Darminfarkt, Volvulus). Zunächst wird Mageninhalt, dann gallige Flüssigkeit, dann „Miserere" erbrochen.

- Infektionen: Erbrechen und besonders Übelkeit können unmittelbar bei Beginn einer Hepatitis auftreten. Akute gastroenteritische Infektionen und Intoxikationen gehen mit Brechdurchfall einher (s. S. 159).

II. Sonstige Ursachen von Erbrechen

- Infektionen: Erbrechen und Übelkeit können unspezifisches Begleit- bzw. Prodromalsymptom schwerer allgemeiner Infektionen sein, besonders beim Kind. Beispiele: Sepsis, schwere Virusinfektionen, Keuchhusten, Meningitis, Enzephalitis u. a.
- Schockzustände, z. B. nach Herzinfarkt, bei akuter Herzinsuffizienz oder beim Lungeninfarkt, sind nicht selten durch mehr oder weniger starkes Erbrechen und Übelkeit belastet.
  Meist zu Beginn und bei plötzlich einsetzenden Komazuständen besteht starke Übelkeit und es kommt zu nahrungs*un*abhängigem Erbrechen, beispielsweise beim diabetischen und urämischen Koma, in der Addison-Krise (Natriumverlust) und bei Hyperparathyreoidismus.
- Zerebrales Erbrechen: Unabhängig von der Nahrungsaufnahme tritt das Erbrechen oft schwallartig – ohne Übelkeit und unvermittelt – auf. Wichtigste Ursachen: Hirndrucksteigerung, z. B. bei Tumoren, intrakraniellen Blutungen oder Hirnödem. Erbrechen erfolgt auch bei Enzephalitis und Meningitis, besonders zu Beginn der Krankheit. Weitere Ursachen für zerebral ausgelöstes Erbrechen: Commotio, Contusio, Hirnabszeß, apoplektischer Insult, arterielle Thrombose.
- Funktionelle Störungen: Plötzlich, anfallsweise und periodisch einsetzendes nahrungsunabhängiges Erbrechen ist zusammen mit Drehschwindelattacken Symptom des Ménière-Syndroms oder Zeichen einer Migräne, die mit Übelkeit, typischen Kopfschmerzen und gelegentlichen Sehstörungen verbunden ist. Störungen im labyrintär-vestibulären System verursachen das Erbrechen bei der Seekrankheit und anderen Kinetosen.
  Während einer hypertonen Krise kann Erbrechen einsetzen, beispielsweise beim Phäochromozytom.
  Bei der Hyperemesis gravidarum tritt Erbrechen v. a. im nüchternen Zustand morgens auf.
  Beachte: Bei der Anorexia nervosa und vergleichbaren neurotischen Störungen wird Erbrechen von Patienten oft absichtlich und heimlich provoziert oder aber demonstrativ vorgeführt.

- Exogene Intoxikation: Erbrechen ist hier meist nahrungsunabhängig, jedoch mit Übelkeit verbunden.
Medikamente: Digitalis, Zytostatika, Chinidin, gelegentlich Antibiotika und Morphinpräparate.
Intoxikationen: Alkohol (morgendliches Erbrechen), Nikotin, Schlafmittel, CO, Benzol und Phenol, Schwermetalle, Pilze.
Strahlenbehandlung und Strahlenschäden.

Magen- und Darmblutungen (Hämatemesis und Meläna)

Als Hämatemesis wird das Erbrechen von rotem Blut oder Blutkoagula bzw. braunschwarzem Blut (Kaffeesatzerbrechen) verstanden; es ist zu unterscheiden von der Hämoptyse (s. S. 76). Im allgemeinen stammt das Blut aus Blutungsquellen des oberen Gastrointestinaltraktes oberhalb des Jejunums (Treitz-Band), aber auch Blutungen aus Mund, Rachen und dem Respirationstrakt können Bluterbrechen oder kaffeesatzartiges Erbrechen verursachen, wenn größere Blutungen auftreten und das Blut verschluckt wurde, z. B. nach Zahnextraktionen, bei hämorrhagischer Diathese, nach Adenotomie sowie nach banalem Nasenbluten. Als Pseudohämatemesis wird das Erbrechen rötlich gefärbter Nahrungsbestandteile verstanden, etwa nach Genuß von Kirschen, Heidelbeeren, Rotwein, Rote Bete u. ä.
Teerstühle (Meläna) beobachtet man bei gastrointestinalen Blutungen, wenn das Blut durch die Magensäure (Hämatinbildung) oder durch die Einwirkung von intestinalen Bakterien im Darmlumen umgewandelt wurde. Bei Blutungen aus dem oberen Anteil des Gastrointestinaltraktes werden Teerstühle nicht früher als 5–10 h nach Blutungsbeginn abgesetzt. Sie gehen gewöhnlich mit verstärktem Stuhldrang einher. Bei einer Blutung von mehr als etwa 300 ml treten breiige Teerstühle auf, die bei stärkeren Blutungen auch über mehrere Tage anhalten. Große Blutungen können blutige Diarrhöen verursachen. Es ist zu beachten, daß bei schneller Passagezeit bzw. großen Blutungen ein heller Blutstuhl auch bei Blutungen aus dem oberen Gastrointestinaltrakt auftreten kann (z. B. starke Blutung eines Duodenalulkus), wie umgekehrt ein Teerstuhl auch einmal bei längerer Obstruktion und Obstipation durch einen Kolontumor hervorgerufen werden kann. In der Regel können Blutungen aus dem unteren Gastroin-

testinaltrakt, besonders aus dem Dickdarm, auch daran erkannt werden, daß das Blut dem Stuhl beigemengt ist. Andererseits weisen Blutauflagerungen auf den normal gefärbten Stuhl auf Blutungsquellen am Darmausgang hin.
Bei jeder unklaren gastrointestinalen Blutung soll, besonders auch in Notfallsituationen, eine genaue endoskopische Untersuchung erfolgen, da mit diesem Verfahren auch kleinere Blutungen erfaßt werden können. Die Röntgenuntersuchung ist demgegenüber von untergeordneter Bedeutung und weniger zuverlässig (Ausnahme: Diagnostik blutender Tumoren im Dünndarmbereich).

I. Allgemeine diagnostische Hinweise

- Große Blutungen verursachen eine Hypovolämie und einen Blutdruckabfall, was sich mit den Symptomen einer blassen, feuchtkalten Haut, Tachykardie, Tachypnoe, allgemeiner Schwäche und vermehrten Durst äußert. Selbst bei größeren Blutungen sind zunächst Erythrozytenzahl und Hämoglobinkonzentration normal (sofern nicht eine chronische Blutungsanämie vorbesteht); sie ändern sich gewöhnlich erst nach 16–24 h.
  Bei größeren Blutungen setzt verstärkter Stuhldrang ein.
- Abdominalschmerzen, Koliken und Tenesmen können Begleitsymptome sein bei Colitis ulcerosa, bei Amöbenruhr sowie Divertikelblutung und ischämischer Kolitis des älteren Patienten. Oberbauchschmerzen, die nach Einsetzen der Blutung verschwinden, weisen auf eine Ulkusblutung hin.
- Hautsymptome: Ikterus, Palmarerythem, Spidernävus sind häufige Symptome einer Leberzirrhose; man wird bei akuten Blutungen an blutende Ösophagus- oder Magenwandvarizen denken. Beim M. Osler werden typische Teleangiektasien an der Lippen-, Mund- und Nasenschleimhaut beobachtet. Wird perioral eine fleckförmige Pigmentation festgestellt, so ist an das Peutz-Touraine-Jeghers-Syndrom und damit an die Möglichkeit blutender Darmpolypen zu denken.
  Eine schwere hämorrhagische Diathese als Folge einer Koagulopathie oder Thrombozytopenie kann leicht an der Neigung zur Hämatombildung und petechialen Blutungen erkannt werden; die hämorrhagische Diathese kann Symptom einer malignen Bluterkrankung oder durch Medikamente, besonders Zytostatika, verursacht sein.

Magen- und Darmblutungen (Hämatemesis und Meläna)

II. Ursachen gastrointestinaler Blutungen

- Ösophagus: Mit die häufigste Ursache von meist starken Blutungen sind Ösophagusvarizen, die in erster Linie bei der portalen Hypertension auftreten. Blut kann schwallartig erbrochen werden; relativ häufig sind kontinuierliche kleinere Blutungen (Ursache chronischer Blutungsanämie, Teerstühle). Ösophagusmalignome, Divertikel oder Ösophagitis, z. B. erosive bzw. peptische oder Refluxösophagitis können ebenfalls Blutungen leichteren Grades verursachen.

- Magen/Duodenum: Aus dem Magen stammendes Blut riecht säuerlich und ist häufig mit Nahrungsresten vermischt.
  a) Die wahrscheinlich häufigste gastrointestinale Blutungsursache ist das Duodenalgeschwür, das der Diagnostik deshalb oft entgeht, weil typische Schmerzen (Nüchternschmerzen!) während und unmittelbar vor der Blutung fehlen können oder während der Blutung verschwinden.
  b) Etwas seltener sind Blutungen aus Magen- bzw. Anastomosenulzera.
  c) Eine relativ häufige Ursache ist die erosive Gastritis (hämorrhagische Gastritis), die v. a. nach Alkoholabusus, bei Urämie, Sepsis, im Streß und bei zerebralen Erkrankungen auftreten kann und sich klinisch durch Druckgefühl und Beschwerden im Oberbauch manifestiert. Die Blutungen sind gewöhnlich weniger stark.
  Bei starkem und krampfartigem Erbrechen kommt es zu Schleimhauteinrissen im unteren Ösophagusdrittel bzw. an der Kardia und damit zu kapillären Blutungen. Diese sog. Mallory-Weiss-Syndrom zählt zu den häufigeren Blutungsursachen. Schwere Blutungskomplikationen entstehen allerdings meist nicht.
  d) Beim Magenkarzinom und dem seltenen Magensarkom sowie gelegentlich auch beim malignen Lymphom der Magenwand sind Hämatemesis und Teerstühle oft das erste Symptom der Erkrankung. In Einzelfällen ist die Blutung stark.
  e) Weitere Ursachen: Schwächere oder intermittierende Blutungen beobachtet man bei Polypen, villösen Papillomen und anderen benignen Magentumoren. Hiatushernien sind kaum einmal Ursache einer Hämatemesis oder von Teerstühlen; meist kommt es hier nur zu Sickerblutungen (häufig Ursache einer chronischen Blutungsanämie).

- Dünndarm: Wichtige und häufige Ursache größerer Blutungen ist das Ulcus pepticum jejuni nach Billroth II-Resektion des Magens. Oft sind auch Phlebektasien Blutungsursache, seltener die diagnostisch schwer faßbaren Tumoren des Dünndarms (Hämangiom, Karzinoid, Adenokarzinom, Lymphom). Der Diagnostik schwer zugänglich sind die Blutungen aus metaplastischer Magenschleimhaut in einem Meckel-Divertikel.
- Entzündliche Erkrankungen des Dünn- und Dickdarms: Bei größeren Blutungen wird frisches rotes Blut entleert. Häufigste Ursache: Colitis ulcerosa, seltener M. Crohn. Unter den Infektionskrankheiten sind besonders zu nennen: Ruhr, Typhus, Amöbenruhr und die bei Typhus sowie auch bei Darmtuberkulose auftretenden Ulzera der Schleimhaut.
- Durchblutungsstörungen mit nachfolgenden Blutungen bzw. blutigen Diarrhöen können bei älteren Menschen auftreten (Thrombose oder Embolie der Mesenterialarterien und -venen). Gleichzeitig bestehen mehr oder weniger starke Abdominalschmerzen und je nach Ausmaß der Infarzierung peritonitische Erscheinungen.
- Maligne Tumoren des Dickdarms lassen sich wegen der Sickerblutungen mit dem Guajaktest (Haemoccult-Test) früher nachweisen. Die Blutungen sind gewöhnlich nicht so stark wie bei blutenden Polypen und Papillomen.
- Eine stärkere Blutung aus Divertikeln ist selten. Hinweise sind Spontan- oder Druckschmerzen besonders im linken und mittleren Unterbauch.
- Perianale Blutungen, bei denen typischerweise das Blut dem Stuhl aufgelagert ist, sind bei Hämorrhoiden, Tumoren, Polypen, bei der Analfissur und bei anderen Verletzungen möglich. Beim älteren Menschen sind eher Proktitis oder Karzinom (Tenesmen, Stuhlunregelmäßigkeit), beim jüngeren Patienten eher Hämorrhoiden, Analfissur oder Prolaps zu erwarten.
- Blutungen aus den Gallenwegen bzw. bei Pankreaserkrankungen: Traumatische Schädigungen der Leber können unmittelbar oder mit einer Verzögerung von Tagen Blutungen in die Gallenwege verursachen. Eine solche Hämobilie kann auch bei Aneurysmen intrahepatischer Arterien, beim Leberabszeß, bei Parasitosen und bei Tumoren von Leber und Gallenwegen auftreten. Aus dem Pankreasgang fließendes Blut kann auf ein Pankreaskarzinom oder eine nekrotisierende Pankreatitis hinweisen. Blutungen aus der Vater-Papille sind jeweils nur endoskopisch zu verifizieren.

- Vaskuläre Erkrankungen: M. Osler und Hämangiome (Angiodysplasie) verursachen keine Beschwerden, im Unterschied zu den mit mehr oder weniger starken Abdominalschmerzen einhergehenden Erkrankungen Panarteriitis nodosa und M. Schoenlein-Henoch, bei denen Blutungen in das Darmlumen auftreten können. Gefäßveränderungen, die gelegentlich zu Magen-Darm-Blutungen führen, sind auch Symptom des sehr seltenen Grönblad-Strandberg-Syndroms, das durch eine angeborene Schwäche des Bindegewebes gekennzeichnet ist.
- Hämorrhagische Diathese: Thrombozytopenien, z. B. bei M. Werlhof, bei akuten Leukämien und unter zytostatischer Behandlung, Gerinnungsstörungen, besonders unter Behandlung mit Antikoagulantien. Akute Blutungen können bei Verbrauchskoagulopathie bzw. Hyperfibrinolyse eintreten.
- Medikamente: Antirheumatika und Glukokortikoide können die Entwicklung eines Magenulkus begünstigen bzw. bei bestehendem Ulkus eine Blutung auslösen. Unter Salizylaten (Aspirin) kommt es zu eher profusen Blutungen, die gelegentlich perakut verlaufen.

Schmerzen im Abdominalbereich

I. Allgemeine Hinweise

- Schmerzcharakter: Krampfartige, in ihrer Intensität an- und abschwellende Schmerzen und Koliken finden sich meist bei Erkrankungen der Hohlorgane. Dauerschmerzen sind eher charakteristisch für eine Peritonitis bzw. eine peritoneale Reizung. Peritoneale Schmerzen sind stechend, bohrend oder brennend und, mit Ausnahme der diffusen Peritonitis, eher lokalisiert. Viszerale Schmerzen sind dumpf, diffus und schwerer lokalisierbar.
- Schmerzauslösung: Von der Nahrungsaufnahme abhängige akute Schmerzen können beobachtet werden bei Cholelithiasis, Cholezystitis, Ulcus ventriculi und duodeni, akuter Pankreatitis, Angina abdominalis, Stenosen des Dünndarms.
  Bewegungsabhängige Schmerzen beobachtet man bei Bauchwandprozessen (Entzündung), bei inkarzerierter Hernie, beim aorto-iliakalen Anzapfsyndrom.
  Die Körperlage spielt bei der Schmerzauslösung der Inguinalhernien eine Rolle; die Beschwerden treten eher im Stehen auf. Im

140 Verdauungsorgane, Abdominalorgane

Liegen verstärken sich die Beschwerden der Hiatushernie, des Milzinfarktes und der akuten Panreatitis.
- Plötzliche Schmerzen bzw. Koliken werden bei folgenden Krankheiten beobachtet: akute Cholezystitis, Gallensteineinklemmung, Perforation eines Ulkus duodeni, Perforation eines Magengeschwürs, akute Pankreatitis, akute Appendizitis, Adnexitis, eingeklemmte Leistenhernie bzw. Nabelbruch, Bridenileus, Divertikulitis.
- Schmerzlokalisation: Ein diffus-allgemeiner und nicht streng lokalisierbarer Schmerz ist zu beobachten bei der diffusen Peritonitis, den akuten vaskulären Erkrankungen, bei paralytischem Ileus, diabetischer Azidose, Porphyrie, Hyperlipoproteinämie sowie bei Askaridiasis und Trichinose. Im rechten Oberbauch lokalisierte und zur rechten Schulter ausstrahlende Schmerzen finden sich v. a. bei Erkrankungen der Gallenblase und Leber (s. III.2, S. 144); in den linken Oberbauch lokalisierte und zur linken Schulter ausstrahlende Schmerzen weisen auf Erkrankungen des Pankreas (besonders Pankreasschwanz) bzw. der Milz hin (III.3, S. 146, und III.4, S. 147). Bei retroperitonealen Erkrankungen bzw. retroperitonealer Ausdehnung einer Abdominalerkrankung werden die Schmerzen zum Rücken hin fortgeleitet, z. B. bei Pankreatitis. Atemabhängige Schmerzen sprechen für subphrenische Prozesse bzw. eine akute Milz-, Leber- und Gallenblasenerkrankung. Die Schmerzen werden jeweils bei tiefer Inspiration stärker. Akute Hernienerkrankungen lösen Schmerzen aus, die zur Leistengegend und zum Oberschenkel hin ausstrahlen. Segmental begrenzte Schmerzen können Zeichen einer Wirbelsäulenerkrankung, eines Herpes zoster, aber auch einer Erkrankung des parietalen Peritoneums (segmentaler Verlauf der sensiblen Fasern) sein.
- Eine schmerzhafte Abwehrspannung, harte Bauchdecken, Kahnbauch und Loslaßschmerz sind Zeichen der Peritonitis. Weiche Bauchdecken werden bei den meisten extraabdominalen Erkrankungen und der „Pseudoperitonitis" bei Stoffwechselkrisen palpiert.

Perkutorisch kann eine umschriebene Dämpfung bei Abszeß, z. B. einem perityphlitischen Abszeß festgestellt werden. Der Meteorismus des Ileus ist an einem tympanitischen Klopfschall zu erkennen. Perkutorisch kann auch die aufgehobene Leberdämpfung bei Ulkusperforation erfaßt werden. Auf Flankendämpfung bei Aszites sowie den perkutorisch und palpatorisch faßbaren Unterschied zwischen Aszites und großer Zyste sei hingewiesen.

Auskultatorische Phänomene sind wichtig für die Differentialdiagnose zwischen mechanischem Ileus (hochgestellte Darmgeräusche) und paralytischem Ileus (keine Darmgeräusche, „Totenstille"). Gelegentlich kann auskultatorisch das Strömungs- bzw. Pulsationsgeräusch eines Aortenaneurysmas erkannt werden.
- Temperatur: Fieber und besonders Schüttelfröste sind die Zeichen entzündlicher Erkrankungen der Hohlorgane, z. B. Cholezystitis, Cholangitis, Empyem, Pyelitis. Eine deutliche Differenz axillärer und rektaler Temperatur besteht bei der akuten Appendizitis, Adnexitis und entzündlichen Erkrankungen des Enddarms.

II. Peritonitis

Eine Peritonitis kann hämatogen entstehen oder sich als Folge einer Perforation bzw. entzündlichen Organerkrankung entwickeln.
Typische Symptome der Peritonitis sind Abwehrspannung der Muskulatur, Klopfschmerz und Loslaßschmerz; sie sind bei der umschriebenen Peritonitis lokalisiert. Im Unterschied dazu fehlen Abwehrspannung und Loslaßschmerz i. allg. bei der akuten Pankreatitis, Cholelithiasis, Nierenkolik, Mesenterialinfarkten und der Pseudoperitonitis.
Peritoneale Schmerzen sind gewöhnlich heftig und stechend, anhaltend. Die Bauchdecken sind hart gespannt. Während Patienten mit Kolikschmerzen sich unruhig hin-und herbewegen, verharren Patienten mit Peritonitis bewegungslos ruhig in Rückenlage. Die Atmung ist oberflächlich. Bei ausgeprägter Peritonitis entwickeln sich zunächst Bradykardie, später Tachykardie und Schocksymptomatik (Schweißausbruch, Blutdruckabfall, Fieber, trockene Zunge, Facies abdominalis mit eingefallenen Wangen und spitzer Nase). Die Leukozyten sind erhöht.

III. Schmerzen bei Erkrankungen des Oberbauches

1. Magen – Duodenum

Schmerzlokalisation mittlerer und rechter Oberbauch.
- Akute Gastritis, akuter Reizmagen bzw. hypersekretorische Gastropathie: Es wird ein dumpfer, unangenehmer, meist im Epi-

gastrium lokalisierter Druck bzw. Druckschmerz angegeben. Der Magen ist aufgetrieben. Die Patienten klagen über Völlegefühl (Dehnungsschmerz). Während und nach den Mahlzeiten und jeweils abhängig von der Art der Mahlzeiten (Süßigkeiten, Gebratenes, Alkohol) nehmen die Beschwerden zu.
Die seltene phlegmonöse Gastritis löst starke Schmerzen mit peritonealer Reizung aus. Die Temperatur ist erhöht.
Beim Magenkarzinom fehlen charakteristische Beschwerden; sie sind unbestimmt und zunächst nur auf eine Gastritis verdächtig. Es besteht Widerwille gegen Fleisch und Wurst.

- Ulkuskrankheit
  a) Ulkus ventriculi: Während und unmittelbar nach den Mahlzeiten treten Schmerzen auf, die in der Mitte des Epigastriums lokalisiert werden. Palpatorisch ist Druckempfindlichkeit nachzuweisen.
  b) Ulkus duodeni: Typischerweise wird über Schmerzen im Nüchternzustand und meist längere Zeit nach den Mahlzeiten (nachts) geklagt. Sie sind eher im rechten Oberbauch bzw. rechts des Nabels lokalisiert und können von hier aus in den Rücken ausstrahlen.
  DD: Cholezystopathie, Erkrankungen im Bereiche des Pankreaskopfes.
  c) Ulkusperforation (s. auch Tabelle 11): Die Schmerzen treten plötzlich auf, sind intensiv (Vernichtungsgefühl) und werden in den rechten oder mittleren Oberbauch lokalisiert. Relativ rasch entwickeln sich peritonitische Zeichen (brettharter Bauch, Loslaßschmerz). Das Epigastrium ist gewöhnlich eingezogen. Bei Perforation eines Ulcus duodeni können die Schmerzen entlang dem Colon ascendens nach distal ausstrahlen (DD: Appendizitis, jedoch Rovsing-Zeichen negativ). Bei ⅔ der Patienten wird röntgenologisch eine Luftsichel unterhalb der Zwerchfelle nachgewiesen. Perkutorisch fehlt die Leberdämpfung in der mittleren Axillarlinie und wird stattdessen ein tympanitischer Klopfschall festgestellt. Die Leukozyten sind erhöht.
  d) Penetrierendes Ulkus: Der Schmerz setzt eher langsam ein. Bei Penetration in das Pankreas treten Rückenschmerzen auf. Die Amylasen sind erhöht.
- Hiatushernie, Kardiainsuffizienz bzw. Refluxösophagitis: Es werden eher dumpfe und meist relativ geringe Beschwerden retrosternal und in der Gegend des Xiphoids angegeben; sie können gelegentlich auch linksseitig präkordial lokalisiert sein oder

Tabelle 11. Differentialdiagnose zwischen Myokardinfarkt und akutem Oberbauchschmerz

	Myokardinfarkt	Ulkusperforation	Gallenkolik	Akute Pankreatitis
Schmerzauslösung	Meist keine direkte Ursache	Während oder nach Mahlzeiten	Durch Mahlzeit (Fett)	Durch Mahlzeit (Alkohol)
Schmerzlokalisation und -ausstrahlung	Präkordial, Ausstrahlung zum linken oder rechten Arm, zum Oberkiefer oder Oberbauch	Epigastrium, zur rechten Schulter	Rechter Oberbauch, rechte Schulter, rechter Unterbauch	Linker Oberbauch, linke und rechte Schulter
Schmerzqualität	Krampfartig, Vernichtungsgefühl	Plötzlicher, heftiger, stechender Schmerz	Plötzlicher, heftiger Kolikschmerz	Plötzlich sehr stark, Vernichtungsgefühl
Schockzeichen	Meist –, in schweren Fällen +	– oder +	–	+ +
Übelkeit, Erbrechen	+	+	+ +	+ +
Bauchdeckenspannung	–	+ + +	(+)	Bauch eher weich
Labor	CK-MB +	(Leuko +)	(Leuko +)	Amylase +

zum Rücken ausstrahlen. Sie nehmen gewöhnlich beim Bücken und im Liegen zu. Es besteht saures Aufstoßen. Akut einsetzende Schmerzen sprechen für eine inkarzerierte Hernie.

- Beschwerden nach Magenoperation:
  a) Syndrom der zuführenden Schlinge: Es können Völlegefühl und Druckempfindlichkeit im rechten Oberbauch auftreten. Typisch ist schwallartiges Erbrechen, das ½ – 3 h nach dem Essen auftritt und Erleichterung verschafft. Das Erbrochene enthält viel Gallenflüssigkeit.
  b) Dumpingsyndrom: Auch hier wird über Völlegefühl, selten Druckempfindlichkeit im Mittel- und Oberbauch geklagt. Zusätzliche Befunde: plötzliches Schwitzen, Blässe, Tachykardie, welche beim Frühdumpingsyndrom etwa 20 min nach den Mahlzeiten, beim Spätdumpingsyndrom gewöhnlich 2 h nach den Mahlzeiten auftreten.
- Sonstige im Oberbauch lokalisierte Beschwerden finden sich bei Duodenalkompression durch Gefäße, beim Magenvolvulus und bei Störungen der Magen- bzw. Duodenalpassage durch Tumoren.

Die epigastrische Hernie kann hartnäckige, dem Ulkusschmerz ähnliche, jedoch nicht nahrungsabhängige Schmerzen auslösen, die bei Anspannung der Bauchmuskulatur zunehmen und als umschriebener Druckschmerz der Bauchwand palpiert werden können.

2. Gallenwege und Leber

Die Beschwerden sind v. a. im rechten Oberbauch lokalisiert und können von hier zur rechten Schulter ziehen.

- Gallenblase:
  a) Gallensteinkoliken: meist heftigste Schmerzen im rechten Oberbauch, die zur rechten Schulter, zum Sternum, sowie gelegentlich auch in die Herzgegend ausstrahlen können (DD: Herzinfarkt; s. Tabelle 11). Eher dumpfe Schmerzen finden sich beim Zystikusstein. Es besteht zwar ein starker Druck-, aber kein Loslaßschmerz. Palpatorisch vermißt man bei der unkomplizierten Cholelithiasis eine Abwehrspannung. Kommt es zur Perforation, so entwickelt sich die Peritonitis gewöhnlich langsamer als bei der Ulkusperforation, weshalb zwischen Kolik und peritonitischen Schmerzen stets ein längeres, schmerzfreies Intervall besteht.

b) Cholezystitis und Gallenblasenempyem: Die Schmerzen sind unterschiedlich stark und können bis zu Koliken zunehmen. Die Gallenblasenregion ist klopfempfindlich. Man palpiert Abwehrspannung und Loslaßschmerz, nicht selten auch eine Resistenz. Bei einem Teil der Patienten entwickelt sich ein Subikterus.
c) Funktionelle Cholezystopathie, irritable Gallenblase: Meist sind die Beschwerden nur leicht; selten kommt es zu Koliken.
d) Cholangitis und Cholangiolitis: Beschwerden sind hierbei nicht obligat, jedoch kann gelegentlich ein dumpfer und unangenehmer Schmerz in der Mitte und im rechten Oberbauch auftreten.

- Hypertonie des Oddi-Sphinkters, Postcholezystektomiesyndrom, Abflußbehinderung durch Steine oder Sklerose, Entzündung oder Adenomyose der Papille, Karzinome im Bereich der Gallenwege und der Papille: Die Beschwerdensymptomatik ist uneinheitlich in Abhängigkeit davon, ob Steine vorhanden sind oder eine komplizierende Entzündung abläuft. Koliken sind möglich, besonders bei Choledocho-/Cholelithiasis und auch beim Karzinom.
- Akute Leberschwellung: Je akuter die Lebervergrößerung einsetzt, z. B. bei akuter Rechtsherzinsuffizienz, um so eher wird über Druck- und Völlegefühl („Tumorgefühl") im rechten Oberbauch geklagt.
Die Beschwerden sind subjektiv unangenehm, wirken auch bedrohlich mit deutlicher Beeinträchtigung des Allgemeinzustandes. Die Leber ist druck- und klopfschmerzhaft. Bei der akuten venösen Stauung ist der hepatojuguläre Reflux nachweisbar, d. h. bei Kompression der Leber schwellen die Jugularvenen an (DD: Budd-Chiari-Syndrom).
Stärkere Oberbauchschmerzen mit Lebervergrößerung, Fieber und gelegentlich deliranten Zuständen müssen auch an eine akute alkoholische Fettleberhepatitis denken lassen. Bei der akuten bzw. chronisch-aktiven Hepatitis wird ein dumpfer Druck in der Lebergegend angegeben.
Ausgeprägt und plötzlich einsetzende Schmerzen können durch eine Kapselblutung, z. B. bei Tumoren, oder einen Leberabszeß verursacht sein.
- Budd-Chiari-Syndrom: Bei Thrombose aller hepatischen Venen entwickelt sich ein stark schmerzhafter Lebertumor. Der Verlauf ist foudroyant und oft tödlich. Bei eher protrahiertem Verlauf,

z. B. bei inkompletter Thrombose der abführenden Lebervenen, findet man eine druckempfindliche Leberschwellung und als weiteres Zeichen der Erkrankung Venenerweiterungen an der seitlichen Bauch- und Thoraxwand. Kein hepatojugularer Reflux im Unterschied zur akuten Rechtsherzinsuffizienz.
- Chilaiditi-Syndrom (Interposition des Kolons zwischen Leber und Zwerchfell): Im Vordergrund steht die Symptomatik der Darmstenose; seltener bestehen Beschwerden im rechten Oberbauch.

3. Pankreas

Lokalisation der Beschwerden im linken Oberbauch, ausstrahlend zur linken Schulter; Erkrankungen des Pankreaskopfes können Beschwerden im mittleren und im rechten Oberbauch verursachen.
- Akute Pankreatitis bzw. Pankreasnekrose (s. auch Tabelle 11): Die Schmerzen beginnen akut, halten über lange Zeit an und können dabei noch an Intensität zunehmen. Koliken treten i. allg. nicht auf, auch fehlen peritoneale Zeichen. Wie angegeben, lokalisiert sich der Schmerz bei Erkrankungen des Pankreaskopfes mehr im rechten Oberbauch, bei Erkrankungen im Bereich des Pankreasschwanzes mehr im linken Oberbauch. Auslaufendes Sekret kann rasch einen ubiquitären Schmerz und auch retroperitoneale Schmerzen (Druckschmerz im linken Costovertebralwinkel) hervorrufen. Nicht selten entwickelt sich gleichzeitig eine linksseitige hämorrhagische Pleuritis; bei schweren Verläufen tritt eine Zyanose auf, und es setzen rasch Schocksymptome ein.
- Chronische Pankreatitis, Pankreaskarzinom, Pankreaszysten und Pseudozysten nach akuter Pankreatitis: Die Beschwerden sind meist gering, rezidivieren aber häufig und in Abhängigkeit von der Nahrungsaufnahme bzw. Diätfehlern. Kleine Zysten verursachen keine Beschwerden. Bei chronischer Pankreatitis können Meteorismus, u. U. Übelkeit oder vermehrtes Erbrechen imponieren. *Beachte:* Gewichtsabnahme und Steatorrhö. Karzinome, die die Organgrenze überschreiten und in das Retroperitoneum bzw. den Plexus soláris übergreifen, können heftige Rückenschmerzen auslösen. In kurzen Zeiträumen rezidivierende Schmerzen sind weniger für eine chronische Pankreatitis als vielmehr für Pseudozysten und eine Verlegung der Gallengänge charakteristisch. *Beachte:* subikterische Schübe. DD: Cholelithiasis, Tumoren.

Schmerzen im Abdominalbereich

4. Milz

Lokalisation der Beschwerden im linken Oberbauch.
- Splenomegalie: Nur bei stärkerer oder plötzlich einsetzender Milzvergrößerung treten Druckgefühl und Tumorgefühl, besonders beim Bücken, auf. Mögliche Ursachen: portale Hypertension, Leukämie, Osteomyelofibrose, hämolytische Krisen.
- Milzinfarkt bei Splenomegalie: Die Perisplenitis verursacht einen atemabhängigen, zur linken Schulter ausstrahlenden Schmerz. Man kann Reibegeräusche auskultieren. Bei Milzruptur setzen heftige Schmerzen ein, denen ein hämorrhagischer Schock nachfolgt. Das Abdomen ist gewöhnlich weich. Darmgeräusche sind vorhanden. Der Schulterschmerz ist im Liegen stärker.

IV. Darm- und Unterleibserkrankungen

Erkrankungen des Dünndarms lösen Beschwerden im Ober- und Mittelbauch, Erkrankungen des Dickdarms rechts- und linksseitige Mittel- und Unterbauchschmerzen aus.
- Mechanischer Ileus: Die Schmerzen entwickeln sich oft relativ schnell, besonders beim hochsitzenden Dünndarmileus bzw. wenn der Ileus durch Strangulation, Invagination oder Volvulus verursacht wird. Die Schmerzen können wie Koliken an- und abschwellen, wobei die Schmerzintervalle beim Dünndarmileus meist 3–4 min, beim Dickdarmileus 6–10 min andauern. Weitere Symptome sind Hyperperistaltik mit klingenden, spritzenden Darmgeräuschen. Für einen hohen Dünndarmileus sprechen frühzeitiges Erbrechen, fehlender Meteorismus, normaler Abgang von Winden. Beim tiefen Dünndarmileus folgt das Erbrechen eher den Schmerzen nach und riecht das Erbrochene fäkulent. Beim Kolonileus kommt es ebenfalls sehr spät zu fäkulentem Erbrechen. Winde gehen nicht mehr ab. Frühzeitig entwickelt sich ein Meteorismus. Allgemeinsymptome: Dehydratation, starkes Krankheitsgefühl, braun belegte, trockene Zunge (weitere Symptome s. auch Tabelle 12).
Ursachen des mechanischen Ileus: Strangulation durch inkarzerierte Hernie, durch Darmeinklemmung in Mesenteriallücken und durch Briden, durch Volvulus, Invagination oder Malrotation. Häufiger ist der Obturationsileus, verursacht durch Adhäsionen, Briden, Strikturen, Tumoren, Fremdkörper, Kotstauung, Stenosen oder Atresien, Darmwandbrüche, Megakolon oder Duplikaturen. Nicht selten tritt ein (Dünndarm)ileus intermittierend

Tabelle 12. Differentialdiagnose des Ileus

	Hoher Dünndarmileus	Tiefer Dünndarmileus	Dickdarmileus	Paralytischer Ileus
Schmerzen	Heftig, schockartig um den Nabel	Koliken, diffus um den Nabel, Intervall 3–4 min	Koliken (geringer) 6–10 min	Gering, allmählich zunehmende Schmerzen
Meteorismus	Fehlt oder nur gering	Stark (paraumbilikal)	Stark	Stark
Erbrechen	Früh, heftig, Magensaft, Galle	Nach dem Schmerz, fäkulent	Spät (erst nach 24h), kann auch fehlen	Spät (erst nach 24h)
Windabgang	Möglich	Anfangs noch möglich	Fehlt, evtl. Wechsel von Obstipation mit blutig-schleimigem Durchfall	Fehlt
Exsikkose: braune Zunge	+++	+++	(+)	+++
Auskultation	Hyperperistaltik	Hyperperistaltik, spritzende Darmgeräusche	Hypoperistaltik	Totenstille (Herzschlag hörbar)
Röntgen	Kleine Spiegel	Kleine Spiegel	Einzelne große Spiegel	Globale Darmerweiterung
Kontrasteinlauf mit Gastrografin	o. B.	o. B.	Abbruch	
Gastrografinschluck:	Stopp	Stopp (KM nach 2h noch nicht im Kolon)	Stopp im Dickdarm	Evtl. therapeutisch wirksam

Schmerzen im Abdominalbereich

auf und kann dann Leitsymptom von Dünndarmtumoren, von lokalisierten Entzündungen (z. B. M. Crohn) u. a. sein.
- Paralytischer Ileus: Das Krankheitsbild ist schwer. Der Meteorismus ist stärker ausgeprägt. Die Patienten klagen über starken Durst. Die Schmerzen sind zunächst gering, nehmen aber gewöhnlich allmählich zu. Darmgeräusche lassen sich nicht mehr nachweisen, auch nicht nach längerer Auskultation. Erbrechen setzt erst nach 18–24 h ein (weitere Symptome s. Tabelle 12).
Ursachen des paralytischen Ileus: toxisch bei Darmwandschädigung, Peritonitis; toxisches Megakolon bei Colitis ulcerosa, Urämie, Acidose, Diabetes, Morphinismus, Mesenterialgefäßverschluß. Ein paralytischer Ileus kann auch reflektorisch entstehen: postoperativ, bei Gallen- oder Nierenkoliken, Pankreatitis, Adnextorsion, Wirbelfrakturen, intraperitonealen Hämatomen sowie Myokardinfarkt oder apoplektischem Insult. Eine Darmparalyse kann sich außerdem bei Kalium- oder Natriummangel sowie unter der Behandlung mit Cholinergika und Ganglienblockern entwickeln.
- Akute Appendizitis: Es bestehen mehr oder weniger starke, in ihrer Intensität allmählich zunehmende, anhaltende Schmerzen im rechten Unterbauch; zu Beginn der Erkrankung können, besonders beim Kind, auch periumbilikale Schmerzen (Koliken) imponieren. Der Druckschmerz ist am MacBurney-Punkt lokalisiert, wo auch Klopf- und Loslaßschmerz nachgewiesen werden. Bei rektaler Untersuchung wird der Schmerz im rechten Unterbauch angegeben. Bei einer hochgeschlagenen Appendix tritt rechtsseitiger Flankenschmerz auf. Das Rovsing-Zeichen ist positiv, d. h. bei starkem Druck auf das Colon descendens nehmen die Schmerzen im Bereich der Appendix zu. Die Appendizitis beginnt häufig mit Übelkeit und Erbrechen.
- Ileitis terminalis (Infektion durch Yersinia pseudotuberculosis): Wie bei der akuten Appendizitis treten akut Schmerzen im rechten Unterbauch auf, die in ihrer Intensität wechseln. Im Unterschied zur Appendizitis: stärkerer Fieberanstieg und Diarrhö. Innerhalb weniger Tage kommt es zur spontanen Rückbildung. Keine Operationsindikation.
- M. Crohn im Bereich der Ileozäkalklappe („Ileitis terminalis"): i. allg. Klagen über mehr oder weniger starke Spontanschmerzen im rechten Unterbauch. Gelegentlich kann man einen druckempfindlichen walzenförmigen Tumor palpieren. Weitere Symptome sind schleimige bzw. schleimig-blutige Durchfälle und bei Stenose Subileus bzw. Ileus.

- Perityphlitischer Abszeß: Man tastet eine schmerzhafte Resistenz im rechten Unterbauch (rektale Untersuchung!). Die Temperatur ist erhöht, es kann ein Subileus vorhanden sein. Für die Diagnose wichtig sind anamnestische Hinweise auf eine früher durchgemachte akute Appendizitis oder einen M. Crohn.
- Akute Entzündung des Meckel-Divertikels: Im Unterschied zur akuten Appendizitis verlagert sich der Schmerz bei Linkslage des Patienten nach links.
- Colitis ulcerosa: Je nach Lokalisation und Ausbreitung der Erkrankung können Schmerzen im Bereich des Colon descendens, transversum oder ascendens bestehen und mit stärkerer Druckempfindlichkeit der palpablen Darmschlingen verbunden sein. Im allgemeinen sind die Beschwerden geringer als beim M. Crohn. Entwickeln sich stärkere Schmerzen, kann dies ein Hinweis auf kleine Perforationen bei toxischem Kolon bzw. beginnende Peritonitis mit Ileus und Schocksymptomatik sein (tympanitischer Klopfschall, Loslaßschmerz).
- Irritables Kolon, Colica mucosa: Die Beschwerden sind verschieden stark und wechseln in der Lokalisation, v. a. auch in Abhängigkeit davon, ob eine Obstipation oder Diarrhö bestehen (Druckgefühl, Blähungsbeschwerden oder Abdominalkoliken). Meist klagen die Patienten noch über weitere vegetativ-nervöse Störungen und können auf eine lange Anamnese ihrer oft periodisch auftretenden Schmerzen verweisen.
Ähnliche unbestimmte Beschwerden werden auch bei der seltenen Pneumatosis cystoides intestinalis (submuköse bzw. subseröse Zysten in der Wand des Dünn- und Dickdarms) angegeben.
- Divertikulitis: Bohrende und ziehende Schmerzen, gewöhnlich in der Mitte des Unterbauches, treten meistens nur auf, wenn sich eine Peridivertikulitis bzw. lokale Peritonitis entwickelt hat. Dabei imponieren eine deutliche Druckempfindlichkeit und Abwehrspannung. Der Schmerz kann im Hypogastrium beginnen und sich zur linken Fossa iliaca hinziehen (sog. Linksappendizitis). Gleichzeitige Koliken weisen auf eine Stenose und stärkere peritoneale Zeichen auf eine Perforation hin. Palpatorisch können peridivertikuläre Abszesse als kleine druckempfindliche Resistenzen getastet werden.
- Polypen, Karzinome, Parasitosen, Erkrankungen der mesenterialen Lymphknoten (z. B. maligne Lymphome): Oft geben die Patienten keine oder nur geringe und unbestimmte Beschwerden wie Druckgefühl, Obstipation oder gelegentliche Diarrhöen an.

- Akute mesenteriale Lymphadenitis des Kleinkinds: Im Mittel- oder rechten Unterbauch treten spontane oder Druckschmerzen auf.
- Febrile und afebrile gastrointestinale Infektionen können mit wechselnd intensiven und in ihrem Charakter unterschiedlichen Beschwerden verbunden sein. Sie sind für die einzelnen Krankheitsbilder nicht charakteristisch. Oft besteht Erbrechen.
- Eingeklemmte Hernie: rechts- oder linksseitiger Unterbauchschmerz bei inkarzerierten Schenkel- bzw. Leistenhernien. Die Schmerzen strahlen zu den Oberschenkeln aus und nehmen beim Stehen, beim Pressen und Husten, manchmal auch bei körperlicher Belastung zu. Lokale Peritonitis bzw. Ileuserscheinungen sind möglich.
- Akute Adnexitis: Typisch sind Beschwerden im linken bzw. rechten Unterbauch; der objektive Befund (Druckempfindlichkeit) ist oft relativ gering ausgeprägt. Bei der Perforation einer Pyosalpinx steigert sich der Schmerz allmählich bis hin zur Peritonitis. Vaginale bzw. rektale Untersuchung erlauben die Abgrenzung der akuten Appendizitis und perityphlitischen Abszesse.
- Tubenruptur bei Extrauteringravidität: rasch zunehmender, stechender Schmerz, der sich zum Dauerschmerz einer Peritonitis steigert. Im allgemeinen fehlt die Bauchdeckenspannung, jedoch besteht eine stärkere Druckschmerzhaftigkeit. Bei erheblicher Blutung treten Schulterschmerzen auf, und es entwickelt sich ein hämorrhagischer Schock.
- Stielgedrehte Ovarialzyste: Charakteristisch sind plötzliche, heftige, phasenweise kolikartige Schmerzen, die mit einer starken peritonealen Reizung, mit Erbrechen und Schock einhergehen. Gewöhnlich ist die Abwehrspannung gering.

V. Erkrankungen der Nieren, ableitenden Harnwege und des Retroperitoneums

Die Schmerzen sind hauptsächlich im Rücken, in der Lumbalgegend sowie im Unterbauch lokalisiert oder strahlen bei stärkerer Beteiligung der retroperitonealen Organe in die Oberschenkel aus.
- Bei Verschluß der V. cava inferior werden Rücken-, Flanken- und Abdominalschmerzen verspürt. Beim retroperitonealen Ödem bzw. Hämatom tritt eine Druckempfindlichkeit im Bereich des

Nierenlagers auf. Röntgenologisch ist der Psoasschatten nicht abgrenzbar.
- Akute Glomerulonephritis: dumpfe, in der Nierengegend lokalisierte Schmerzen. Die Nieren sind stark druck- und klopfempfindlich. Beim Niereninfarkt setzen die Schmerzen akut ein. Hämaturie.
- Akute Pyelitis, Urolithiasis: Meist treten nur einseitige Schmerzen auf, oder die Beschwerden sind seitendifferent. Die Schmerzen können bis zu Koliken gesteigert sein; bei stärkeren Koliken kommt es zu Erbrechen, und es kann sich ein paralytischer Ileus entwickeln. Differentialdiagnostisch ist an eine retroperitoneal gelegene Appendizitis, an eine akute Cholelithiasis und an von der Wirbelsäule ausstrahlende Schmerzen zu denken.
- Ein Ureterstau mit Kolikschmerzen kann gelegentlich bei Papillennekrose entstehen. Eine Stauung der Ureteren tritt auch bei der retroperitonealen Fibrose (Ormond-Krankheit, idiopathische Fibrose) auf. Die Erkrankung geht mit Allgemeinsymptomen wie Schwäche, Gewichtsabnahme, Appetitverlust, Anämie und subfebrilen Temperaturen einher. Die Symptomatik erklärt sich aus der mechanischen Behinderung der Ureteren (Hydronephrose, progrediente Niereninsuffizienz) bzw. der V.cava inferior und der Lymphgefäße (Beinödeme).
- Akute Harnverhaltung, z.B. bei Prostatahypertrophie: Gelegentlich können plötzlich und akut bedrohliche Schmerzen in der Mitte des Unterbauches auftreten. Die vergrößerte Harnblase kann palpiert oder perkutiert werden. Manchmal sind die Beschwerden nur gering und werden nicht beachtet.

VI. Gefäßerkrankungen

- Akuter Mesenterialinfarkt: Die Beschwerden und die sie begleitenden Allgemeinsymptome sind besonders stark beim Verschluß größerer Gefäße. Sie setzen plötzlich kolikartig ein und können i.allg. nicht streng lokalisiert werden; später gehen sie in einen Dauerschmerz über. Anfänglichen Darmspasmen folgt später eine Darmparalyse mit Ileus und Peritonitis (Druck- und Loslaßschmerz).
Bei Verschluß kleinerer Arterien sind die Schmerzen meist geringer. Eine Darmparalyse ist selten.
Bei rezidivierenden Verschlüssen (z.B. bei Arteriosklerose der Mesenterialarterien) wird über anfallsweise Bauchschmerzen,

Völlegefühl, Meteorismus und Neigung zu Obstipation geklagt. Es können aber auch blutige Diarrhöen auftreten. Die Beschwerden werden durch die Nahrungsaufnahme verstärkt („Angina abdominalis, Dyspraxia intermittens angiosclerotica (s. S. 115).

Ursachen

- Arteriosklerose der Mesenterialarterien bzw. arterielle Thrombose und Embolie nach Herzinfarkt, Vitien, Aneurysma.
- Mesenterialvenenthrombose.
- Aneurysma und Aneurysma dissecans: Es können uncharakteristische, ziehende Beschwerden oder in ihrer Intensität zunehmende, heftige, mit Schocksymptomatik einhergehende Schmerzen (v. a. im Rücken lokalisiert) auftreten. Die Pulse der A. femoralis sind different oder fehlen.
- Aortoiliakales Anzapfsyndrom: Durch körperliche Belastung (rasches Gehen, Bergsteigen) werden Abdominalbeschwerden ausgelöst, wenn die A. iliaca communis verschlossen ist und sich ein Umgehungskreislauf über die A. mesenterica, A. rectalis zur A. iliaca interna ausgebildet hat.
Postoperativ – nach Beseitigung eines iliakalen Gefäßverschlusses – kann die Durchblutung im Magen-Darm-Bereich herabgesetzt sein, so daß wenige Tage nach der Operation Abdominalschmerzen, Erbrechen und Durchfälle auftreten können.
- Panarteriitis nodosa, M. Schönlein-Henoch: Meist sind die Schmerzen kolikartig und gehen mit einem mehr oder weniger starken Subileus einher. Teerstühle sind häufig. Ähnliche Beschwerden können auch bei Darmblutungen infolge Antikoagulantienüberdosierung entstehen.
- Pfortaderthrombose als Komplikation entzündlicher Abdominalerkrankungen: Es entwickeln sich uncharakteristische, in der Mitte und im linken Oberbauch lokalisierte Schmerzen, ein rasch anwachsender Milztumor und hohes Fieber.

VII. Primär extraabdominale Erkrankungen

Die Schmerzen sind nicht lokalisiert, sondern eher diffus. Die Bauchdecken sind gewöhnlich weich, auch wenn die Intensität der Schmerzen gelegentlich denen des akuten Abdomens entspricht.

1. Thoraxerkrankungen

- Herzinfarkt: Die Schmerzen strahlen manchmal ins Epigastrium aus und sind dann differentialdiagnostisch gegenüber denen einer Ulkusperforation, akuten Cholezystitis bzw. Cholelithiasis abzugrenzen; andererseits können bei diesen ebenfalls Präkordialschmerzen auftreten. Gleiches gilt für die präkordiale Lokalisation der Schmerzen bei akuter Pankreatitis bzw. Pankreasnekrose. Bei dieser kann, wie beim Herzinfarkt, eine Zyanose auftreten, jedoch keine Dyspnoe (vgl. Tabelle 11).
- Pneumonie, Lungenembolie und Lungeninfarkt, Pleuritis: In den Oberbauch ausstrahlende Schmerzen werden besonders bei basal lokalisierten Erkrankungen beobachtet. Die Schmerzen sind atemabhängig. Dabei ist die Bauchdeckenatmung im Gegensatz zu akuten abdominalen Erkrankungen (Ulkusperforation, Cholezystitis) nicht eingeschränkt.

2. Stoffwechselkrankheiten

- Diabetische Acidose: Relativ häufig kommt es bei hyperglykämischem Koma zu der sog. Pseudoperitonitis diabetica, bei der diffuse, nicht lokalisierte, oft heftige Abdominalschmerzen imponieren. Die Bauchdecken sind stets weich, was die Unterscheidung gegenüber einer Peritonitis ermöglicht.
- Hyperlipoproteinämie: Abdominalkoliken können besonders durch fettreiche Mahlzeiten ausgelöst werden; zu beachten ist, daß gleichzeitig auch e ine Pankreatitis möglich ist.
- Bei der akuten intermittierenden Porphyrie treten plötzlich diffuse Koliken auf. Der Bauch ist nur gering druckempfindlich, die Bauchdecken sind weich. Weitere Symptome sind eine Obstipation, die in einen paralytischen Ileus übergehen kann, Erbrechen, Einschränkung der Nierenfunktion und Polyneuropathie.
- Endokrine Erkrankungen: Eine der diabetischen Pseudoperitonitis entsprechende Symptomatik wird in der Addison-Krise beobachtet. Seltener sind Abdominalbeschwerden beim Hyperparathyreoidismus, v. a. wenn Magengeschwüre bestehen. Gelegentlich werden Kolikbeschwerden bei Hypokalzämie mit Tetanie beobachtet.

Schmerzen im Abdominalbereich

3. Blutkrankheiten

Hämolytische Krisen gehen mit Rücken- und Flankenschmerzen sowie Beschwerden in der Milzregion einher (s. S. 44). Kolikschmerzen werden gelegentlich bei thrombozytopenischen oder durch Antikoagulantien ausgelöste Blutungen sowie bei retroperitonealen Hämatomen (z. B. auch infolge Wirbelfrakturen bei Hämophilie) beobachtet. Auf die akuten abdominalen Krisen bei M. Schoenlein-Henoch wurde schon hingewiesen; ähnliche akute Schmerzen werden, bedingt durch Histaminfreisetzung, bei der seltenen Mastozytose beobachtet.

4. Sonstige Krankheiten

- Erkrankungen der Bauchwand: Eine abnorme Beweglichkeit der letzten Rippen führt in seltenen Fällen zu Schmerzanfällen bei Palpation des unteren Thoraxrandes.
  Entzündungen der Bauchwandmuskulatur oder der Venen der Bauchwand (z. B. Mondor-Krankheit) sind durch Spontan- und lokalen Druckschmerz zu erkennen.
- Coxsackie-Infektionen können atemabhängige Schmerzen verursachen, die im Oberbauch lokalisiert und durch eine Pleurodynie bzw. Pleuritis ausgelöst werden. Während und nach einer Malariaerkrankung kommt es gelegentlich zu verstärkten Abdominalbeschwerden und Milzschmerzen. Bei der Trichinose können initial heftige Leibschmerzen mit Erbrechen, Übelkeit und Durchfällen bestehen.
- Herpes zoster: Vor Auftreten der Effloreszenzen wird meist über heftige Schmerzen und eine Hyperästhesie geklagt; die Beschwerden sind segmental begrenzt.
- Erkrankungen der Wirbelsäule: Ähnlich der Schmerzlokalisation des Herpes zoster können auch hier segmental ausstrahlende Schmerzen bestehen, z. B. bei Wirbelblockierung, Diskushernie, Wirbelkörpermetastasen sowie Frakturen. Gelegentlich tritt nach plötzlicher Wirbelfraktur ein paralytischer Ileus auf.
- Bei der akuten (Meningokokken-)Meningitis klagen die Patienten über Bauchschmerzen („bretthartes Bauch"); besonders bei der kindlichen Meningitis sind die Leibschmerzen oft erstes Symptom der Erkrankung.
- Tabeskrisen: Meist setzen heftige Schmerzattacken ein, die differentialdiagnostisch gegenüber den akuten Schmerzen eines Ma-

genulkus bzw. einer -perforation, Gefäßerkrankungen, Retroperitonealmetastasen u. ä. abzugrenzen sind.
- Intoxikationen: Blei, Thallium und Arsen verursachen Kolikschmerzen.
- Differentialdiagnostisch besonders schwierig ist die Bewertung von Leibschmerzen als Symptom einer endogenen Depression. Die hier auftretenden Beschwerden reichen von einer Obstipation, Subileuserscheinungen oder den Symptomen einer Colica mucosa bis hin zu organfixierten Beschwerden im Sinne einer Appendizitis, Adnexitis u. a. Für die Diagnose entscheidend sind weitere Hinweise auf eine Depression, z. B. Klagen über Schlafstörungen, verstärkte Müdigkeit, Lustlosigkeit u. a.; wichtig ist außerdem, ob organische Störungen nachgewiesen oder ausgeschlossen werden können.

Diarrhö

Unter Diarrhö versteht man gehäufte Entleerungen von Stuhl verminderter Konsistenz. Häufig, aber nicht immer sind Diarrhöen auch mit einer beschleunigten Passage durch den Magen-Darm-Trakt verbunden. Die Passage ist sehr rasch bei Fisteln, z. B. bei gastrokolischer Fistel. In der Regel ist die Stuhlfrequenz bei Dickdarmerkrankungen höher als bei Dünndarmerkrankungen. Diese gehen eher mit einer stärkeren Gewichtsabnahme einher.
Eine nach Obstipation einsetzende Diarrhö wird beobachtet bei Kolonkarzinom und Kolondivertikeln, beim passageren Darmverschluß, bei spastischem Kolon (Colon irritabile), bei Darmmotilitätsstörungen des Diabetespatienten und auch beim Typhus abdominalis.

I. Allgemeine Symptome und ihre Differentialdiagnose

Bei der Beurteilung der einer Diarrhö zugrundeliegenden Erkrankung sind Stuhlbeschaffenheit, Verlauf der Diarrhö, begleitende Beschwerden und Symptome aufschlußreich.
- Wäßrige Stühle können bei Koli- und Staphylokokkeninfektionen auftreten oder Folge einer Nahrungsmittelintoxikation, eines Laxantienabusus oder von Medikamenten (z. B. Zytostatika) sein.

Ein besonders starker Wasserverlust wird beim Verner-Morrison-Syndrom und beim Zollinger-Ellison-Syndrom festgestellt. Wäßrige Diarrhöen sind gelegentlich auch Symptom eines Karzinoidsyndroms, einer Ruhr oder Cholera.
- Schleimbeimengungen sind sowohl Zeichen einer harmlosen Colica mucosa, wie auch – gemeinsam mit Blutbeimengungen – Symptom einer Ruhr, eines M. Crohn, einer Colitis ulcerosa oder der Darmtuberkulose. Beimengung von Eiter weist stets auf eine purulente Entzündung (Abszeß, Fistel) im Bereich des Enddarms hin.
- Bei der Beurteilung von Blutstühlen ist zu prüfen, ob das Blut dem Stuhl aufgelagert ist, wie bei Blutungen aus dem Enddarm und bei Hämorrhoiden, oder ob das Blut im Stuhl vermischt erscheint, wie beispielsweise beim Dickdarmkarzinom oder in der Form von blutigen Diarrhöen infolge massiver Blutungen aus dem oberen Gastrointestinaltrakt. Blutig-schleimige Stühle gehören zum Krankheitsbild der Ruhr, Colitis ulcerosa, der nekrotisierenden Kolitis und der Tuberkulose. Auch bei der Trichinose können blutige Stühle gefunden werden. Bei der Amöbenruhr ist der blutig-schleimige sog. Himbeergeleestuhl (glasiger, mit Blut untermischter Schleim) oft erstes Symptom. Ähnlich beschaffen sind die Diarrhöen beim villösen Papillom.
- Fettstühle (Steatorrhö) werden bei Maldigestion und Malabsorption (s. Tabelle 13) beobachtet. Wichtigste Ursachen der Maldigestion mit Fettstühlen: exokrine Pankreasinsuffizienz (Karzinom, Pankreatitis), Zollinger-Ellison-Syndrom, Magenresektion bzw. Vagotomie; Cholestase, Gallensäurenverlust, z. B. nach Resektionen des Ileums, bei M. Crohn oder ausgedehnter Colitis ulcerosa, Syndrom der blinden Schlinge.
Ursachen einer Malabsorption mit Steatorrhö: Spruesyndrom, Dünndarmresektion, M. Whipple, Lymphangiektasie, Amyloidose, Pericarditis constrictiva.
- Akut einsetzende Diarrhöen sind typisch für die Ruhrerkrankungen und die Cholera, wobei sich rasch eine exzessive Dehydratation entwickelt. Weniger akut sind Diarrhöen bei Salmonellosen und Nahrungsmittelinfektionen bzw. Intoxikationen (Staphylokokken, Koli und Enterokokken) sowie bei akuten Viruserkrankungen. Plötzlich einsetzende Diarrhöen können auch Folge einer allergischen Reaktion, eines Diätfehlers oder einer harmlosen vegetativ-nervösen Fehlregulation sein. Unvermittelt einsetzende Diarrhöen können durch eine akute Störung der arteriellen Durchblutung verursacht sein. Auch akut verlaufende Blutkrank-

heiten (Agranulozytose, akute Leukämie, M. Schoenlein-Henoch) und Stoffwechselstörungen (z. B. diabetisches Koma) verursachen plötzliche Durchfälle. Für die organische Ursache solcher Diarrhöen spricht jeweils die Beobachtung, daß sie auch nachts auftreten (DD: Laxantienabusus).

- Fieber ist Begleitsymptom bei den typhösen Erkrankungen, bei den Salmonellosen, Shigellosen, den verschiedenen akuten Darminfektionen, bei Amöbenruhr, Trichinose und bei der Colitis ulcerosa. Es kann auch beobachtet werden bei der akuten Gastritis. Fieber fehlt i. allg. bei der Cholera.
- Brechdurchfall wird gewöhnlich bei Gastritis bzw. Gastroenteritis sowie bei Salmonellen- und anderen bakteriellen (einschließlich Clostridium-)Infektionen beobachtet – im Unterschied zur Ruhr- und Cholerainfektion. Brechdurchfall kann auch bedingt sein durch Endotoxine von Staphylokokken, Botulismusendotoxin oder durch Pilztoxine.
- Koliken und Tenesmen: Kolikartige Leibschmerzen sind ein unspezifisches Symptom bei den meisten akut verlaufenden Infektionen; sie fehlen i. allg. bei der Cholera. Stärkere Darmbeschwerden werden bei akuten Durchblutungsstörungen, bei M. Schoenlein-Henoch und der Panarteriitis nodosa beobachtet, aber auch bei den häufigeren Erkrankungen M. Crohn, Colitis ulcerosa und Divertikulitis. Schwere Tenesmen sind stets auf eine Ruhr verdächtig. Unbestimmte, peritonitische Beschwerden, verbunden mit Diarrhöen, findet man beim diabetischen Koma, in der Addison-Krise und beim Karzinoidsyndrom.
- Bei oder nach Aufenthalten im Ausland, besonders in tropischen Regionen, können Durchfälle auftreten, wie z. B. die relativ harmlose „Touristendiarrhö" (Koliinfektion?). Bei der Amöbenruhr kommt es zu nicht selten schmerzhaften, blutig-schleimigen Stuhlentleerungen, die oft als harmlose Diarrhöe mißdeutet werden. Bakterielle Ruhr und Cholera sind die Ursache stark wäßriger Stühle und führen rasch zu einer schweren Exsikkose. Bei der Ruhr bestehen im Unterschied zur Cholera Fieber und Tenesmen. Seltenere, in den Tropen auftretende Durchfälle werden durch Ancylostoma duodenale verursacht (Blutstühle). Gelegentlich geht auch die Malaria mit Diarrhöen einher.

Diarrhö

II. Funktionelle Störungen

- Harmlose „nervös" bedingte Durchfälle können unter emotionaler Belastung akut auftreten. Sie können episodisch rezidivieren.
- Dickdarmdurchfälle mit mehr oder weniger starken Schmerzen und besonders Druckempfindlichkeit im Bereich des Kolonrahmens werden beim sog. irritablen Kolon (Reizkolon, spastisches Kolon, Colica mucosa) angegeben. Dabei kommt es nicht zu echten Diarrhöen, sondern eher zu gehäuften Entleerungen eines meist festen Stuhls mit Schleimbeimengungen („Schafkotstuhl"); Diarrhö und Obstipation wechseln einander ab. Auslösende Ursache können Diätfehler oder emotionale Belastungen sein. Klinisch finden sich gewöhnlich weitere Zeichen der vegetativen Dystonie. Differentialdiagnostisch müssen eine Divertikulitis oder ein Tumor im Bereich des Colon descendens bzw. Sigmoids abgegrenzt werden.

III. Infektionen und Intoxikationen des Gastrointestinaltraktes

1. Enterogene Infektionen

- Typhus abdominalis: anfangs Obstipation, Diarrhöe gewöhnlich erst 2–3 Wochen nach Erkrankungsbeginn und, im Unterschied zu anderen akuten Darminfektionen, erst nach dem Fieberanstieg.
Paratyphus und andere Salmonellosen: gastroenteritische, fäkulent riechende Durchfälle, gleichzeitig mit dem Temperaturanstieg. Während der akuten Krankheitsphase wird über Leibschmerzen und Kopfschmerzen geklagt, und Erbrechen tritt auf. Im Unterschied zur Diarrhö bei Nahrungsmittelintoxikation beginnt die Symptomatik gewöhnlich erst 2–3 Tage nach Nahrungsaufnahme, d.h. nach einer Infektion. Gruppenerkrankungen bei „Nahrungsmittelvergiftung".
- Shigellosen: Der klinische Verlauf ist der einer unspezifisch erscheinenden Enteritis mit Koliken und Tenesmen. Es werden wäßrig-schleimige sanguinolente Stühle („Rote Ruhr") abgesetzt. Fieber und starker Flüssigkeitsverlust entwickeln sich sehr rasch. In den späteren Krankheitsphasen spricht man von der „Weißen Ruhr", weil den wäßrig-schleimigen Stühlen kein Blut beigemengt ist.
Rezidivierende Diarrhöen können nach Abklingen der Ruhrerkrankung fortbestehen (Postdysenteriesydrom).

- Cholera: im Unterschied zur Ruhr keine Tenesmen und kein Fieber (Untertemperatur). Der Verlauf ist jedoch foudroyant und akuter als der der Ruhr. Die Stühle sind geruchlos und wäßrig („Reiswasserstuhl"). Der Wasserverlust ist sehr groß und verursacht Muskelkrämpfe, Exsikkose, Acidose und Kollaps.
- Koli- bzw. Staphylokokkeninfektionen bei Touristen: plötzliche, mit mäßigem Temperaturanstieg, Kopf- und Abdominalschmerzen verbundene kurzdauernde Erkrankung mit wäßrigen Durchfällen. Tenesmen fehlen. Kolienteritis bei Säuglingen und Kleinkindern.
- Enterokokken-, Staphylokokkenenteritis, z. B. nach Nahrungsmittelinfektion, und Proteusgastroenteritis: Symptomatik einer akuten Gastroenteritis mit leichtem Fieber, dyspeptischen Beschwerden, Druckgefühl im Oberbauch und Diarrhö.
- Virusinfektionen („Darmgrippe") als sporadische bzw. epidemische Gastroenteritis bei ECHO-, Coxsackie-, Poliomyelitis- und Grippevirusinfektionen.
- Yersinia pseudotuberculosis: akuter, mehrtägiger fieberhafter Verlauf mit Schmerzen im rechten Unterbauch (DD: akute Appendizitis) und mehr oder weniger starken Diarrhöen.
- Durchfälle als Begleitsymptom bei M. Bang, M. Weil, initial beim Scharlach des Kindes. Malaria tropica, Botulismus, Trichinose, Darmtuberkulose.
- Enteritis und Kolitis bei Überdosierung von Antibiotika: meist Staphylokokkeninfektion. Die Durchfälle treten gewöhnlich erst nach Abklingen der fieberhaften Erkrankung auf, weshalb man differentialdiagnostisch stets auch einen Typhus abdominalis auszuschließen hat.
- Enteritis necroticans durch Infektion mit Clostridium perfringens Typ A und B: Verlauf unter dem Bild einer akuten Nahrungsmittelvergiftung; Diarrhöen mit starkem Wasserverlust und Kollapserscheinungen. Seltenes, hauptsächlich bei Kindern auftretendes Krankheitsbild.
- Spezifische granulomatöse Entzündungen: Bei der Ileozäkaltuberkulose treten schleimig-eitrige Durchfälle auf. Weitere Befunde: subfebrile Temperaturen, Spontan- und Druckschmerz im rechten Unterbauch, wo meist eine Resistenz palpiert wird. Differentialdiagnostisch ist an M. Crohn im Ileozäkalbereich zu denken. Seltener sind Durchfälle bei der verkäsenden Lymphknotentuberkulose und bei tuberkulöser Peritonitis.

Bei tertiärer Lues kann die Symptomatik einer ulzerösen Kolitis bestehen. Mit Tenesmen verbundene gelegentliche Durchfälle

Diarrhö

und Kolitis können sich bei Lymphogranuloma venereum einstellen.
- Parasitosen
  a) Wurmerkrankungen: In der akuten Phase der Trichinose treten blutige Stühle auf. Weitere Symptome: Abdominalbeschwerden, Lidödeme, Erytheme, leichte Temperaturerhöhung und Eosinophilie. Auch bei der Askaridiasis, Befall durch Fasciola, Zestoden und nach Hakenwurmerkrankung (Ancylostoma duodenale) werden gelegentlich blutige Diarrhöen beobachtet.
  b) Protozoenerkrankungen: Die Amöbenruhr verläuft meist mit schweren blutig-schleimigen Durchfällen und Koliken. Wichtigste Differentialdiagnose ist die Colitis ulcerosa oder – als Fehlinterpretation – eine harmlose Touristendiarrhö. Die Stuhlbeschaffenheit ist blutig-glasig („Himbeergeleestuhl"). Eiterbeimengungen werden i. allg. vermißt.
  Seltenere Durchfallerkrankungen sind bei Befall mit Lamblien, Trichomonaden, Kala-Azar und Balantidien zu beobachten.

2. *Intoxikationen und Allergien*

Die Durchfälle sind meist von kurzer Dauer. Bei Nahrungsmittelintoxikation beginnen sie unmittelbar nach der Nahrungsaufnahme (innerhalb eines Tages), im Unterschied zu Salmonellosen (Durchfälle 2–3 Tage nach Nahrungsaufnahme). Gelegentlich ist die Temperatur erhöht. Auch sind sekundäre Infektionen des Darmes häufig.
- Infizierte oder verdorbene Nahrungsmittel mit der Folge von Intoxikation oder Infektion durch Staphylokokken, Salmonellen, Clostridiumbakterien, pathogene Koli: Symptomatik wie bei akuter Gastroenteritis mit Brechdurchfall. Beispiele: Gastroenteritis nach Genuß verdorbener Pilzgerichte. Schwere Verläufe findet man bei der Knollenblätterpilzintoxikation.
- Nahrungsmittelallergien: enteritische Diarrhöen bei Allergie gegen gewisse Obstarten, Pilze, Eier, Fische, Milch. Die Diarrhöen setzen meist abrupt ein und sind von kurzer Dauer. Kombinationen mit gleichzeitigen anderen Hautreaktionen, z. B. Erythemen, sind möglich.
- Medikamentös bedingte Diarrhöen
  a) Laxantien: Akuter Laxantienabusus verursacht wäßrige Diarrhöen mit Koliken. Bei chronischem Laxantienmißbrauch

kann sich evtl. eine Überdehnung des Kolons („cathartic colon") mit späterer Schrumpfung des Kolons und Verlust des Schleimhautreliefs entwickeln; es kommt dann, unabhängig vom Laxantiengebrauch, zu Diarrhöen. Hinweis auf einen Laxantienabusus ist die rektoskopisch nachweisbare Pseudomelanosis.

b) Enteritis bzw. Enterocolitis pseudomembranosa nach Behandlung mit Bleomycin und Breitbandantibiotika. Infektion durch Clostridien. Akutes schweres Krankheitsbild.

c) Zytostatika: Bei langdauernder zytostatischer Therapie, besonders mit alkylierenden Substanzen, kann sich eine Enteritis und Kolitis entwickeln. Als Nebenwirkung von Vincristin können nicht nur eine hartnäckige Obstipation, sondern auch lästige Diarrhöen auftreten. Unter zytostatischer Therapie und bei gleichzeitiger Verwendung von Antibiotika werden Pilzinfektionen begünstigt.

d) Digitalis, Chinidin, Saluretika (!), PAS, INH, Cholestyramin, Biguanide, Sulfonylharnstoffe und gelegentlich auch Eisenpräparate können Durchfälle verursachen.

- Intoxikationen: Durchfälle können bei chronischem Alkoholabusus und bei der Urämie auftreten. Intoxikationen mit Arsen (Diarrhöen mit Tenesmen), Kadmium, Fluorid, Quecksilber (blutige, evtl. durch Hg-Sulfid schwarz gefärbte Stühle); bei chronischer Hg-Intoxikation blutig-schleimige Stühle wie bei einer Kolitis.
- Strahlenschäden: gehäufte Stühle, evtl. mit Tenesmen, bei Strahlenkolitis und Proktitis, z.B. nach Bestrahlung gynäkologischer Tumoren oder ausgedehnter Bestrahlung abdominaler Lymphknoten.

IV. Primär nicht infektiös bedingte Magen-Darm-Erkrankungen

1. Darmerkrankungen im engeren Sinne

- Erkrankungen des Magens und des Dünndarms
  a) Gastritis und Gastroenteritis: Auslösende Ursachen sind meist Diätfehler bzw. die akute Gastritis beim Ulkus. Erbrechen ist häufig. Die Patienten klagen über Druckgefühl im Oberbauch und dyspeptische Beschwerden.
  b) Gastrogene Durchfälle in Form von „agastrischen Diarrhöen" (Stühle nie wäßrig) bei der atrophischen Gastritis und beim

Magenkarzinom bzw. Diarrhöen nach operativen Eingriffen wie Gastrektomie, trunkuläre Vagotomie und Gastroenterostomie. Operationsfolgen wie Dumpingsyndrom oder das Syndrom der blinden Schlinge (Blind-loop-Syndrom) können ebenfalls Ursache hartnäckiger Diarrhöen sein. Gastrokolische Fisteln, z.B. nach Perforation eines Ulcus pepticum in das Querkolon bei vorausgehender Magenresektion, oder Perforation eines Duodenalgeschwürs sind durch hartnäckige Durchfälle gekennzeichnet. Als Folge kommt es zu Flüssigkeits- und Gewichtsverlust und weiteren Zeichen der Malabsorption. Manchmal weist ein fäkaler Mundgeruch auf diese Störungen hin.

c) Akute schwere Blutungen des oberen Gastrointestinaltraktes: Bei massiven Ösophagus- oder Magenblutungen können plötzlich Durchfälle bzw. rotgefärbte Blut- oder Teerstühle abgesetzt werden.

- Darmerkrankungen
  a) Colitis ulcerosa, M. Crohn, granulomatöse oder nekrotisierende Kolitis: z.T. wäßrige, blutig-schleimige Stühle. Meist lebhafte Darmgeräusche. Spontan- oder Druckschmerz im Bereich des Kolonrahmens. Subfebrile bis febrile Temperaturen möglich. DD zwischen Colitis ulcerosa und Colitis granulomatosa (M. Crohn; s. Tabelle 13).
  b) Divertikulose und Divertikulitis: episodisch auftretende Diarrhöen, oft wechselnd mit Obstipation. Die Schmerzen werden gewöhnlich im linken Mittel- und Unterbauch lokalisiert („Linksappendizitis").
  c) Regionale Kolitis proximal eines Kottumors oder Kolonkarzinoms: paradoxe Diarrhöen.
  d) Proktitis nach Bestrahlung bzw. regionaler Pilzinfektion: durchfallartige Stuhlentleerungen mit Defäkationsschmerz.
  e) Durchfälle nach Darmresektion, z.B. bei operativer Behandlung einer Colitis ulcerosa oder eines M. Crohn: Durchfälle von wechselnder Intensität, keine Abdominalbeschwerden, kein Fieber. Häufig Entwicklung eines Malabsorptionssyndromes.

- Pankreaserkrankungen
  a) Fettstühle bei Pankreatitis, Pankreasinsuffizienz und Pankreaskarzinom im Kopfteil.
  b) Zollinger-Ellison-Syndrom (nicht insulinproduzierende Pankreastumoren): Hypergastrinämie mit Hypersekretion des Magens. Profuse, starke, wäßrige Diarrhöen.

Tabelle 13. Differentialdiagnose der Kolitisformen

	Colitis ulcerosa	Morbus Crohn	Ischämische Kolitis
Beginn	Allmählich	Allmählich	Plötzlich
Schmerz	Leicht, eher dumpf, diffus	Unter Umständen kolikartig, lokalisierbar	Stark, meist linker Ober- und Mittelbauch
Abwehrspannung	–	–	+
Palpabler Tumor	–	(+)	–
Diarrhö	Ja, mit Blut und Schleim	Ja, mit Blut und Schleim	Passager, blutig
Perianaler Befall	(+)	+	–
Rektoskopie	Proktitis, Kontaktblutung, eher diffuse Rötung	Normalbefund oder begrenzte Proktitis bzw. diskontinuierliche Veränderungen	
Koloskopie	Hämorrhagisch-ulzeröse Entzündung, Pseudopolypen	Hämorrhagisch-ulzeröse Entzündung	Hämorrhagisch-ulzeröse Entzündung
Ausbreitungsform	Kontinuierlich, zentripetal	Diskontinuierlich	Segmentär linke Flexur
Befall Ileum	Selten	Häufig	–
Befall Rektum	Häufig	Selten	–
Fisteln	–	+	–
Strikturen	–	+	–
Toxisches Megakolon	+	–	(+)
Begleiterkrankungen, dispositionelle Faktoren	Erythema nodosum, Sakroiliitis, Arthralgien, Uveitis, kardiovaskuläre Erkrankungen, Diabetes mellitus		

c) Verner-Morrison-Syndrom: Inselzelltumoren. Hypo- bzw. Achlorhydrie mit Hypokaliämie: unstillbare, wäßrige Diarrhöen (10–15 l täglich). Enorm hoher Wasserverlust („pankreatische Cholera"), Abdominalschmerzen.
- Malabsorptionssyndrome (s. auch Tabelle 14)
  a) Glutensensitive Enteropathie, Zöliakie: Reduktion der Zotten mit Verminderung der Resorptionsfläche und dadurch bedingter Störung des Triglycerid- und Chylomikronenaufbaus. Es entwickelt sich eine Steatorrhö, d. h. große massige Stühle mit erhöhtem Fettgehalt. Der Verlauf ist schubweise. Weitere Symptome Völlegefühl, Meteorismus und Neigung zu Ödemen. „Einheimische Sprue".
  b) Enzymdefekte: Disaccharidasemangel, Laktasemangel: Diarrhö nach Genuß von Milchzucker. Stühle in Form saurer Gärungsstühle. Starkes Völlegefühl, Flatulenz, Leibschmerzen nach Genuß von Milch und Milchprodukten.
  Saccharasemangel (selten): Diarrhö nach Rohrzucker, Isomaltose; Glukose- und Galaktosemalabsorption.
  Fruktoseintoleranz.
- Hepatobiliäre Erkrankungen
  a) Gelegentliche Diarrhöen bei Leberzirrhose, bei entzündlichen und tumorösen Gallenwegserkrankungen.
  b) Gallensäureverlust: biliäre Fistel, z. B. Galle-Darm-Fistel mit Verlust von Gallesekret. Chologene Diarrhö nach Gallensäureverlust bei intensiver Gallendrainage. Unterbrechung des enterohepatischen Kreislaufs der Gallensalze z. B. bei ausgedehnten Resektionen im Ileozäkalbereich bzw. regionaler Ileitis.
- M. Whipple (intestinale Lipodystrophie, sekundäres Spruesyndrom, seltene Krankheit): chronische Durchfälle, Fettstühle. Begleitsymptome: Arthralgien meist als Prodromalerscheinung, Anämie, Vergrößerung mesenterialer Lymphknoten mit PAS-positiven Makrophagen in Schleimhaut und Lymphknoten. Gewichtsabnahme. Abdominalbeschwerden. Polyserositis. Bräunliche Pigmentierung. Männer häufiger betroffen als Frauen.

2. Sonstige Erkrankungen

- Neubildungen des Darmes.
  Diarrhöen sind nicht obligat. Sie treten relativ häufig bei Dickdarmtumoren als sog. falsche Diarrhöen (s. oben) auf. Im Stuhl ist Blut beigemengt.

Tabelle 14. Symptomatik der Malabsorption

Symptom	Ursache
Gewichtsverlust	Mangelhafte Aufnahme von Kalorien
Diarrhö	Verminderte Aufnahme bzw. vermehrter Verlust von Gallensäuren und Fetten, evtl. auch von Disacchariden (Laktasemangel)
Anämie	Gestörte Resorption von Eisen, Vitamin B_{12}, Folsäure
Glossitis	Gestörte Resorption von Eisen, Vitamin B_{12}, Folsäure
Neuropathie	Gestörte Resorption von Vitamin B_{12}
Knochenschmerzen	Gestörte Resorption von Eiweiß (Osteoporose), Kalzium (Osteomalazie), Vitamin D
Blutungsneigung	Gestörte Resorption von Vitamin K
Parästhesien	Gestörte Resorption von Kalzium, Magnesium

a) Bösartige Tumoren: Beim Kolonkarzinom können Obstipation oder Diarrhö im Wechsel auftreten. Beim Rektumkarzinom findet man zusätzlich sog. Bleistiftstuhl. Leibschmerzen im rechten oder linken Unterbauch, gelegentlich Temperaturerhöhung und Ileussymptomatik sind weitere inkonstante Symptome.
Seltener sind Durchfälle bei maligne Lymphomen des Bauchraumes.
b) Gutartige Tumoren: Durchfälle sind nur bei ausgedehnter Polyposis zu erwarten. Lediglich beim villösen Papillom findet man starke Diarrhöen mit Blut und Beimengung von glasigem Schleim. Als Folge der schweren Diarrhöen entwickeln sich Hypokaliämie und Exsikkose. Seltener sind Durchfälle beim Peutz-Jeghers-Syndrom (generalisierte, intestinale, meist gutartige Polypenbildung mit Melaninpigmentierung der Haut und Schleimhäute) und beim Gardner-Syndrom (familiäre Polyposis des Kolons, kombiniert mit Fibromen oder Lipomen der Haut und Osteomen; Tendenz zur malignen Entwicklung).
c) Sonstiges: Endometriose des Darmes.
Bei der sehr seltenen Alpha-Ketten-Krankheit sind rezidivierende Durchfälle und Malabsorptionssyndrome beobachtet worden (s. S. 61).

Diarrhö

- Vaskuläre Störungen: Bei Arteriosklerose der Mesenterialarterien bzw. akuten Embolien und Thrombosen entwickelt sich eine ischämische Kolitis, die gehäufte, plötzliche Stuhlentleerungen mit Blutbeimengung, Schmerzen und u. U. Ileussymptomatik (Abwehrspannung!) verursacht. Auch bei der Panarteriitis nodosa und beim M. Schoenlein-Henoch des Darmes sowie sehr selten bei Pfortaderhochdruck können Durchfälle auftreten.
- Lymphabflußstörung: Störungen des Lymphabflusses mit Eiweißverlust können beim M. Ménétrier, M. Whipple, bei Zöliakie, bei Verlegung der V. cava inferior und bei der exsudativen Enteropathie (Lymphangiektasie) auftreten. Sie sind gewöhnlich mit Hypoproteinämie und dadurch bedingter Ödem- bzw. Aszitesbildung kombiniert (s. auch S. 59, 211).

V. Primär extraabdominale Erkrankungen

1. Stoffwechselerkrankungen und endokrine Störungen

- Diabetes mellitus: Gelegentlich treten, v. a. bei Männern mit schwer einstellbarem jugendlichen Diabetes, nächtliche Diarrhöen auf. Sie sind wahrscheinlich durch eine Störung der Darmflora bzw. der Glukoseabsorption mit vermehrter Laktatproduktion bedingt. Im Präkoma bzw. Koma können, mit Erbrechen und einer Pseudoperitonitis verbunden, starke Durchfälle einsetzen.
- Hyperthyreose: Als Folge verstärkter Peristaltik und verkürzter Kontaktzeit kommt es zu gehäuften Stuhlentleerungen, die zudem durch eine kohlenhydratreiche Ernährung begünstigt werden.
- Nebennierenrindeninsuffizienz: Periodisch auftretende Durchfälle können eine Exsikkose verursachen und sind oft mit Erbrechen und einer Pseudoperitonitis verbunden. Kaliumverluste verschleiern die Diagnose. Beim Säugling sind Durchfälle oft das einzige Symptom der Erkrankung. Gleichzeitige Fettstühle können durch Malabsorption von Triglyceriden und Fettsäuren bedingt sein.
- Karzinoidsyndrom: Typisch sind episodisch oder chronisch auftretende Diarrhöen, die gelegentlich wäßrig sind und den anderen Erscheinungen (Flush) monatelang vorausgehen können. Die Hypermotilität des Darmes verursacht Krämpfe und gelegentlich Erbrechen. Der Primärtumor ist häufig im terminalen Ileum gelegen, kann aber auch in anderen Abschnitten des Dünndarms lo-

kalisiert und dann Ursache eines akuten oder chronisch intermittierenden Ileus sein. Gelegentlich fehlt die Flushreaktion.
- Medulläres Schilddrüsenkarzinom (C-Zellkarzinom).

2. Sonstige Erkrankungen

- Hämoblastosen: Enteritis oder Kolitis mit blutigen oder schleimig-eitrigen Durchfällen können sich bei Agranulozytose oder bei akuter Leukämie ausbilden.
- (Auto-)Immunerkrankungen: Beim M. Schoenlein-Henoch werden blutige oder blutig-schleimige Diarrhöen mit Kolikschmerzen beobachtet. Schmerzhafte Diarrhöen sind (seltenes) Symptom einer Panarteriitis nodosa. Bei der progressiven Sklerodermie mit dem seltenen Befall von Dünndarm und Dickdarm sowie bei ausgedehnter sekundärer Amyloidose können Diarrhöen, gelegentlich im Wechsel mit Verstopfung oder schwerem Malabsorptionssyndrom mit Fettstühlen beobachtet werden.
Der Lupus erythematodes disseminatus geht selten mit einer Ösophagitis, Gastritis oder hämorrhagischen Kolitis einher. Bei der Dermatomyositis mit Befall der intestinalen Muskulatur kann es zu Dysphagie, spastischen Beschwerden, Erbrechen oder Durchfällen kommen.
- Dermatosen: Bei der Pellagra sind Gastritis, Achylie, Kolitis und Diarrhöen, sowie eine Pankreatopathie mit verstärkter Hautpigmentierung (Casal-Kragen) häufige Symptome. Auch bei Psoriasis und Ekzemen kann eine Enteropathie mit Steatorrhö gefunden werden.

Obstipation

Als Obstipation versteht man seltene, in 2- bis 3tägigem oder längerem Intervall einsetzende Stuhlentleerungen. Die Stühle sind meist trocken, besonders bei der rektalen Obstipation („Dyschezie").
Begleitsymptome und Folge einer hartnäckigen Obstipation sind Meteorismus, Völlegefühl, Appetitlosigkeit, Kopfschmerzen, Verstimmung.
Bei der spastischen Obstipation wird der Stuhl in kleinen Portionen abgesetzt („Schafkotstuhl"). Die Obstipation kann dabei mit

kurzen Diarrhöen abwechseln. Auch bei der sog. „Linksobstipation" (Sigmoid, Rektum) kann es infolge einer Reizung der Darmwand durch Kotmassen zu „falschen" oder „paradoxen" Diarrhöen kommen, d. h. zu einer nachfolgenden Verflüssigung des Stuhls und gelegentlichen Schleim- bzw. Blutbeimengungen; wichtige Ursache: Tumoren.

1. Funktionelle Obstipation (habituelle Obstipation)

- Eine mehr oder weniger lang anhaltende atonische Obstipation kann sich bei schlackenarmer Ernährung, bei Nahrungskarenz und auch bei Umstellung der Ernährung (Reisen) entwickeln. Bewegungsarmut, z. B. bei bettlägerigen Patienten, ist oft die Ursache einer Störung der Darmmotorik bzw. des Defäkationsrhythmus und Ursache einer atonischen Obstipation.
- Depressive Verstimmungszustände und die Anorexia nervosa begünstigen die Entwicklung einer habituellen atonischen Obstipation.

2. Magen-Darm-Erkrankungen

- Chronische, meist spastische Obstipationen werden manchmal durch entzündungsbedingte Stenosen des Darmes (Divertikulitis, M. Crohn, Darmwandtuberkulose) bzw. narbig verändertem Darm nach Ruhr und Colitis ulcerosa oder durch Briden verursacht.
- Jede mehr oder weniger rasch sich entwickelnde Obstipation ist auf einen malignen Tumor verdächtig (Sigma, Rektum, besonders schrumpfender Skirrhus), v. a., wenn die Obstipation mit einer Diarrhö abwechselt (paradoxe Diarrhö). Blutbeimengungen im Stuhl sind häufig. Auch andere Tumoren, z. B. der Gallenwege, Darmwege und Genitalorgane, sowie intraabdominale Lymphome und Zysten können mechanisch die Darmpassage behindern und damit eine Obstipation herbeiführen.
- Reflektorisch bedingt ist die Obstipation bei entzündlichen Erkrankungen der Abdominalorgane (Cholezystitis, Adnexitis, Appendizitis, Peritonitis, Divertikulitis, Mesenterialtuberkulose) und auch bei und nach Steinkoliken (Cholelithiasis, Urolithiasis).
- Störung des Defäkationsreflexes bzw. Unterdrückung des Defäkationsmechanismus sind oft Ursache der Obstipation bei

schmerzhaften Erkrankungen des Darmausgangs (Hämorrhoiden, Fissuren, Perianalthrombosen, ischiorektale Abszesse und Fisteln). Der Stuhl kann dabei bleistiftartig dünn geformt sein und Blutauflagerungen zeigen. DD: Rektumkarzinom.
- Bei der kongenitalen Hirschsprung-Krankheit (Fehlen des normalen Ganglienplexus im Rektum oder Sigmoid) ist die chronische Obstipation typisches Symptom. Erworbene Formen des Megakolon (Dolichokolon) können bei Sklerodermie, bei der Amyloidose und bei akuter intermittierender Porphyrie gelegentlich Ursache einer habituellen Obstipation sein.

3. Sonstige Störungen und Krankheiten

- Mit die häufigste Ursache einer Obstipation ist die Hypokaliämie, die nach Gebrauch von Diuretika auftreten kann oder – häufiger – durch Laxantienabusus hervorgerufen wird. Danach einsetzende wäßrige Durchfälle verstärken die Hypokaliämie. Eine mangelhafte Darmperistaltik wird auch bei Hyperkalzämie, Hypothyreose, Hypophysenvorderlappeninsuffizienz, prämenstruell, während der Gravidität und bei Dehydratation beobachtet.
- Bei der akuten intermittierenden Porphyrie kündet sich ein neuer Schub häufig durch eine sich innerhalb weniger Tage entwickelnde atonische Obstipation an, die sich bis zum Ileus mit Erbrechen verstärkt. Gleichzeitig bestehen Meteorismus und diffuse oder lokalisierte kolikartige Leibschmerzen.
- Gelegentlich wird eine Obstipation bei zerebraler arterieller Sklerose, Parkinson-Syndrom und Meningitis beobachtet. Bei Kachexie und hochfebrilen Zuständen können Atonie der Darmwandmuskulatur, Schwäche der Hilfsmuskulatur (Zwerchfell, Bauchwand, Beckenboden) oder Störungen der Peristaltik bzw. des Defäkationsreflexes (Schmerzen, autonome Dysregulation, erhöhter Sphinktertonus) eine Obstipation begünstigen.
- Obstipationsfördernde Medikamente und Intoxikationen: Opiate, Kodein, Ganglienblocker, Phenothiazine, Sedativa, Anticholinergika, Eisen, Antacida (z.B. Phosphalugel), sowie Blei, Thallium (Tenesmen) und Bariumbrei.

Aszites

Man erkennt die Aszitesbildung i. allg. an der Zunahme des Leibesumfangs. Bei stärkerer Flüssigkeitsansammlung ist der Nabel verstrichen, ein Befund, der sonst nur bei fortgeschrittener Gravidität erhoben wird. Bei Lagewechsel des Patienten verlagert sich die Flüssigkeit (Nachweis durch Perkussion). Kleine Mengen Aszites können in Knie-Ellenbogen-Lage perkutiert werden. Ausladende Flanken und Flankendämpfung sind ein Symptom des Aszites. Sie fehlen bei Meteorismus und beim Kystom. Bei diesem ist der Leib eher spitz vorgewölbt; die Flüssigkeit ist nicht frei beweglich.

Häufigste Ursache der Aszitesbildung sind Malignome, Leberzirrhose und Herzinsuffizienz.

Bei einem Teil der Erkrankungen findet man gleichzeitig mit Aszites eine mehr oder weniger starke Ergußbildung im Pleuraraum, beispielsweise bei der Leberzirrhose, bei Herzinsuffizienz, bei diffuser Metastasierung und bei Polyserositis. Eine Sonderform dieser kombinierten Flüssigkeitsansammlung ist das Meigs-Syndrom (s. I. 3.)

I. Transsudat und Exsudat

1. Portale Hypertension

Beim Aszites der portalen Hypertension handelt es sich meist um ein Transsudat (spezifisches Gewicht < 1015). Prähepatische und intrahepatische portale Hypertension geht mit vermehrter Varizenbildung einher.

Ursachen

- Prähepatisch: Pfortader-Milz-Venenthrombose bei Pylephlebitis, Pankreasneoplasma, Pankreatitis, Polyzythämie und Osteomyelofibrose. Aszites ist bei der prähepatischen Hypertension eher selten.
- Intrahepatisch: Leberzirrhose, akute Hepatitis, chronische Hepatitis, Fettleber, Tumoren und Zysten der Leber, kongenitale Fibrose, M. Wilson. Bei der Leberzirrhose wird oft gleichzeitig ein Pleuratranssudat nachgewiesen.
- Posthepatisch: Stauungsaszites bei Rechtsherzinsuffizienz, konstriktiver Perikarditis, Mitralklappenfehler, Thrombose der V.

cava (auf die Stauung weisen gleichzeitige periphere Ödeme hin). Beim Budd-Chiari-Syndrom entwickelt sich eine rasch zunehmende schmerzhafte Lebervergrößerung mit Aszites. Außerdem tritt eine verstärkte Venenstauung am Abdomen und besonders an der rechten Körperseite auf.

2. Entzündlich bedingter Aszites

Die Aszitesflüssigkeit ist eiweiß- und zellreich (Exsudat).

Ursachen

- Peritonitis als Begleitreaktion bei Entzündungen der Bauchorgane und bei eitriger Peritonitis infolge Perforation eines entzündeten Hohlorgans (Beispiele: Appendizitis, Divertikulitis, Colitis ulcerosa u. a.).
- Gallige Peritonitis bei massiver Cholestase bzw. bei Verletzung der extra- oder intrahepatischen Gallenwege, auch bei Punktion einer cholestatisch bedingten Stauungsleber.
- Aszites (geringer) bei Pankreatitis.

3. Sonstige Ursachen

- Peritonealkarzinose bei Karzinomen des Magen-Darm-Traktes, des Pankreas, der Ovarien u. a.; peritoneales Mesotheliom.
- Nephrotisches Syndrom und Hypalbuminämie anderer Genese. Gleichzeitig Ödembildung.
- Lymphabflußstörung bei mediastinalen oder abdominalen Lymphomen, sowie bei Läsionen des Ductus thoracicus (u. U. chylöser Aszites).
- Meigs-Syndrom: Aszites und (meist rechtsseitiger) Pleuraerguß bei Ovarialtumoren, besonders Fibromen; seltener bei bösartigen Tumoren.

II. Besondere Formen der Aszitesbildung

- Chylöser Aszites („chylöse Peritonitis"), d. h. milchig-trüber Aszites bei erhöhtem Gehalt von Lymphflüssigkeit; Trübung bleibt nach Zentrifugation bestehen. Intraabdominale Lymphabflußstörung aufgrund folgender Ursachen: Maligne Lymphome oder

metastasierende maligne Tumoren, Verletzung der Lymphgefäße, Lymphangiektasie, Lymphadenitis mesenterica, Röntgenbestrahlung intestinaler Lymphbahnen und Lymphknoten, Lymphgefäßatresie. Thrombose der A. subclavia mit Abflußstörung des Ductus thoracicus (selten).
Peritoneale Tuberkulose, Pankreatitis, M. Whipple.
- Gelatinöser Aszites (seltene Störung): Ruptur von Ovarialzysten, metastasierendes schleimbildendes Karzinom, peritoneales Mesotheliom, Mukozele der Appendix, Pseudomyxoma peritonei.
- Hämoperitoneum bei Blutungen in den Bauchraum, z. B. nach Traumen, Milzruptur. Gelegentlich bei Karzinomen.

Ikterus

Ein Ikterus von Haut und Schleimhäuten infolge einer Retention von Gallenfarbstoff entwickelt sich, wenn das Serumbilirubin über 1,5 bis 2,0 mg/100 ml ansteigt. Da konjugiertes Bilirubin wegen seiner Wasserlöslichkeit rascher in die Gewebe eindringt, tritt die Gelbverfärbung der Haut beim hepatozellulären und beim cholestatischen Ikterus gewöhnlich etwas früher und stärker als beim hämolytischen Ikterus auf. Wegen der hohen Bilirubinaffinität der elastischen und kollagenen Fasern kann ein Ikterus persistieren, auch wenn die Bilirubinkonzentration im Serum bereits wieder normal ist. Man kann die ikterische Verfärbung von Haut und Schleimhäuten bei niedriger Bilirubinkonzentration deutlicher machen, wenn man durch Druck mit einem Glasspatel das Blut aus den Hautkapillaren wegdrückt.
Nach pathogenetischen Gesichtspunkten werden Ikterus bzw. Hyperbilirubinämie eingeteilt in:
- unkonjugierte Hyperbilirubinämie (s. I.),
- konjugierte Hyperbilirubinämie (s. II.).
Unkonjugiertes (indirektes) Bilirubin ist wasserunlöslich. Es besitzt damit eine höhere Toxizität. Es kann durch die Nieren nicht eliminiert werden, weshalb bei Vermehrung von nur indirekt reagierendem Bilirubin keine Bilirubinurie auftritt; diese ist nur nachzuweisen und verstärkt bei Erhöhung von konjugiertem (direkt reagierendem) Bilirubin im Serum. Urobilinogen wird bei Zunahme von indirektem oder direktem Bilirubin vermehrt ausgeschieden, jedoch nicht, wenn infolge einer Cholestase auch bei erhöhtem Serumbilirubin Gallenfarbstoff nicht in den Darm ge-

Tabelle 15. Laborbefunde bei mit Ikterus einhergehenden Krankheiten. (*d* direkt, *id* indirekt, *n* normal)

Vgl. Text-abschnitt (1)	Serum-bilirubin (2)	Bilirubin (Urin:) (3)	Urobilinogen (Urin:) (4)	Trans-aminasen (5)	Alkalische Phosphatase (6)	γ-GT (7)	Serum-eisen (8)	Vergrö-ßerte Leber (9)	Vergrö-ßerte Milz (10)	Sonstige Befunde (11)
Hämolyt. Ikterus, primäre Shunthyperbilirubinämie	I.1.	id +	–	++	n	n	n	+	n.	(+)	Retikulozytose LDH-Erhöhung
Meulengracht	I.2.	id +	–	+	n	n	n	+	(+)		
Konjugationsstörungen (Neugeborenenikterus, Crigler-Najjar-Syndrom, drogeninduz. Störungen)	I.2.	id +	–	–	n	n	n	n	n	n	
Bilirubinexkretionsstörungen (Dubin-Johnson, Rotor, fam. rekurr. Cholestase)	II.1.	d +	+	–	n	n+	n	n	(+)	n	
Hepatitis	II.2.	d +	+	+ –	++	(+)	(+)	++	+	(+)	Virusserologie

Ikterus

Chron.-aktive Hepatitis	II.2.	d +	(+)	(+)	+	(+)	(+)	(+)	+	Virusserologie, SMA(+), ANA(+)
Fettleber	II.2.	(+)	–	–	+	+	++	(+)	(+)	
Leberzirrhose	II.2.	(+)	(+)	(+)	+	(+)	+	n	(+)	+
Primäre biliäre Zirrhose	II.3.	+	+	(+)	+	+	+	(–)	+	+	AMA(+)
Cholestase	II.4.	+	+		(+)	++	+	(–)	(+)	–

langt. Ein durch Cholestase, besonders durch extrahepatische Cholestase verursachter Ikterus geht mit einer Erhöhung der alkalischen Phosphatase und der LAP einher, die empfindliche Parameter auch für die bei manchen Formen von akuter Hepatitis vorhandene intrahepatische Cholestase sind.

Bei jeder unkonjugierten Hyperbilirubinämie ist eine Hämolyse auszuschließen, die durch einen verstärkten Erythrozytenabbau bedingt ist und sich durch eine Erhöhung der Retikulozyten, der LDH und des Serumeisens zu erkennen gibt. Das Serumeisen ist nicht nur beim hämolytischen Ikterus, sondern auch bei der akuten Hepatitis, nicht jedoch beim extrahepatischen Verschluß erhöht.

Das Symptom der Splenomegalie ist für die Differentialdiagnose eines Ikterus wenig schlüssig; die Milz kann bei akuter Hepatitis, Leberzirrhose, Cholangitis, passager bei funktioneller Hyperbilirubinämie und auch beim hämolytischen Ikterus in unterschiedlichem Maße vergrößert sein.

Eine Übersicht über die Differentialdiagnose der mit Ikterus einhergehenden Krankheiten gibt Tabelle 15.

I. Vermehrung von unkonjugiertem, indirektem Bilirubin im Serum

Der Ikterus ist meist leicht. Urobilinogen ist im Harn positiv, Bilirubin negativ.

Die Störungen können „prämikrosomal" durch eine erhöhte Bilirubinproduktion bzw. einen vermehrten Hämkatabolismus (1., Punkte 1–3), durch eine gestörte Aufnahme von unkonjugiertem Bilirubin in die Leberzelle (2., Punkt 1) oder durch Defekte der Bilirubinkonjugation in der Leberzelle selbst („mikrosomale" Hyperbilirubinämie, 2., Punkt 2) bedingt sein. Eine unkonjugierte Hyperbilirubinämie ist also entweder prähepatisch (1.) oder hepatisch (2.).

1. Prämikrosomale Störungen („Produktionsikterus")

Ursache der erhöhten Bilirubinproduktion ist ein gesteigerter Blutzerfall, worauf Retikulozytose und LDH-Erhöhung und andere hämatologische Parameter (s. S. 44) hinweisen. Die leberspezifischen Enzyme, SGOT und SGPT sowie alkalische Phosphatase und LAP sind normal, das Serumeisen ist erhöht. Urin: kein Bilirubin, jedoch vermehrt Urobilinogen.

Diese Form des Ikterus wird auch als Flavinikterus bezeichnet, womit die leichte Gelbverfärbung der Haut bei anämischen Patienten charakterisiert werden soll. Der Ikterus ist besonders auch an Hand- und Fußflächen nachzuweisen. Pruritus fehlt stets.

Ursachen

- Hämolytische Anämien verschiedener Pathogenese, z. B. immunhämolytische Anämie, toxische oder infektiöse Hämolyse, Enzymdefekte der Erythrozyten u. a. Der Ikterus kann bei oder nach hämolytischen Krisen stark zunehmen.
- Primäre Shunthyperbilirubinämie: Infolge vorzeitiger Zerstörung anormaler Erythroblasten im Knochenmark (ineffektive Erythropoese bzw. Dyserythropoese) entwickelt sich eine leichte Hyperbilirubinämie. Solche Befunde können bei erythropoetischer Porphyrie, bei Vitamin B_{12}-Mangel, sideroblastischer Anämie oder anderen Synthesestörungen auftreten. Wie bei den meisten Formen der hämolytischen Anämie sind die Retikulozyten vermehrt und der Eisenumsatz erhöht. Hämoglobinkonzentration und Erythrozytenlebensdauer sind oft normal.
- Ein meist nur leichter Ikterus bildet sich bei verstärkter Extravasation von Blut in Gewebe oder Körperhöhlen („Resorptionsikterus"), z. B. nach größeren Lungeninfarkten, traumatischen oder auf anderen Ursachen beruhenden Blutungen in das Gewebe, in die Pleurahöhle oder Bauchhöhle.

2. Störungen der hepatischen Phase

Vermehrung von indirektem Bilirubin, keine Bilirubinurie, Harnurobilinogen positiv. Im Unterschied zu 1. keine Zeichen einer vermehrten Hämolyse. Normale Transaminasen, alkalische Phosphatase und LAP.

- Gestörte Aufnahme von unkonjugiertem Bilirubin in die Leberzelle (prämikrosomale Störung).
  a) Meulengracht-Syndrom (M. Gilbert-Meulengracht): relativ häufige und bei entsprechender familiärer Disposition besonders bei jungen Männern zwischen 15 und 25 Jahren auftretende Störung mit einem meist nur leichten, allerdings rezidivierenden Ikterus (Bilirubin unter 4mg%). Auslösende Ursachen sind körperliche Belastung, Höhenaufenthalt oder längeres Fasten bzw. unterkalorische Ernährung. Wahrscheinlich bestehen Zusammenhänge mit der sog. posthepatitischen Hy-

perbilirubinämie. Die Patienten klagen allenfalls über vermehrte Müdigkeit, verminderten Appetit oder leichtes Druckgefühl in der Leber- bzw. Gallenblasengegend (funktionelle Dyskinesie der Gallenblase?). Die Leber ist geringfügig vergrößert. Der Stuhl kann vorübergehend acholisch sein. Differentialdiagnostisch ist eine Hepatitis auszuschließen, bei der jedoch eher Übelkeit und Erbrechen, Arthralgien, subfebrile Temperaturen, pathologische Transaminasen und ansteigende Bilirubinwerte imponieren.

b) Die Aufnahme von unkonjugiertem Bilirubin in die Leberzelle kann auch sekundär durch Kompetition mit Medikamenten gestört sein.

- Störungen der Bilirubinkonjugation, d.h. der Bildung von wasserlöslichem Bilirubinglukuronid („mikrosomale" Störung). Es handelt sich um seltene, auf Enzymdefekten beruhende Störungen, die sich gewöhnlich schon in der frühen Kindheit manifestieren.

a) Pathologischer Neugeborenenikterus: Unter physiologischen Bedingungen bleibt ein Neugeborenenikterus kaum länger als 2-3 Wochen bestehen. Hypoxie oder Glukosemangel bei Frühgeburten beeinträchtigen die Funktion der für die Glukuronidierung notwendigen Enzyme. Es entwickelt sich ein persistierender Ikterus, der auch zentral-nervöse Störungen verursachen kann. Differentialdiagnostisch ist eine primäre Gallengangsatresie abzugrenzen.

b) Crigler-Najjar-Syndrom: Fehlen der Glukuronidtransferase; starke Bilirubinämie, Kernikterus, hohe Letalität.

c) Enzymhemmung bei der Konjugation von Bilirubin: Bei Neugeborenen kann ein längere Zeit persistierender Ikterus durch Hemmfaktoren im mütterlichen Plasma oder in der Muttermilch verursacht sein. Diese Hemmfaktoren sind wahrscheinlich Steroide bzw. Steroidisomere (Lucey-Driscoll-Syndrom).

d) Etwas häufiger dürfte die erworbene drogeninduzierte Hyperbilirubinämie infolge Hemmung der Bilirubinkonjugation durch Medikamente sein, z.B. durch Novobiocin.

II. Vermehrung von konjugiertem, direktem Bilirubin im Serum

Bei den primär hepatischen Störungen (1. und 2.) ist Urobilinogen im Urin vermehrt, bei den cholestatischen Hyperbilirubinämien (3. und 4.) ist die Urobilinogenprobe negativ, sofern ein komplet-

ter Stopp der Gallensekretion vorliegt und damit auch der Stuhl acholisch ist. Bei allen konjugierten Hyperbilirubinämien tritt eine Bilirubinurie auf.
Unter 1. werden einige seltenere hereditäre Störungen in der Bilirubinsekretion, unter 2. die häufigen Lebererkrankungen besprochen. Diese können mit einer mehr oder weniger starken Cholestase und damit einer Erhöhung der alkalischen Phosphatase bzw. LAP verbunden sein. Die Erkrankungen mit intrahepatischer Cholestase im engeren Sinne werden unter 3., der sog. Verschlußikterus bei extrahepatischer Cholestase unter 4. abgehandelt.

1. Hereditäre Störungen der Bilirubinsekretion

Seltene, meist gutartige verlaufende Krankheitsbilder mit gewöhnlich nur geringen klinischen Symptomen.
- Beim Dubin-Johnson-Syndrom treten intermittierend Hyperbilirubinämien auf. Die Sekretionsstörung betrifft nicht nur Bilirubin, sondern auch Gallenkontrastmittel und Bromsulphthalein, weshalb die röntgenologische Darstellung des Gallensystems gewöhnlich mißlingt und der Bromsulphthaleinretentionstest pathologisch ausfällt. Hierin unterscheidet sich diese Störung u.a. vom M. Meulengracht. Die alkalische Phosphatase ist normal. Auffallend ist eine schiefergraue Verfärbung der Leber. Die Patienten sind beschwerdefrei.
- Rotor-Syndrom: Die Symptomatik entspricht dem Dubin-Johnson-Syndrom mit Ausnahme der Leberverfärbung.
- Sehr selten ist die familiäre rekurrierende Cholestase (Summerskill-Tygstrup-Syndrom), bei der ebenfalls rezidivierend Hyperbilirubinämien, kombiniert mit einer Verschlußsymtomatik und dadurch bedingtem starkem Pruritus, auftreten. Im Unterschied zu 1. und 2. ist die alkalische Phosphatase erhöht, ohne daß sich sonst Zeichen einer Obstruktion der kleinen oder größeren Gallenwege nachweisen ließen.

2. Hepatozellulärer, postmikrosomaler Ikterus

In diese Gruppe gehören die meisten mit Ikterus einhergehenden erworbenen Störungen und Erkrankungen der Leber. Grundlage des Ikterus ist ebenfalls in erster Linie ein gestörter Bilirubintrans-

port aus der Leberzelle in die Gallenkapillaren; häufig ist gleichzeitig eine intrahepatische Cholestase vorhanden. Eine scharfe Abgrenzung gegenüber den vorwiegend mit Cholestase einhergehenden Krankheiten (3. und 4.) ist daher oft weder bei den einzelnen Krankheitsbildern noch im individuellen Krankheitsverlauf möglich, sowohl was die klinischen Symptome anbelangt (Pruritus) wie auch die entsprechenden Laborbefunde, d.h. alkalische Phosphatase, LAP, γ-GT.
Für die Differentialdiagnose des hepatozellulären Ikterus eignen sich neben den anamnestischen und klinischen Daten auch die verschiedenen Serumenzymuster, beispielsweise bei der (akuten) Hepatitis die Erhöhung der SGPT und SGOT, sowie in geringerem Grade der GLDH. Die Erhöhung des Serumeisens ist ein relativ spezifisches Merkmal der Hepatitis (und des hämolytischen Ikterus). Bei vorwiegend mit Nekrosen von Leberzellen einhergehenden Prozessen nimmt die GLDH stärker zu und ist der Quick-Wert als Zeichen einer verminderten Syntheseleistung der Leberzelle herabgesetzt. Die γ-GT ist besonders, aber nicht ausschließlich, bei einer Steatose der Leber erhöht. Die Gammaglobuline sind bei chronischer (aktiver) Hepatitis und bei Leberzirrhose erhöht. Jede unklare, durch klinische Befunde oder Labordaten nicht diagnostizierbare Lebererkrankung ist bioptisch abzuklären.

- Akute Hepatitis: Als Prodromalsyndrome der akuten Hepatitis treten dyspeptische Beschwerden, Druck und Schmerzen im rechten Oberbauch (besonders nach Diätfehlern), Inappetenz, Übelkeit und Erbrechen, Arthralgien oder subfebrile Temperaturen auf.

Die 3 Formen der Hepatitis lassen sich näherungsweise nach folgenden Kriterien abgrenzen (s. auch Abb. 1).

a) A-Hepatitis: Meist jüngere Personen, Inkubationszeit 14–40 Tage. Prodrome meist geringer und milder. Verlauf prognostisch günstiger. Während der Krankheit (ikterische Phase) ist Anti-HAV (IgM-Antikörper) im Serum nachweisbar.

b) B-Hepatitis: Derzeitig häufigste Form der akuten Hepatitis. Inkubationszeit bis 6 Monate. Prodrome stärker. Klinischer Verlauf häufig schwerer und protrahiert; Prognose schlechter (10–15% Übergang in chronisch-aktive Hepatitis). Während der ikterischen Phase HB_e- und HB_s-Ag sowie Anti-HB_c-Antikörper vom IgM-Typ im Serum nachzuweisen.

c) Non-A- Non-B-Hepatitis: Heute häufigste Form der posttransfusionellen Hepatitis. Inkubationszeit bis 3 Monate? Ver-

Ikterus

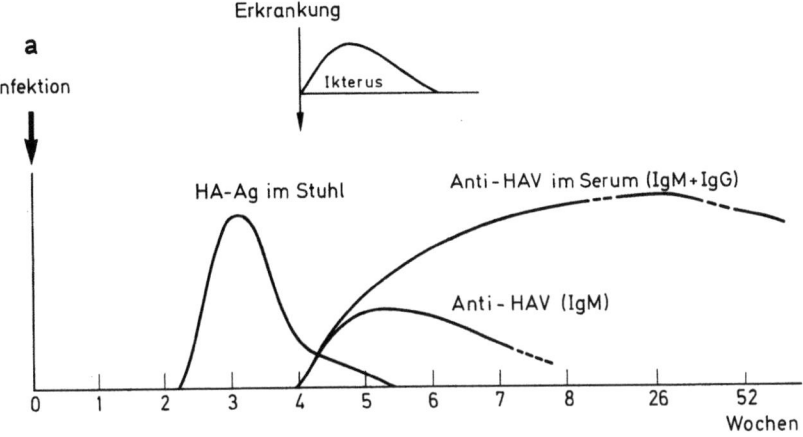

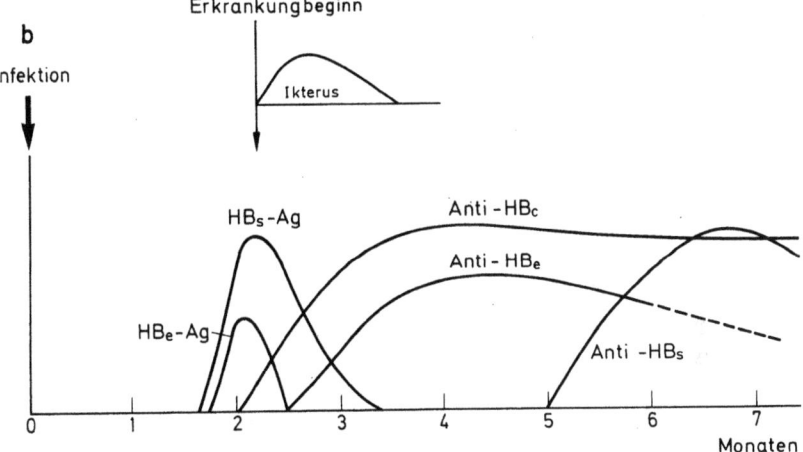

Abb. 1a, b. Immunologische Befunde bei A-Hepatitis (**a**) und B-Hepatitis (**b**) (nach Deinhardt)

lauf relativ leicht? Übergang in chronische Hepatitis? Keine spezifischen Virusmarker.

- Hepatitis bei infektiöser Mononukleose: Bei infektiöser Mononukleose kann ein leichter Ikterus auftreten, wie umgekehrt auch bei der akuten Hepatitis gelegentlich leichte Lymphknotenschwellungen beobachtet werden. Differentialdiagnostisch sind

die typischen Blutbildveränderungen (lymphomonozytoide Zellen) und positive Hanganatziu-Deicher-Reaktion zu verwerten.
- Chronische Hepatitis: Subjektive Beschwerden sind Inappetenz, Druck im Oberbauch, Gewichtsabnahme, verstärkte Müdigkeit, Leistungsabfall. Die Transaminasen sind erhöht. Hautzeichen wie Spider naevi, Palmarerythem und ein meist leichter Ikterus begleiten das – uneinheitliche – Krankheitsbild. Aufgrund bioptischer und serologischer Befunde lassen sich 3 Formen unterscheiden (s. Tabelle 16).

   a) Chronisch-persistierende Hepatitis: Subjektive Beschwerden und objektive Befunde (leichte Bilirubin- und Transaminasenerhöhung) sind gering ausgeprägt.
   b) Chronisch-aktive Hepatitis: Im Vordergrund stehen die o.g. subjektiven Beschwerden. Die Laborbefunde sind deutlicher, besonders auch die Vermehrung der Serumgammaglobuline. Histologisch lassen sich die sog. Mottenfraßnekrosen und verstärkte lymphozytäre Infiltrationen nachweisen, die das Krankheitsbild gegenüber der chronisch-persistierenden Hepatitis abgrenzen. Außerdem kann HB_s-Ag positiv sein (HB_s-Ag-positive aggressive Hepatitis).
   c) Lupoide chronische Hepatitis (autoimmune chronische Hepatitis). Meist sind jüngere Frauen betroffen. Die Symptomatik gleicht der unter b. beschriebenen chronisch-aktiven Hepatitis. Die Serumgammaglobuline sind stärker erhöht. Im Unterschied zur chronisch-aktiven Hepatitis ist HB_s-Ag negativ, während Antikörper gegen glatte Muskulatur (SMA), gegen Zellkerne (ANA) und – selten – antimitochondriale Antikörper (AMA) bei der Mehrzahl der Patienten nachgewiesen werden können. Differentialdiagnostisch ist das Krankheitsbild gegenüber dem Lupus erythematodes disseminatus u.a. darin zu unterscheiden, daß hier antinukleäre Antikörper im 100% positiv, SMA und AMA jedoch negativ sind. Bei der primären biliären Zirrhose (s. S. 186) sind dagegen die antimitochondrialen Antikörper in fast 100% positiv, während hier selten ANA, sowie SMA positiv ausfallen (s. auch Tabelle 16).
   d) Differentialdiagnostisch ist stets auch an eine durch Abführmittel bedingte (Oxiphenisatin) verursachte chronische Hepatitis zu denken, die unter dem Krankheitsbild einer chronisch-aktiven Hepatitis verläuft (v.a. bei Frauen). Der Verlauf entspricht einer HB_s-Ag-positiven chronisch-aktiven Hepatitis. Antimitochondriale Antikörper können positiv sein.

Tabelle 16. Differentialdiagnose zwischen den verschiedenen Formen chronischer Hepatitis und der primären biliären Zirrhose

	Chron. persist. Hepatitis	Chron. aktive Hepatitis	Lupoide Hepatitis	Primäre biliäre Zirrhose
Subjektive Beschwerden	(+)	++	++	++
Ikterus	−	(+)	++	+
Vergrößerung der Leber	−	+	++	+
Vergrößerung der Milz	−	+	++	+
Spider naevi	−	+	++	+
Aszites	−	(+)	(+)	+
Transaminasen	(+)	++	++	+
γ-GT	−	(+)	+	+
Serumgammaglobulin	−	+	++	++
ANA	−	(+)	++	+
SMA	(+)	+	+	+
AMA	−	(+)	(+)	++
HB_s-Ag	−	+	−	−

- M. Weil: Der Ikterus ist stark, der Krankheitsverlauf ist hochfieberhaft und schwer. Die Patienten klagen über heftige Wadenschmerzen. Die Nierenfunktion ist eingeschränkt. Häufig besteht eine hämorrhagische Diathese.
- Auch das Gelbfieber (Dengue-Fieber) ist durch einen sehr schweren Krankheitsverlauf mit starkem Ikterus gekennzeichnet. Die Prognose ist ungünstig. Die Patienten klagen über heftige Kopf- und Rückenschmerzen. Schüttelfröste sind häufig. Wie beim M. Weil sind eine hämorrhagische Diathese und eine Proteinurie nachzuweisen.
- Ein meist nur leichter Ikterus kann als Begleitsymptom bei Sepsis, Endokarditis, Toxoplasmose, Malaria, Zytomegalie, Colitis ulcerosa, Salmonellosen, Virusinfektionen wie Coxsackie-B, Mumps, Q-Fieber und Varizellen beobachtet werden. Bioptisch lassen sich manchmal Granulome in der Leber nachweisen („granulomatöse Hepatitis"). Granulome in der Leber sind auch – ohne Ikterus – beim M. Boeck, sowie besonders bei der Miliartuberkulose, der tuberkulösen Meningitis, bei Lungentuberkulose und bei Brucellosen möglich. Granulome als Zeichen einer Immunreaktion sind

beim Erythema nodosum, bei der Wegener-Granulomatose, auch gelegentlich bei Asbestosen und als Zeichen einer pathologische Immunreaktion gegenüber Medikamenten (z. B. Sulfonamiden) nachzuweisen (Leberpunktion als diagnostische Maßnahme).
- Leberzirrhose: Ikterus bei Leberzirrhose bzw. Hämochromatose oder M. Wilson ist Zeichen einer Progredienz der Erkrankung, besonders wenn gleichzeitig eine stärkere Mitreaktion der zytoplasmatischen und mitochondrialen Enzyme gefunden wird. *Beachte:* Rasche Zunahme der Leber-Haut-Zeichen.
- Lebermalignome, Lebermetastasen, Parasiten und Abszesse der Leber gehen gewöhnlich, jedoch nicht obligat mit einem Ikterus und/oder mit Zeichen der Cholestase einher. Bei schwerem Verlauf (subfebrile Temperaturen, stärkere Beeinträchtigung des Allgemeinbefindens, stärkere Erhöhung der Transaminasen) sind jeweils eine akute (cholestatische) Hepatitis bzw. Cholangitis differentialdiagnostisch abzugrenzen.
- Akute und chronische Leberstauung: Der Ikterus ist nur leicht, die Transaminasen können etwas erhöht sein. Bei akuter Stauung klagen die Patienten über heftigen Oberbauchschmerz, der durch die Kapselspannung bedingt ist. Der hepatojuguläre Reflex ist, im Unterschied zum Budd-Chiari-Syndrom, positiv.
- Fettleber:
  a) Bei der unkomplizierten Fettleber besteht kein Ikterus. Hepatomegalie, unbestimmte Oberbauchbeschwerden, Erhöhung der γ-GT und verzögerte Elimination von Farbstoffen (Bromsulphthalein) können Hinweise auf die Erkrankung sein. Die Serumtransaminasen sind normal oder nur gering erhöht.
  b) Fettleber mit Cholestase: In seltenen Fällen entwickelt sich mit der Fettleber ein intrahepatisches, durch einen leichten Ikterus gekennzeichnetes Cholestasesyndrom. Auffallend sind Kolikschmerzen im rechten Oberbauch, weshalb differentialdiagnostisch ein (inkompletter) Steinverschluß bzw. eine Cholezystitis abzugrenzen sind.
  c) Fettleberhepatitis: Meist handelt es sich um chronische Alkoholiker („alkoholische Hepatitis"). Bilirubin und Transaminasen sind leicht, die γ-GT stark erhöht. Bei akuten oder progredienten Verläufen treten Spider naevi, gelegentlich eine Parotisschwellung und häufig Fieber mit Appetitlosigkeit, Übelkeit und Durchfällen auf. Differentialdiagnostisch sind eine akute Hepatitis und eine chronisch-aktive Hepatitis durch Biopsie auszuschließen. Auf eine alkoholisch bedingte Hepatopathie können bei chronischen Krankheitsverläufen Tremor, Poly-

neuropathie, häufige Durchfälle oder eine sonst ungeklärte Leukozytose hinweisen.
- Zieve-Syndrom: Bei der alkoholischen Fettleber und besonders bei alkoholisch bedingter Leberzirrhose mit Hyperlipidämie kann ein leichter Ikterus auftreten, der in erster Linie durch eine gesteigerte Hämolyse (verkürzte Erythrozytenlebensdauer) bedingt ist. Weitere Symptome sind rechtsseitiger Oberbauchschmerz, Durchfälle, Anorexie, Gewichtsverlust.
- Toxische bzw. hypoxische Leberschädigung: Intoxikationen durch organische Lösungsmittel (Tetrachlorkohlenstoff, Nitrolacke), durch Knollenblätterpilze, Arsen, Insektizide (DDT), sowie hypoxische Schädigungen im Schock (s. S. 297) verursachen oft rasch einen intensiven Ikterus oder gar ein Leberzerfallskoma.
- Drogenikterus: Als Drogenikterus wird nicht die durch Infektion ausgelöste Virushepatitis des Drogensüchtigen, sondern die durch Arzneimittel verursachte Lebererkrankung bezeichnet. Meist liegt dieser Störung eine Überempfindlichkeitsreaktion zugrunde, weshalb sie, im Gegensatz zu den toxischen Schädigungen, dosisunabhängig auftritt. Man kann gelegentlich andere Immunphänomene nachweisen, wie beispielsweise Blut- und Gewebseosinophilie, antinukleäre oder antimitochondriale Antikörper, Antikörper gegen glatte Muskulatur oder positiven Coombs-Test.

Die Leberveränderungen lassen sich grob in 2 Gruppen einteilen:
- Drogenikterus mit dem klinischen und morphologischen Bild einer Hepatitis,
- Drogenikterus mit der Symptomatik eines Verschlußikterus (s.3., Punkt 5, S. 186)

Beispiele für Arzneimittelreaktionen, bei denen sich eine vorwiegend hepatitisähnliche Symptomatik entwickelt: Phenylbutazon, Diphenylhydantoin vorwiegend mit granulomatöser Hepatitis. Cholestatische Hepatitis und prognostisch schwerer Verlauf bei Halothanikterus. Unspezifische portale Zellinfiltrationen und Vermehrung der Kupffer-Sternzellen bei Überempfindlichkeit gegenüber Antirheumatika.
Chronisch-aktive Hepatitis nach Oxiphenisatin und α-Methyldopa (s. S. 182).
Leberfibrose nach Methotrexat; Hepatitis und Leberfibrose nach Puri-Nethol.
Weitere, potentiell hepatoxische Pharmaka: PAS, INH, Rifamycin, Psychopharmaka, Antibiotika und Antimykotika, Wurmmittel.

3. Intrahepatische Cholestase

Die Zeichen der Cholestase (Erhöhung der alkalischen Phosphatase und der LAP) stehen im Vordergrund. Das Serumeisen ist im Unterschied zur Hepatitis normal oder vermindert, im Harn ist Urobilinogen nicht vermehrt. Der Stuhl kann entfärbt sein. Der orale Vitamin-K-Test fällt negativ aus. Häufig besteht ein hartnäckiger Pruritus.

- Virushepatitis mit cholestatischem Verlauf: Prodrome und subjektive Beschwerden entsprechen denen der B-Hepatitis, jedoch ist der Pruritus meist stärker und der Krankheitsverlauf langwieriger.
- Postoperative Cholestase: Hauptsächlich nach Oberbauchoperationen auftretende benigne und 2–3 Wochen anhaltende Cholestase. Auslösende Ursachen: Häufige Transfusionen? Überempfindlichkeit gegen Narkotika?
- Primäre biliäre Zirrhose: Vorkommen besonders bei Frauen im mittleren Lebensalter. Starker Pruritus, schleichender Verlauf. Hypercholesterinämie, Xanthelasmen bzw. Hautexantheme, heller Stuhl, Vermehrung der Gammaglobuline. Nachweis von antimitochondrialen Antikörpern; sie werden auch bei der sklerosierenden Cholangitis, nicht jedoch bei Leberzirrhose bzw. Hämochromatose oder chronisch-aktiver Hepatitis gefunden (s. Tabelle 16).
- Ikterus in der Schwangerschaft:
  a) benigner Schwangerschaftsikterus: Meist im letzten Trimenon der Schwangerschaft auftretende intrahepatische Cholestase, die folgenlos ausheilt, jedoch bei erneuter Gravidität rezidivieren kann. Die Störung ist selten.
  b) Virushepatitis während der Schwangerschaft: keine Bevorzugung bestimmter Abschnitte der Schwangerschaft.
  c) Aktivierung einer Zirrhose oder chronischer Hepatitis bei Gravidität; dabei oft akute Schübe von Leberzellnekrosen.
  d) Akute Schwangerschaftsfettleber mit der Komplikation einer akuten, rasch tödlich verlaufenden Leberzelldystrophie. Vorkommen meist im letzten Trimenon der Schwangerschaft.
- Drogenikterus: Wie oben (2., Punkt 13) erwähnt wurde, kann ein Drogenikterus unter dem Bild einer Hepatitis oder mit den Symptomen einer intrahepatischen Cholestase verlaufen. Ein mechanischer Verschluß der Gallenwege ist daher jeweils auszuschließen.

Folgende Medikamente können eine Cholestase auslösen:

a) Dosisunabhängig, „allergisch" wirkende Medikamente wie Methylthiouracil, Hydantoin, Chlorpromazin und andere Phenothiazine (Ikterus meist 1–4 Wochen nach Therapiebeginn), Tolbutamid, Sulfonamide, Furadantin, Ajmalin, Erythromycin u. a. Während der ikterischen Reaktion können für kurze Zeit die Temperaturen erhöht sein. Chronische Krankheitsverläufe sind selten.
b) Toxische, d. h. dosisabhängige Reaktionen mit leichtem cholestatischem Ikterus durch Anabolika, Methyltestosteron und Ovulationshemmer (Mestranol), d. h. im wesentlichen durch 17α-methylierte bzw. alkylierte Steroide.

4. Extrahepatische Cholestase

- Verschlußikterus im eigentlichen Sinne („chirurgischer Ikterus"). Die Cholestase wird durch eine mechanische Behinderung der kleinen und größeren Gallenwege verursacht. Typische Befunde sind (wechselnd) acholischer Stuhl, negative Urobilinogenprobe im Urin, Bilirubinurie, Erhöhung der alkalischen Phosphatase und LAP, oft leichte Zunahme der Transaminasen und GLDH. Das Serumeisen ist normal oder vermindert. Als Folge des Vitamin-K-Mangels kann sich eine hämorrhagische Diathese entwickeln, die durch Injektion von Vitamin K wieder ausgeglichen werden kann („Koller-Test"). Bei einzelnen Krankheiten mit extrahepatischer Cholestase ist die Leber vergrößert und druckdolent, evtl. kann eine Vergrößerung der Gallenblase getastet werden. Eine Splenomegalie fehlt. Bei längerdauerndem Ikterus klagen die Patienten über Pruritus. Der Ikterus zeigt häufig einen grünlichen Unterton („Verdinikterus").
- Bakterielle Cholangitis: Auslösende Ursache sind Stauungen der extrahepatischen Gallenwege, z. B. durch Steine, Strikturen oder Pankreaserkrankungen (akute Pankreatitis, Pankreaskarzinom, Pankreaszyste). Entzündungszeichen wie Fieber und Schüttelfröste, die auch rezidivieren können, und Leukozytose (u. U. septische Temperaturen) sind häufig. Später können sich als Komplikationen ein Leberabzeß oder eine sekundäre biliäre Zirrhose entwickeln.
- Sklerosierende Cholangitis: Die primär sklerosierende Cholangitis tritt v. a. bei Frauen im mittleren Lebensalter auf. Pathogenetische Zusammenhänge bestehen mit der im Bereich des Colon ascendens und transversum lokalisierten Colitis ulcerosa (Ausbrei-

tung der Erkrankung auf dem Lymphwege?) und möglicherweise mit der retroperitonealen Fibrose (Ormond-Krankheit). Eine Sklerosierung oder Strikturen der Gallenwege können sekundär nach bakterieller Entzündung, durch Steine oder postoperativ entstehen. Subfebrile Temperaturen sind häufig. Differentialdiagnostisch sind die primäre biliäre Zirrhose und Gallenwegskarzinome sowie bakterielle Entzündungen der Gallenwege abzugrenzen.

- Steinverschluß der Gallenwege: Lokale Druckempfindlichkeit, schmerzhafte Leberschwellung, Koliken, komplizierende Cholangitis und Cholezystitis mit Fieber oder Schüttelfrösten sind häufige Begleitsymptome. Die Verschlußsymptomatik kann wechselnd stark ausgeprägt sein und rezidivieren (Ventilverschluß); jeweils nach Schmerzattacken nimmt der Ikterus zu. Die Symptome können durch Divertikel, Stenosen oder durch Fibrosen im Bereich des Oddi-Sphinkters ausgelöst werden.
- Tumoren im Bereich der Gallenwege (Gallengangs-, Papillen-, Pankreaskarzinome, Metastasen, Lymphome): Oft, aber keinesfalls immer besteht ein „schmerzloser Ikterus". Charakteristisch ist das Courvoisier-Zeichen, d. h. eine hydropisch aufgetriebene, als schmerzloser „Tumor" palpable Gallenblase. Eine schmerzlose Vergrößerung der Gallenblase kann gelegentlich auch bei Leberzirrhose, besonders im akuten Schub (Stauung der Gallenblase) getastet werden.
- Weitere Ursachen für einen Gallenblasenverschluß: Parasiten, z. B. Askariden (Eosinophilie!). Passagestörungen der Gallenwege durch Verlegung des Ductus pancreaticus bzw. der Papille bei chronischer Pankreatitis, Pankreaszysten und Pseudozysten. Seltene Ursachen: retroduodenal im Leberhilus sich entwickelnde oder pericholezystitische Abszesse.

Nieren und ableitende Harnwege

Für die Diagnose von Erkrankungen der Nieren und der ableitenden Harnwege sind nicht nur die Angaben über subjektive Beschwerden wie Flankenschmerz, Kolikschmerz oder Miktionsstörungen wichtig, sondern auch die relativ einfach feststellbaren Befunde der Harnuntersuchung. Diese werden im folgenden besprochen. Sie müssen, sofern damit eine Diagnose nicht möglich ist, ggf. durch Röntgen-, Isotopen- oder Clearanceuntersuchungen, in Einzelfällen auch durch immunhistologische Differenzierung von Biopsiematerial ergänzt werden.

Proteinurie

Harneiweiß besteht aus Albumin und Globulinen, weshalb man statt des früher gebrauchten Begriffs Albuminurie besser die richtige Bezeichnung Proteinurie verwendet. Eine Proteinurie kann durch einen pathologischen Sedimentbefund (Erythrozyten und Leukozyten) vorgetäuscht werden. Entstammt das Eiweiß dem Nierenparenchym, so können hyaline Zylinder vorhanden sein; sie haben keine besondere diagnostische Bedeutung, weil sie gelegentlich auch ohne gleichzeitige Proteinurie gefunden werden und sie sich andererseits im längerstehenden Harn wieder auflösen können.
Unter physiologischen Bedingungen enthält der Harn weniger als 20–30 mg/Tag Eiweiß.
Als physiologische Proteinurie wird bei Jugendlichen mit ausgeprägter Lordose eine leichte Eiweißausscheidung beobachtet (orthostatische, lordotische Proteinurie); dabei ist der Nachturin eiweißfrei. Im Sediment werden keine pathologischen Bestandteile festgestellt. Die Nierenfunktion ist nicht gestört. Transitorisch kann auch durch stärkere körperliche Belastung, z. B. Leistungssport, eine leichte Proteinurie ausgelöst werden.

Zur Symptomatik der starken Proteinurie, wie man sie beim nephrotischen Syndrom beobachtet, gehören der durch den Eiweißverlust bedingte Eiweißmangel im Serum (Hypoproteinämie bzw. Hypalbuminämie) und als Folge davon eine vermehrte Ödemneigung bzw. Ödembildung und Hyperlipidämie. Das nephrotische Syndrom tritt nicht nur bei entzündlichen Erkrankungen der Glomerula, sondern auch bei anderen vorwiegend glomerulären bzw. vaskulären Erkrankungen der Niere auf.

1. Glomerulonephritis

- Große Proteinurie und typisches nephrotisches Syndrom gehören zur sog. akuten membranösen Glomerulonephritis („minimal change glomerulonephritis"; „minimal proliferative intercapillary glomerulonephritis"): Hier entwickelt sich meist ein schwerer Eiweißverlust mit dem Vollbild der Hypoproteinämie, der massiven Ödeme und der Hyperlipidämie. Andere Zeichen einer glomerulären Erkrankung wie Blutdruckerhöhung oder Hämaturie fehlen.
- Akute diffuse proliferative Glomerulonephritis: Die gewöhnlich nach Streptokokkeninfekten, beispielsweise 2–3 Wochen nach einer akuten Tonsillitis auftretende Glomerulonephritis geht zwar mit einer generellen Ödemneigung einher; die Eiweißausscheidung ist erhöht, jedoch nicht in dem Maße wie beim nephrotischen Syndrom. Der Blutdruck ist hoch. Im Urin sind Erythrozyten nachweisbar (Mikro-/Makrohämaturie).
- Perakute Glomerulonephritis (subakute diffuse Glomerulonephritis): Häufig beobachtet man eine stärkere Proteinurie. Die Krankheit verläuft typischerweise rasch progredient mit Blutdruckerhöhung und Niereninsuffizienz.
- Postakute Glomerulonephritiden: Besonders bei der perimembranösen Form (sog. Immunkomplexnephritis) kommt es gelegentlich zu einem ausgeprägten nephrotischen Syndrom. Die Abgrenzung gegenüber den beiden erstgenannten Erkrankungen ist nicht scharf.
- Chronische Glomerulonephritis (sklerosierende Glomerulonephritis): Die Proteinurie ist gering bis mäßig stark. Im Vordergrund der Symptomatik stehen die eingeschränkte Nierenfunktion und die (starke) Blutdruckerhöhung.

Proteinurie

2. Begleitnephritis bei Systemerkrankungen

Meist handelt es sich um Immunkomplexnephritiden.
- Lupus erythermatodes disseminatus: Bei etwa 20% der Patienten besteht eine stärkere Proteinurie, die bis zum Vollbild des nephrotischen Syndroms entwickelt sein kann. Auch in Fällen, wo klinisch deutliche renale Symptome vermißt werdern, kann man post mortem bei 7,5% der Patienten histologisch mehr oder weniger ausgeprägte entzündliche Veränderungen an den Glomerula erkennen.
- Panarteriitis nodosa, Dermatomyositis und Sklerodermie: Häufiger ist die Proteinurie bei der Panarteriitis nodosa. Sonst findet man nur vereinzelt eine erhöhte Eiweißausscheidung, die selten dem Vollbild eines nephrotischen Syndroms nahekommt.
- Goodpasture-Syndrom, Wegener-Granulomatose: Jeweils im akuten Schub findet sich eine mehr oder weniger starke Proteinurie.
 Eine geringe bzw. flüchtige Eiweißausscheidung fehlt selten beim M. Schoenlein-Henoch und bei der Serumkrankheit.

3. Proteinurie bei Stoffwechselkrankheiten

- Amyloidose, besonders sekundäre Amyloidose: Amyloidablagerungen in den Glomerula verursachen eine gewöhnlich starke Proteinurie mit der Symptomatik eines nephrotischen Syndroms.
- Diabetische Glomerulosklerose: Die Proteinurie ist oft Initialsymptom und meist sehr stark (Ödeme!). Im Unterschied zu anderen Formen des nephrotischen Syndroms ist der Blutdruck erhöht. Differentialdiagnostisch muß jeweils eine Pyelonephritis bei Diabetes abgegrenzt werden; hierbei finden sich Leukozyturie und Bakteriurie.
- Gichtnephropathie: Erstes Symptom der Nephropathie ist oft eine leichte Proteinurie.
- Seltene Erkrankungen wie hypokaliämische Nephropathie und angeborene bzw. erworbene tubuläre Defekte (z.B. Fanconi-Syndrom) gehen ebenfalls mit einer leichten tubulär bedingten Proteinurie einher.

4. Venöse Stauung

- Stauungsniere bei Herzinsuffizienz und bei konstriktiver Perikarditis: Bei praktisch jeder Rechtsherzinsuffizienz läßt sich eine mehr oder weniger starke Eiweißausscheidung nachweisen. Das bei konstriktiver Perikarditis vorkommende nephrotische Syndrom wird zusätzlich durch den enteralen Eiweißverlust verstärkt.
- Nierenvenenthrombose bzw. Thrombose der V. cava inferior: meist ausgeprägtes nephrotisches Syndrom. Zusätzlich deutlicher Flankenschmerz, der manchmal in tiefer Inspiration verstärkt wird. Meist entwickelt sich die Thrombose aus Beinvenenthrombosen, weshalb man zunächst nur Ödeme an den unteren Extremitäten (einseitig) feststellt.
- Stauung der Nierenvenen bzw. der V. cava bei Tumoren einschließlich Lymphomen und Erkrankungen des Lymphgefäßsystems mit venöser Abflußbehinderung: Auch hier kann eine leichte Proteinurie auftreten; ein gleichzeitiger enteraler Eiweißverlust wird selten vermißt.

5. Pyelonephritis und interstitielle Nephritis

In den meisten Fällen bakterieller oder abakterieller Verlaufsformen findet man eine leichte Proteinurie. Wichtiger ist der Sedimentbefund (Leukozyturie, ggf. Bakteriurie).

6. Proteinurie in der Gravidität

- EPH-Syndrom: Im letzten Trimenon der Schwangerschaft kann sich, verbunden mit Hypertonie und Ödemen, ein nephrotisches Syndrom und daraus eine Präeklampsie oder Eklampsie entwickeln.
- Die Pfropfgestosen manifestieren sich im Unterschied zum EPH-Syndrom bereits in der ersten Schwangerschaftshälfte. Die Proteinurie ist entsprechend der vorbestehenden Nierenkrankheit meist leicht.

7. Proteinurie bei bösartigen Krankheiten

- Plasmozytom: Harneiweiß kann beim Plasmozytom aus Albumin und Globulinen zusammengesetzt sein (banale Proteinurie); für die Diagnose wichtiger ist die Bence-Jones-Proteinurie, d.h. die verstärkte Exkretion von Bence-Jones-Protein (L-Ketten). Beim sog. Bence-Jones-Plasmozytom wird anstelle eines kompletten monoklonalen Immunglobulins nur Bence-Jones-Protein synthetisiert und dementsprechend auch vermehrt ausgeschieden (s. S. 61). *Merke:* Bence-Jones-Proteine können mit der viel geübten Stäbchenprobe bzw. Esbach-Probe oft nicht nachgewiesen werden; stets sollte der Harn elektrophoretisch analysiert werden. DD: Amyloidose der Nieren bei Plasmozytom.
- Karzinome und andere maligne Tumoren: gelegentlich mehr oder weniger starke Proteinurie.

8. Sonstige Ursachen einer Proteinurie

- Febrile (leichte) Proteinurie: Eine leichte Eiweißausscheidung wird bei hochfieberhaften Erkrankungen selten vermißt. Auch bei Malaria, Typhus, Lues oder Tuberkulose sowie bei bakterieller Endokarditis als sog. „Herdnephritis" kann Eiweiß im Harn gefunden werden.
- Pseudoproteinurie infolge erhöhter Enzym-(Amylase-)Ausscheidung, z. B. bei der akuten Pankreatitis.
- Toxische Proteinurie durch Medikamente wie Penicillamin, Tolbutamid, Trimethadion; Intoxikation durch Gold, Arsen, Quecksilber, Wismut.

Leukozyturie

Der Harn des Gesunden enthält wenig Leukozyten. Bei starker Leukozyturie ist der Harn trüb (Pyurie). Leukozytenzylinder sprechen für Erkrankungen des Nierenparenchyms (Ausguß der Tubuli). Mit der sog. Dreigläserprobe kann ggf. der Herkunftsort der Leukozyten bestimmt werden: Leukozytenvermehrung im 1. Glas bedeutet entzündliche Veränderungen im Bereich der Urethra; Leukozyten vermehrt im 3. Glas entstammen der Blase (und bei rektaler Massage aus der Prostata); eine gleichmäßige Verteilung der Leukozyten in allen 3 Gläsern spricht für eine Erkrankung des Nierenbeckens bzw. des Nierenparenchyms. Bei Frauen kann eine Leukozyturie auch durch einen Fluor vaginalis oder andere gynäkologische Störungen bzw. Erkrankungen bedingt sein.

1. Erkrankungen des Nierenbeckens und Nierenparenchyms

Zur genauen Differenzierung ist ggf. der Harn aus den Ureteren seitengetrennt zu analysieren.
- Akute Pyelonephritis: stärkere Leukozyturie bzw. Pyurie und Bakteriurie. Bei der chronischen Pyelonephritis kann die Leukozyturie gering bleiben.
- Eine „abakterielle" Leukozyturie kann Symptom einer interstitiellen chronischen Nephritis sein. Auch bei der Nierentuberkulose werden, sofern nicht gezielt nach Mycobacterium tuberculosis gesucht wird und keine komplizierende unspezifische Entzündung vorliegt, mit den üblichen bakteriologischen Untersuchungstechniken Keime nicht nachgewiesen.
- Infizierte Hydronephrose bzw. Pyonephrose bei Obstruktion der Ureteren oder bei Beckenniere; Abszesse im Nierenparenchym; infizierte Zysten oder Perforation eines perinephritischen Abszesses: Die Leukozyturie, verbunden mit Bakteriurie, ist während der akuten Krankheitsschübe gewöhnlich sehr stark; sie kann andererseits in den Intervallen auch fehlen. Stets ist gezielt Ureterenharn zu untersuchen.

2. Blase

- Entzündliche Erkrankungen der Blase: Zystitis, Zystopyelitis als banale Infektionen. Disposition bei älteren Patienten, bei Prostatavergrößerung oder bei gynäkologischen Erkrankungen. Eitrige Zystitis, besonders bei abwehrgeschwächten Personen; infizierte Blasendivertikel, Blasentumoren.
- Katheterinfektion der Blase.

3. Prostata, Urethra

- Eitrige Prostatitis, infizierte Prostatatumoren. Nachweis nach Massage der Prostata.
- Urethritis, Gonorrhö.

4. Erkrankungen des Nierenparenchyms

Bei praktisch allen renoparenchymatösen Erkrankungen und auch bei akuter oder chronischer Glomerulonephritis findet man eine mäßig starke Leukozyturie. Zusätzlich können Leukozytenzylinder vorhanden sein (s. oben). In der Differentialdiagnose der glomerulären Erkrankungen spielt die Leukozyturie – verglichen mit den unter 1–3 genannten Erkrankungen – allerdings keine wesentliche Rolle.

Erythrozyturie

Die Erythrozyturie (Hämaturie) ist von der Hämaglobinurie (s. unten) zu unterscheiden. Zu beachten ist, daß auch bei Erythrozyturie, besonders wenn Harn längere Zeit steht, die Erythrozyten hämolysieren.

Bei der Makrohämaturie sieht man die verstärkte Erythrozytenausscheidung schon makroskopisch („fleischfarbener Urin"); eine Mikrohämaturie ist nur durch den mikroskopischen Nachweis von Erythrozyten im Sediment festzustellen. Ein rötlich gefärbtes Sediment wird auch bei verstärkter Na-Uratausscheidung abzentrifugiert (Ziegelmehlsediment).

Als Pseudohämaturie werden Verfärbungen des Urins bezeichnet, z. B. hell- bis kirschrote Harnverfärbung durch Pyramidon, lila-rotviolette Verfärbung durch Phenolphthalein (Abführmittel), rot-orange Verfärbung durch Senna (Abführmittel), rot- bis dunkelbraune Verfärbung bei akuter intermittierender Porphyrie und rötliche Harnverfärbung durch vermehrten Genuß von Rote Bete.

Unter physiologischen Bedingungen und ohne Hinweis auf eine Nierenerkrankung kann eine Mikrohämaturie nach schwerer körperlicher Belastung auftreten (DD: Hämoglobinurie und Myoglobinurie, die ebenfalls durch stärkere körperliche Belastung – „Marschhämoglobinurie" – ausgelöst werden können).

Bei Menorrhagie bzw. Metrorrhagie kann dem Harn Blut beigemengt sein.

1. Erkrankungen des Nierenparenchyms

Bei parenchymatösen Nierenerkrankungen, besonders den glomerulären Erkrankungen, findet man häufig Erythrozytenzylinder. Ihnen kommt eine besondere diagnostische Bedeutung zu, da sie nur dem Nierenparenchym entstammen können. Die Hämaturie ist oft mit einer Leukozyturie bzw. Proteinurie (s. dort) kombiniert.

- Glomerulonephritis: Eine starke Erythrozyturie (Makrohämaturie; fleischwasserfarbener Urin) wird meist und initial passager bei der akuten diffusen Glomerulonephritis beobachtet, beispielsweise 2–3 Wochen nach einer Streptokokkeninfektion. Ähnlich starke Hämaturien können kurzfristig auch bei der perakuten Glomerulonephritis auftreten.
Gering ist die Erythrozyturie (Mikrohämaturie) bei der perimembranösen postakuten Glomerulonephritis, bei der sog. Herdnephritis (fokale Glomerulonephritis im Verlauf einer subakuten bakteriellen Endokarditis) und bei der chronisch-sklerosierenden Glomerulonephritis.
Die perimembranöse postakute Glomerulonephritis geht, wie oben erwähnt, hauptsächlich mit einer verstärkten Proteinurie (nephrotisches Syndrom) einher.
- Systemerkrankungen: Bei praktisch allen Systemerkrankungen mit Immunkomplexnephritis bestehen Proteinurie und (Mikro-) Hämaturie: M. Schoenlein-Henoch, Panarteriitis nodosa, Lupus erythematodes disseminatus, Goodpasture-Syndrom, Wegener-Granulomatose, progressive Sklerodermie. Eine stärkere Erythrozyturie gehört zu den mit hämorrhagischer Diathese einhergehenden Erkrankungen (s. S. 49).
- Interstitielle Nephritis und Pyelonephritis: Die Mikrohämaturie ist diagnostisch weniger wichtig als Leukozyturie oder Blutdruckerhöhung. Eine stärkere Hämaturie kann auf eine Papillennekrose hinweisen, die gelegentlich Koliken auslöst.
Einzelne Formen der interstitiellen Nephritis: akute Verlaufsform bei Allgemeininfekten, bei Überempfindlichkeit gegenüber Medikamenten wie Sulfonamiden, Colistin, Cephalosporinen, Penicillin u. a.
Chronische Verlaufsformen (häufiger Papillennekrosen) treten als abakterielle Entzündungen auf, die durch Analgetika, Röntgenbestrahlung, Schwermetallintoxikationen ausgelöst sein oder auch im Rahmen eines Plasmozytoms auftreten können.
Papillennekrosen verursachen Mikro- oder Makrohämaturien

Erythrozyturie

und oft Koliken. Bei etwa der Hälfte der Patienten liegt ein Diabetes mellitus vor.
- Nephrokalzinose: s. S. 221

2. Einseitige Nierenerkrankungen und Erkrankungen der ableitenden Harnwege

Bei diesen Erkrankungen ist der Nachweis einer Erythrozyturie besonders wichtig. Näheren Aufschluß über die Blutungsquelle erhält man durch eine seitengetrennte Untersuchung des Ureterenharns.
- Blutungen aus dem Nierenparenchym (einseitige Blutungen).
  a) Einseitige Embolien bzw. Thrombosen können teilweise heftige einseitige Flankenschmerzen und zur gleichen Zeit Hämaturie verursachen.
  b) Hypernephrom, Sarkom, seltene benigne Tumoren: Auf das in seiner Häufigkeit an erster Stelle stehende Hypernephrom weist gelegentlich eine plötzlich und unvermittelt einsetzende Erythrozyturie hin, die auch vom Patienten beobachtet wird. Sie fällt um so mehr auf, als gewöhnlich keine Beschwerden (Flankenschmerzen), Koliken oder auch nur ein Druckgefühl in der Nierengegend angegeben werden. Typisch ist die sehr stark erhöhte BSG. Gelegentlich kann der Tumor palpiert oder es kann bei linksseitig lokalisierten Tumoren zusätzlich eine einseitige Varikozele getastet werden. Der Nachweis erfolgt röntgenologisch bzw. angiographisch.
  Beim Wilms-Tumor des Kindes findet man ebenfalls eine plötzlich einsetzende Hämaturie; nicht selten ist der Blutdruck deutlich erhöht.
- Nephrolithiasis: Im Nierenbecken bzw. an den Papillen gelegene und fixierte Steine verursachen gelegentlich eine Erythrozyturie. Sie machen nicht selten überhaupt keine Beschwerden. Kolikschmerzen und dann auch stärkere Blutungen findet man bei mobilen Steinen, besonders wenn sie in den Ureter eingewandert sind.
- Nierenzysten, Hydronephrose, Pyonephrose: manchmal dumpfer Flankenschmerz; Entzündungszeichen; Nierenvergrößerung palpabel.
Nierentuberkulose: Gelegentlich weist sich die Nierentuberkulose bei sonst beschwerdefreien Patienten erstmals durch eine Erythrozyturie oder Leukozyturie aus.

3. Blase und ableitende Harnwege

- Tumoren (Papillome oder Karzinome) der Blase bzw. aus der Umgebung in die Blasenwand einwachsende Tumoren: Die Patienten können lange Zeit beschwerdefrei sein; später fehlen aber selten heftige krampfartige Miktionsschmerzen und Dysurie. Die Harnblutung kann stark sein. Gleiches trifft auch für die Endometriose der Harnblase zu.
- Entzündungen: Zystitis, Urethritis, Prostatitis, Schleimhautläsionen (Ulkus) nach Röntgenbestrahlung und/oder zytostatischer Behandlung sowie spezifische Entzündungen bei Blasentuberkulose oder die seltene Bilharziose der Blase: Neben Leukozyten werden auch Erythrozyten nachgewiesen. Die subjektiven Beschwerden sind bei den einzelnen Krankheiten unterschiedlich stark ausgeprägt (Dysurie, Pollakisurie, Koliken) und fehlen praktisch nie.
- Mechanische Läsionen der Schleimhaut durch Blasensteine, Fremdkörper, Traumen, Blasenkatheter. Läsionen der Schleimhaut sind auch beim Jogging möglich.
- Mikrohämaturie bei chronisch-obstruierender Uropathie (Verlegung der Ureteren durch Tumoren, Strikturen, retroperitoneale Fibrose), bei Prostatahypertrophie, bei Anomalien des Blasenhalses und der Urethra. *Beachte:* Bei Läsionen der Urethra treten die Blutungen auch unabhängig von der Miktion auf und sind schmerzlos.

4. Hodenerkrankungen

- Hämatome, Trauma oder Torsion des Hodens verursachen heftige Schmerzen und gelegentlich eine leichte Hämaturie.
- Hodentumoren: Hämaturien sind selten. Es wird ein Knoten im Hoden oder ein insgesamt verhärteter Hoden getastet. Eine begleitende Hydrozele oder Varikozele können auf die Erkrankung hinweisen und Beschwerden auslösen. Seminome treten erst nach der Pubertät auf und breiten sich vorwiegend lymphogen aus. Teratome können lymphogen oder hämatogen metastasieren. Betroffen sind v. a. Jugendliche.

Erythrozyturie

5. Sonstige Ursachen einer Hämaturie

- Hämorrhagische Diathese (s. auch S.49): Nicht selten wird man auf eine hämorrhagische Diathese erstmals durch eine Hämaturie aufmerksam. Dies gilt für die besonders unter Therapie mit Antikoagulantien auftretenden Koagulopathien und die unter zytostatischer Therapie oder aufgrund anderer Ursachen vorkommende Thrombozytopenie. Seltener ist die Erythrozyturie erstes Symptom eines M. Werlhof, eines hereditären Blutungsübels oder einer Vaskulopathie wie M. Osler. Auf die Nierenbeteiligung des M. Schoenlein-Henoch wurde oben hingewiesen.
- Seltene Fehlbildungen und „hereditäre Nephritis": Die nachfolgend genannten Erkrankungen gehen mit einer wechselnd starken Hämaturie sowie anderen Zeichen einer Nierenerkrankung einher: Alport-Syndrom (Nephropathie, kombiniert mit angeborener Taubheit); Fabry-Krankheit und Nagel-Patella-Syndrom: hereditäre Nephropathie mit febrilen Krisen, Hautefloreszenzen, progressiver Nephropathie, Wachstumsstörungen an den Nägeln und an der Patella.

6. Anhang: Hämoglobinurie und Myoglobinurie

Eine Hämoglobinurie tritt auf, wenn die Haptoglobinkapazität des Serums erschöpft und die tubuläre Schwelle für Hämoglobin überschritten sind. Hämoglobin kann auch in Form von Hämoglobinzylindern ausgeschieden werden. Die Urinfarbe ist gewöhnlich rot bis schmutzig-braun, besonders im sauren Harn (Hämatinbildung!).

Ursachen

- Sog. Marschhämoglobinurie bei starker körperlicher Belastung (harmlose physiologische Variante).
- Hämolysen bei fehlerhafter Transfusion, bei Marchiafava-Anämie (paroxysmale nächtliche Hämoglobinurie, daher dunkel verfärbter Morgenharn), bei hämolytischen Anämien durch Kältehämolysine (Donath-Landsteiner-Reaktion) u. a. (s.S. 44, 45).
- Toxische Hämolysen durch Knollenblätterpilz, Resorzin, Phenylhydrazin, Saponine u.a.
- Hämoglobinurien bei Infektionskrankheiten, z.B. Erysipel, Scharlach oder Malaria tertiana (sog. Schwarzwasserfieber bei Malaria unter Chininbehandlung).

- Hämolytisch-urämisches Syndrom und Moschcowitz-Syndrom: Neben der Hämoglobinurie findet sich auch eine mehr oder weniger starke Hämaturie (s. S. 56).
- Crushniere mit Myoglobinurie, z. b. nach schweren Muskeltraumen, nach Verbrennungen oder elektrischen Unfällen. Bei den unter den Punkten 2–6 genannten Störungen kann sich ein akutes Nieresversagen entwickeln (s. S. 205).
- Sonstige Myoglobinurien: s. Myositis, S. 260

Änderungen in der Urinmenge

I. Polyurie, Zunahme der Harnmenge

1. Abnorme Wasserzufuhr (Polydipsie)

Ursachen

- Psychogene Polydipsie (Dipsomanie): Bei längerer Dauer kann sich ein leichter, reversibler renaler Diabetes insipidus infolge einer verminderten tubulären ADH-Empfindlichkeit entwickeln.
- Chronischer Alkoholismus und dadurch bedingte Hemmung der ADH-Sekretion, die ihrerseits den Durst weiter verstärkt.

2. Diabetes insipidus bei ADH-(Vasopressin-)Mangel

Das spezifische Gewicht des Harns liegt stets unter 1008. Die Patienten stehen unter dem Zwang, vermehrt und auch nachts zu trinken. Bei fehlender Flüssigkeitszufuhr entwickeln sich Dehydratation und Durstfieber. Polydipsie und Polyurie sind durch Infusion hypertoner Kochsalzlösung nicht zu beeinflussen. Die Störung kann lediglich durch ADH (Pitressin) kompensiert werden.

Ursachen

- Primär idiopathischer Diabetes insipidus; häufigste Form.
- Symptomatischer Diabetes insipidus bei Läsionen im Hypothalamus bzw. der Neurohypophyse: Bei einem Drittel der Fälle handelt es sich um Tumoren (Metastasen, Kraniopharyngeom, Zysten, Gliome). Als weitere Ursachen kommen in Frage: Adenome

Änderungen in der Urinmenge

des Hypophysenvorderlappens, Enzephalitis, Meningitis, Tuberkulose, M. Boeck, Lues, vaskuläre Prozesse, Schädelbasisfraktur, passagere postoperative Störung nach Hypophysektomie und selten auch einmal eine Hand-Schüller-Christian-Krankheit (*beachte* die gleichzeitigen Defekte an der Kalotte).
- Hereditärer frühmanifester Diabetes insipidus des Neugeborenen.

3. Renal bedingte Polyurie

Ursachen

Polyurie mit Isosthenurie im präterminalen Stadium chronischer Nierenerkrankungen.
- Renaler Diabetes insipidus. Verschiedene Formen bzw. Ursachen sind bekannt.
  a) Familiärer renaler Diabetes insipidus: Das distale Nephron ist refraktär gegenüber ADH (und Pitressingaben). Die Störung kann sich u. U. im Form einer Exsikkose des Neugeborenen bzw. Kleinkindes erstmals manifestieren.
  b) Erworbener renaler Diabetes insidus (selten) bei Zystennieren oder Amyloidose der Nieren.
  c) Verminderte ADH-Sensibilität des distalen Nephrons bei chronischer interstitieller Nephritis, Pyelonephritis, obstruktiver Uropathie, Hochdruckkrankheiten.
- Tubuläre Funktionsstörungen.
  a) Primärer Hyperaldosteronismus, sowie Bartter-Syndrom mit kalipenischer Schädigung des distalen Tubulus. Dabei besteht häufig eine nächtliche Polyurie.
  b) Hyperkalzämische Nephropathie mit Blockade des ADH am distalen Nephron, beispielsweise bei Hyperparathyreoidismus, metastasierenden Tumoren, M. Boeck, Plasmozytom und bei längerer Immobilisation (s. Nephrokalzinose, S. 221).
- Urina spastica nach paroxysmalen Tachykardien. Abdominalkoliken, Hochdruckkrisen: Es handelt sich wahrscheinlich um plötzliche vegetative Reaktionen bzw. eine Druckdiurese infolge erhöhten Katecholaminspiegels.
- Polyurie bei osmotischer Diurese: Unter Mannit, aber auch im Zusammenhang mit einer Glukosurie bei Diabetes mellitus kann es zu einer verstärkten Polyurie kommen. Der gleiche Mechanismus verursacht die erhöhte Harnstoffdiurese, die als Zwangspo-

lyurie bei chronischer Nephropathie auftritt. Auch die nach Saliuretika einsetzende NaCl-Diurese kann als osmotische Diurese angesehen werden.

II. Nykturie und Störungen der Blasenfunktion

1. Nykturie

Bedingungen für eine erhöhte Flüssigkeitsausscheidung in der Nacht:
- Herzinsuffizienz (Rechtsherzinsuffizienz). Die Nykturie ist oft der erste Hinweis auf eine gestörte Herzleistung.
- Niereninsuffizienz mit Isosthenurie, Polyurie.
- Osmotische Diurese bei Diabetes mellitus.
- Alkoholbedingte Hemmung der ADH-Sekretion.
- Prostatitis, Prostataadenom (gleichzeitig auch Dysurie).

2. Dysurie

Vermehrte Ausscheidung kleiner Harnportionen (Pollakisurie), meist verbunden mit (schmerzhaftem) Harndrang.
Das Symptom ist wichtiger Hinweis auf Entzündungen oder Tumoren im Bereiche der Prostata, Urethra und des unteren Ureters:
- Zystitis, Urethritis, Blasentuberkulose.
- Sog. funktionelle bzw. nervöse Reizblase.
- Erkrankungen der Prostata (Prostatitis, Prostatatumor).
- Verbunden mit Inkontinenz bei Prostatahypertrophie, Blasenprolaps der Frau, Deszensus.

Oligurie und Anurie

Das Urinvolumen wird wesentlich durch Faktoren des Wasserhaushalts bedingt, weshalb Dehydratation bzw. Hyperhydratation auch mit Änderungen der Harnausscheidung einhergehen (s.S.206).

Oligurie und Anurie

Von Oligurie wird gesprochen, wenn die Ausscheidung weniger als 100–500 ml/24 h beträgt. Bei Anurie werden weniger als 100 ml/24 h ausgeschieden.

Zur Ergänzung: Oligakisurie bedeutet herabgesetzte Empfindlichkeit der Blase. Fehlender Miktionsdrang mit der Folge einer Blasenüberfüllung (palpatorischer Nachweis oberhalb der Symphyse). *Ursachen:* Verlegung der Harnwege durch Prostatahypertrophie, Tumoren oder Blasensteine, Querschnittssyndrome, Tabes dorsalis.

Oligurie und Anurie sind Kardinalsymptome des akuten Nierenversagens. Dieses kann unterteilt werden in:

- prärenales akutes Nierenversagen (Hypoperfusion der Niere, . I.),
- renales akutes Nierenversagen (s. II.),
- postrenales akutes Nierenversagen (s. III.).

Das spezifische Gewicht des Harns ist im allgemeinen bei prärenalem und renalem Nierenversagen eher niedrig (verminderte Konzentrationsleistung der Nieren), bei postrenalen Störungen normal. DD: Bei der durch Volumenmangel (Exsikkose) bestehenden Oligurie wird konzentrierter Harn ausgeschieden.

I. Prärenales akutes Nierenversagen

1. Vaskuläre Ursachen

- Thrombose und Embolie der Nierenarterien, Abriß einer Nierenarterie.
- Nierenvenenthrombose, Thrombose der V. cava, sekundäre Thrombose der Nierenvenen bei membranöser Glomerulonephritis, nach Transplantation und (selten) Amyloidose.
- Läsion der Arteriolen bei maligner Hypertonie (maligne Sklerose), Panarteriitis nodosa, Hypersensitivitätsangiitis.

2. Blutdruckabfall

80% der Fälle mit akutem Nierenversagen sind Folgen eines Schocks mit nachfolgender funktioneller Oligurie und akuter tubulärer Schädigung bzw. Nekrose (s. auch II.2.).

- Hypovolämischer Schock bei Blutverlust, inneren Blutungen, Plasmaverlust, starken exsudativen Entzündungen, Diarrhöen, Erbrechen und mangelnder Flüssigkeitsaufnahme (s. S. 206).

- Kardiogener Schock bei Myokardinfarkt, terminaler Herzinsuffizienz, schweren Herzrhythmusstörungen, Lungenembolie, Herzbeuteltamponade u. a. (s. S. 67).
- Septischer Schock, hauptsächlich bei Infektionen durch gramnegative Keime (E. coli u. a.), bei akuter Pyelonephritis, im septischen Abort, bei akuter Peritonitis und akuter Pankreatitis (s. S. 141, 146).
- Hyperviskositätssyndrom bei M. Waldenström, Kryoglobulinämie, Kälteagglutininkrankheit, Sichelzellanämie und selten beim Plasmozytom.
- Disseminierte intravaskuläre Gerinnung bei Sanarelli-Shwartzmann-Phänomen und beim Moschcowitz-Syndrom (s. S. 56).

II. Renales akutes Nierenversagen

1. Vorwiegend glomeruläre Erkrankungen

- Akute Glomerulonephritis und besonders perakute Glomerulonephritis (subakute Glomerulonephritis).
- Schweres nephrotisches Syndrom.
- Glomerulonephritis bei M. Schoenlein-Henoch, selten bei Lupus erythematodes disseminatus oder Panarteriitis nodosa.

2. Vorwiegend tubuläre Schädigungen (s. auch I. 2.).

- Akute interstitielle Nephritis, besonders bei schweren toxischallergischen Reaktionen im Verlauf von Scharlach, M. Weil, Salmonellosen.
- Akute Pyelonephritis.
- Eklampsie (EPH-Syndrom).
- Toxische Schädigung durch Äthylenglykol (Frostschutzmittel), $HgCl_2$, Tetrachlorkohlenstoff, Pilzgifte u. a. sowie nach Medikamenten wie Sulfonamide, Phenacetin, Phenylbutazon, Kanamycin, Gentamycin u. a.
- Schädigungen des proximalen Tubulus bei Hyperkalzämie, bei osmotischer Nephrose durch Mannit, sowie durch niedermolekulares Dextran.
- Schädigungen vorwiegend des distalen Tubulus und des Sammelrohrsystems.

Oligurie und Anurie

a) Verlegung der Nephren durch Hämoglobinzylinder (abnorme Transfusionsreaktion, schwere akute hämolytische Anämie, Schwarzwasserfieber bei der chininbehandelten Malaria.)
b) Myoglobinzylinder nach schweren Muskeltraumen (Crushniere), bei Hitzeschädigungen, elektrischen Unfällen, paroxysmaler Myoglobinurie.
c) Verlegung der Nephren durch Bence-Jones-Protein beim Plasmozytom.
d) Verlegung der Nephren durch Harnsäure bei gleichzeitiger tubulärer Störung (Gichtnephropathie), beispielsweise bei Leukämie, Polyzythämie und der zytostatischen Therapie maligner Erkrankungen.
e) Kontrastmittelpräzipitate, die bei intravenöser Pyelographie infolge Dehydratation und der Kompression der Ureteren bei Plasmozytom und monoklonalen Gammopathien entstehen können.
- Tubuläre Störungen bei Papillennekrose.

III. Postrenales akutes Nierenversagen (extrarenale Obstruktion)

- Akuter Ureterenverschluß bei Nephrolithiasis, bei Verlegung durch Blutkoagel (z. B. Papillennekrose) und reflektorischem Verschluß bei einseitigen Steinen. Die Anurie tritt plötzlich auf.
- Ureterenverschluß bei Blasen- oder Uteruskarzinomen, bei retroperitonealer Fibrose sowie nach Operationen oder Bestrahlungen.
- Blasenatonie, Prostatahypertrophie und -karzinom.

Wasser-Elektrolyt-Haushalt

Störungen des Wasserhaushalts

Abnahme oder Zunahme des Extrazellulärvolumens (EZV) werden als Dehydratation oder als Hyperhydratation bezeichnet. Da Wasser- und Natriumhaushalt eng miteinander verknüpft sind und Natrium das wichtigste Kation der extrazellulären Flüssigkeit darstellt, gehen Änderungen des Natriumgehalts stets auch mit Änderungen des EZV und der Osmolarität einher. Dementsprechend lassen sich die Störungen des Wasserhaushaltes einteilen in isotone, hypotone oder hypertone Dehydratation- bzw. Hyperhydratationszustände.
Hinweise auf Störungen des Wasser-Natrium-Haushalts ergeben sich aus folgenden Symptomen:
- Durst: Prinzipiell kann Durst bei jeder Verminderung des EZV auftreten, besonders wenn das EZV relativ rasch abnimmt (akute Blutungen, Flüssigkeitsverluste bei Diarrhö, Erbrechen, verstärkte Diurese). Der Durst ist um so intensiver, je höher die Osmolarität ist; er ist demnach am stärksten bei der hypertonen Dehydratation, z.B. beim entgleisten Diabetes mellitus. Verbunden mit Durst können Trockenheit von Haut und Schleimhäuten, borkige, geschwollene Zunge und Heiserkeit auftreten.
- Bei verminderter Osmolarität erfolgt eine Flüssigkeitsverschiebung in die Zelle; es kommt also zu einer intrazellulären Volumenzunahme. Daraus resultieren zentral-nervöse Störungen, die sich in leichter Form als Apathie, Appetitmangel, Kopfschmerzen, – in schwereren Fällen auch als Krämpfe, Delirien und Koma äußern. Bei hypotoner Dehydratation kann Durst fehlen bzw. von den Patienten nicht mehr wahrgenommen werden.
- Abnahme oder Zunahme des EZV lassen sich an der Abnahme bzw. Zunahme des zentralen Venendrucks messen bzw. an der Füllung der V. jugularis externa grob abschätzen: Eine Zunahme des EZV kann angenommen werden, wenn bei leicht aufgerichtetem Oberkörper die Vene bis zum Oberrand des M. sternocleido-

Störungen des Wasserhaushalts

mastoideus gefüllt ist; das EZV ist vermindert, wenn beim horizontal liegenden Patienten die Vene nicht bis zum Oberrand des Muskels angefüllt ist.
Mit jeder Abnahme des EZV geht die Harnausscheidung zurück. Auch die Sekretion der Speicheldrüsen erlischt.

- Jede schwerere Störung des Wasser- und des Natriumhaushalts manifestiert sich in Müdigkeit, Übelkeit und Erbrechen. Bei Dehydratation, besonders bei der hypertonen Dehydratation, kann Durstfieber auftreten.
Bei Abnahme des EZV sinkt der Blutdruck; Tachykardien sind häufig. Das Körpergewicht nimmt bei der Verminderung des EZV ab, bei Erhöhung zu. Der Hautturgor ist bei Dehydratation vermindert (stehende Hautfalten!); umgekehrt können bei Zunahme des EZV Ödeme (*beachte* auch pulmonale Stauung) beobachtet werden.
- Laborbefunde: Die Osmolalität in mmol/l läßt sich überschlagsmäßig berechnen, da Natrium über 90% der Kationen ausmacht und die Summe der Kationen derjenigen der Anionen entspricht. Es gilt die Gleichung

  mmol/kg = (Serumnatrium in mmol/l + 5) × 2

  Die Osmolalität beträgt normal etwa 290 mmol/kg.
  Hämoglobinkonzentration und Hämatokrit sind bei Dehydratation erhöht, besonders stark bei hypotoner Dehydratation (intrazelluläre Volumenzunahme). Bei der hypertonen Dehydratation ist infolge Abnahme des Intrazellulärvolumens der Hämatokrit u. U. normal.

I. Dehydratation (Verminderung des Extrazellulärvolumens)

1. Isotone Dehydratation

Symptome: Durst, Müdigkeit, Schwäche, Erbrechen. Hypotonie. Vermindertes Herzminutenvolumen. Tachykardie. Herabgesetzter zentraler Venendruck.
Serumnatrium bzw. Osmolalität normal, Hämatokrit erhöht, Urinvolumen reduziert.

Ursachen

- Isotone Flüssigkeitsverluste bei massivem Erbrechen, Diarrhö, gastrointestinaler Fistel, extensiver Aszites- oder Pleurapunktion.
- Blutverluste.

- Plasmaverluste, z. B. bei Verbrennungen, Schlafmittel- und CO-Intoxikation, Hitzschlag.
- Funktionelle Ausschaltung von Extrazellulärvolumen durch Sequestration („third space") bei Aszites, Ileus, Peritonitis, akuter Pankreatitis, Ruhr (besonders initial).
- Primär renale Flüssigkeitsverluste bei Polyurie infolge mangelnder Konzentrationsfähigkeit der Nieren, bei salzverlierender Nephritis, unter Diuretikabehandlung und bei osmotischer Diurese, z. B. bei diabetischer Glukosurie (s. auch 3.).
- Herabgesetzte Natriumrückresorption bei Nebennierenrindeninsuffizienz.

2. Hypotone Dehydratation (Salzmangelsyndrom)

Übergang aus 1. möglich, da der Organismus in schweren Fällen unter Verzicht auf die Osmoregulation freies Wasser retiniert. Der Durst ist hier oft gering, stärker können allgemeine Müdigkeit und Adynamie imponieren.
Serumnatrium und Osmolarität sind vermindert mit der Folge intrazellulärer Volumenzunahme; Hämatokrit sehr stark erhöht.

Ursachen

- Renaler Natriumverlust besonders unter kochsalzarmer Diät oder intensiver Diuretikatherapie sowie bei salzverlierender Nephropathie.
- Enteraler Verlust bei Erbrechen, Diarrhö, starkem Schwitzen, v. a. wenn gleichzeitig die Natriumzufuhr eingeschränkt ist oder vermehrt freies Wasser aufgenommen wird.
- Ungenügende Natriumzufuhr nach Erbrechen, profusen Durchfällen, Schwitzen.
- Unbehandelter M. Addison.

3. Hypertone Dehydratation

Besonders starker Durst, trockene, geschwollene, borkige Zunge, reduzierter Speichelfluß, Heiserkeit. Hautturgor vermindert. Oligurie. Durstfieber. Unter Umständen Delirien und Koma. Natrium stark erhöht, Hämoglobin und Serumeiweiß erhöht, Hämatokrit u. U. normal. Intra- und Extrazellulärvolumen herabgesetzt. Der starke Durst wird besonders durch die Abnahme von Zellwasser hervorgerufen.

Störungen des Wasserhaushalts

Ursachen

- Gesteigerte Wasserverluste durch die Haut (Schwitzen, generalisierte Krämpfe), durch die Lungen (Hyperventilation, Tachypnoe in Fieberzuständen besonders bei kachektischen oder komatösen Patienten), durch den Darm bei profusen Diarrhöen, durch Fisteln oder bei Sonden, und durch die Nieren bei chronischen Nephropathien bzw. in der polyurischen Phase der akuten Niereninsuffizienz.
- Verminderte Wasserzufuhr (Durstexsikkose), z. B. bei schwerkranken, komatösen Kleinkindern, v. a. wenn der normale Durstmechanismus gestört ist.
- Diabetes mellitus: Bei osmotischer Diurese entwickelt sich eine relative Natriumzunahme. Die Osmolarität wird zusätzlich durch die Hyperglykämie gesteigert (100 mg% Glukose bedeutet 5,5 mmol/l).
  Diabetes insipidus (renaler Flüssigkeitsverlust).
- Zentral-nervöse Störungen bei Tumoren oder Entzündungen mit Beeinträchtigung der Osmoregulation.
- Hyperaldosteronismus (primär), M. Cushing.
- Erhöhte Natriumzufuhr, z. B. bei hochdosierter Behandlung mit Na-Penicillin.

II. Hyperhydratation (Vermehrung des Extrazellulärvolumens)

Symptome der Hyperhydratation sind meist Ödeme und, besonders bei rascher Zunahme des Extrazellulärvolumens, eine pulmonale Stauung. Der zentrale Venendruck ist erhöht; *beachte* Venenfüllung am Hals.

1. Isotone Hyperhydratation

Kardinalsymptome sind die Ödeme, bei deren Pathogenese der venöse hydrostatische Druck, der onkotische Druck und übergeordnet, in Abhängigkeit vom zirkulierenden Blutvolumen, die Aldosteronsekretion beteiligt sind.
Intrazellulärvolumen normal, Natrium normal (isotone Natriumretention).

Ursachen

- Erhöhter hydrostatischer Druck: Rechtsherzinsuffizienz, Trikuspidalstenose. Pericarditis constrictiva. Mediastinaltumoren. Venenthrombose.

- Verminderter onkotischer Druck: Eiweißmangel bzw. Eiweißverlust; Beispiele: nephrotisches Syndrom, Malabsorptionssyndrom, schwerer Hungerzustand und Kachexie, Eiweißverlust durch den Darm bei Entzündung, Tumoren, exsudativer Gastroenteropathie u. ä.
- Dekompensierte Leberzirrhose mit Pfortaderhochdruck und Aszites.
- Akute Glomerulonephritis, Urämie.
- Elektrolytstörungen: Conn-Syndrom, Cushing-Syndrom, Verabreichung von Glukokortikoiden, Carbenoxolon oder Lakritz.
Iatrogen durch Überinfusion bei Oligurie oder Anurie.
Laxanzienabusus (*beachte* hypostatisches Ödem bei Frauen): Reboundeffekt nach Absetzen von Laxantien und Diuretika.

2. Hypotone Hyperhydratation (Wasservergiftung)

Hirndruckzeichen wie Kopfschmerzen, Übelkeit, Erbrechen, Krämpfe, Koma und Bradykardie.
Relative Zunahme des Intrazellulärvolumens.

Ursachen

- Therapierefraktäre Herzinsuffizienz („ödematöse Hyponatriämie").
- Inadäquate Sekretion von antidiuretischem Hormon (und ACTH?) beim sog. Schwartz-Bartter-Syndrom: hypokaliämische Alkalose, Kaliurie, Hyponatriämie und Natriurie, d.h. hypertoner Urin. Funktion der Nieren und Nebennieren intakt. Ödeme. Vorkommen als paraneoplastische Reaktion bei Bronchial-, Pankreaskarzinomen und Thymomen. *Weitere Ursachen:* Läsionen des ZNS (Meningitis, Tumoren, Abszesse, Enzephalitis); pulmonale Affektionen; nach chirurgischen Operationen und unter medikamentöser Behandlung, z.B. Morphin, Barbiturate, Diuretika und einzelne Zytostatika wie Vincristin, Vinblastin und Endoxan.
- Iatrogener ADH-Überschuß.
- Inadäquate, elektrolytarme Infusionen (Lävuloseinfusionen!) bei Niereninsuffizienz, unter osmotischer Diurese, bei Glukokortikoidmangel u.a.
- Exzessive Wasserzufuhr: Iatrogen durch Infusionsfehler; transurethrale Elektroresektion der Prostata und starke Spülung mit elektrolytfreiem Wasser; unkontrollierte Anwendung von Ultraschallverneblern (besonders bei Kindern). Starke Biertrinker. In Psychosen.

3. Hypertone Hyperhydratation

Die Störungen sind selten. Wesentlicher Grund: Erhöhung des Natriums („zelluläre Exsikkose").

Ursachen

- Trinken von Meerwasser (Schiffbrüchige).
- Fehlerhafte Infusionen (hypertone NaCl-Infusionen), besonders bei Cushing- und Conn-Syndrom oder bei erhöhter Steroidzufuhr.
- Verwechslung von Salz und Zucker bei Neugeborenen, bei Kleinkinderernährung.

III. Ödeme

Die Pathogenese generalisierter Ödeme wurde bereits unter II.1. besprochen. Ursächlich sind im wensentlichen 3 Faktoren in Betracht zu ziehen:
a) Erhöhter hydrostatischer Druck.
b) Verminderter Kolloid- und osmotischer Druck.
c) Erhöhte Kapillarpermeabilität bei Entzündungen.
Die gleichen Faktoren spielen auch beim Zustandekommen lokalisierter Ödeme eine Rolle.

Zu a): Ödeme infolge erhöhten hydrostatischen Drucks werden besonders bei Rechtsherzinsuffizienz bzw. Druckerhöhung in den großen Venen beobachtet und sind hauptsächlich in den abhängigen Körperpartien lokalisiert, z. B. an Unterschenkeln und Füßen, bzw. bei liegenden Patienten am Rücken und im Adduktorenbereich. Eine ausgeprägte Ödembildung wird als Anasarka bezeichnet. In schweren Fällen sind die Ödeme mit einer Flüssigkeitsansammlung im Bauchraum (Aszites) bzw. Pleuraraum (Stauungstranssudat) oder mit Organödemen (z. B. Leberschwellung) verbunden. Bei der Linksherzinsuffizienz tritt ein Lungenödem auf.
Die Ödeme an Stamm und Extremitäten sind meist weich und gut eindrückbar.

Zu b): Ödeme infolge Verminderung des onkotischen Drucks treten bei Eiweißmangel verschiedener Ursache (s. II.1., Punkt 2) auf. Sie sind ebenfalls weich und gut eindrückbar; im Unterschied zu den unter a. genannten hydrostatisch bedingten Ödemen ist die Flüssigkeitsansammlung weniger von der Körperlage abhängig, weshalb man ödematöse Schwellung beispielsweise im Gesicht und an den Augenlidern (lockeres Gewebe!) feststellen kann. Typischer Befund der Eiweißmangelödeme ist daher ein gedunsenes Gesicht.

Zu c): Störungen der Kapillarpermeabilität mit der Folge eines vermehrten Flüssigkeitsaustrittes, z. B. bei der akuten Glomerulonephritis, verursachen generalisierte, im Unterschied zu a. und b. mäßiger stark ausgeprägte Ödeme der Haut und besonders auch der Lunge. Auch hier fällt ein gedunsenes Gesicht bzw. bei leichteren Fällen eine morgendliche Schwellung der Augenlider auf. Geringer ist die Ödemneigung bei allergischen Reaktionen.

Störungen des Säure-Basen-Haushalts

I. Vorbemerkungen

Ursache metabolischer Störungen sind eine verstärkte Produktion und/oder renale Elimination der nichtflüchtigen Säuren. Die Kompensation der Alkalose erfolgt über eine respiratorische Retention von CO_2, die der Acidose durch eine vermehrte CO_2-Abgabe über die Lungen.

Respiratorische Störungen beruhen auf einer gestörten CO_2-Abgabe über die Lungen. Die Kompensation der respiratorischen Acidose erfolgt durch eine vermehrte Säurenausscheidung mit Anstieg des Bikarbonats im Blut. Diese Regulation erfolgt relativ langsam, so daß die CO_2-Retention nicht rasch kompensiert werden kann. Die respiratorische Alkalose wird durch vermehrte HCO_3^- und eine verminderte Säurenausscheidung kompensiert.

- Die klinische Symptomatik der Störungen des Säure-Basen-Haushalts ist oft wenig auffällig. Änderungen der Atemfrequenz und -tiefe können darauf hinweisen. Bei metabolischer Acidose kommt es infolge einer Stimulation des Atemzentrums zu einer vertieften und beschleunigten Atmung (Kußmaul-Atmung), wobei die Patienten – im Unterschied zur Dyspnoe – subjektiv keine Atemnot verspüren. Bei der metabolischen Alkalose ist die Atmung eher flach. Bei der respiratorischen Acidose gehen der Störung oft Atemnot und Dyspnoe voraus, wenn die respiratorische

Acidose die Folge einer eingeschränkten Lungenfunktion bzw. Atemmechanik ist. Bei der respiratorischen Alkalose kann sich als Folge einer Hyperventilation und der dadurch bedingten Alkalose eine Dyspnoe infolge von Bronchiolenkonstriktion entwickeln. Störungen des Herzrhythmus, Tachykardien und EKG-Veränderungen können bei der metabolischen und respiratorischen Acidose wie auch bei der metabolischen Alkalose gefunden werden.

- Laborbefunde. Wichtigste Parameter sind
pH (Norm: 7,4 ± 0,05),
HCO_3^- (Norm: 24 ± 1,8 mmol/l)
pCO_2 (Norm: 40 ± 6 mm Hg).
- Typische Befunde:
Metabolische Acidose: ph ↓, HCO_3^- ↓
Metabolische Alkalose: pH ↑, HCO_3^- ↑
Respiratorische Acidose: pH ↓, pCO_2 ↑
Repiratorische Alkalose: pH ↑, pCO_2 ↓

II. Acidose und Alkalose

1. Metabolische Acidose

Mit zunehmender Acidose entwickelt sich eine vertiefte und beschleunigte Atmung (Kußmaul-Atmung infolge Reizung des Atemzentrums), die vom Patienten jedoch nicht als Dyspnoe empfunden wird. Bei pH-Werten unter 7,0 sind die Reaktion des Atemzentrums und die Funktion der Atemmuskulatur beeinträchtigt.

Ursachen

- Retention von Ketosäuren (sog. Retentionsacidose): Diabetes mellitus, Hungerzustand (Hungeracidose mit vermehrter Produktion von Ketosäuren). Durch Fieber oder vermehrte körperliche Belastung wird die Acidose verstärkt.
- Laktatacidose infolge gesteigerter anaerober Glykolyse. Sie wird durch Hypoxie (O_2-Verminderung) verstärkt. Als Besonderheit treten bei dieser Form der Acidose vermehrt Muskelschmerz und Muskelschwäche sowie Brechreiz auf. Im Unterschied zu anderen Acidoseformen fehlt eine Ketose.
Ursachen: Hämodynamischer, hypoxämischer Schock (häufigste Ursache) und andere Schockformen (z. B. Verbrennung). Bigua-

nidüberdosierung (Hemmung der Zellatmung), besonders wenn gleichzeitig eine Niereninsuffizienz besteht. Hypothermie. Hyperthyreose. Schwere Leberinsuffizienz (anaerober Kohlenhydratabbau). Idiopathische Laktatacidose.
- Verminderte H^+-Elimination bei Niereninsuffizienz.
- Hyperchlorämische Acidose (hohes Chlor): tubuläre Acidose, Ureteroenterostomie, Spironolaktonüberdosierung, Eklampsie, M. Addison.
- Bikarbonatverlust: Subtraktionsacidose infolge profuser wäßriger Durchfälle, bei Diamoxüberdosierung oder bei akutem Blutverlust (Abnahme der Pufferkapazität des Blutes).

2. Respiratorische Acidose

Verminderte pulmonale CO_2-Abgabe. Symptomatik: Tachykardie, Blutdruckanstieg, Reflexabschwächung, Kopfschmerzen, enge Pupillen, Papillenödem und – als Folge zerebraler Gefäßdilatation – Koma.

Ursachen

- Einschränkung der Atemmechanik:
  a) Skoliose, Spondylitis ancylosans, Zwerchfellhochstand, Pleuritis bzw. Interkostalneuralgie.
  b) Zentral infolge Depression des Atemzentrums durch Tumoren, durch Medikamente wie Opiate, Barbiturate, Sedativa oder infolge einer unkontrollierten O_2-Zufuhr.
  c) Muskuläre Insuffizienz unter Narkose, bei Hypokaliämie, bei Myasthenia gravis, bei Poliomyelitis u. ä.
- Obstruktive Lungenveränderung bei Asthma, Emphysem (chronische) Bronchitis, Aspiration, oder restriktive Lungenveränderung bei Spannungspneumothorax, Pleuraerguß, Lungenfibrose, Lungenödem, Atelektase oder nach Rippen-(serien)frakturen.
- Diffusionsstörungen der Lungen bei Pneumonie, bei Flüssigkeitslunge oder schwerer Fibrose.
- Intrapulmonaler Shunt.

Bei längerdauernder respiratorischer Acidose kann sich zusätzlich eine metabolische Acidose infolge Laktatexzeß (Hypoxämie des Gewebes) entwickeln (s. 1., Punkt 2).

3. Metabolische Alkalose

Flache Atmung, Angst- bzw. Erregungszustände, Somnolenz.

Ursachen

- Hypochlorämische Alkalose infolge starken Erbrechens. Beispiele: Hyperemesis gravidarum; Verlust von saurem Magensaft infolge von Absaugen bei Magenatonie; nach schweren gastrogenen Durchfällen.
- Hypokaliämische Alkalose bei Conn-Syndrom.
- Überdosierung von Antacida (Additionsalkalose) bzw. von Natriumzitrat. Milch-Alkali-Syndrom.
- Überdosierung von Diuretika.

4. Respiratorische Alkalose

Dauert die respiratorische Alkalose längere Zeit an, so können Symptome zerebraler Gefäßkonstriktion (Schwindel) bzw. Bronchiolenkonstriktion (verstärkte Atemnot) oder tetanische Erscheinungen auftreten.

Ursachen

- Hyperventilation (emotional, bei heftigen Schmerzen, bei Angst). Die Neigung zu respiratorischer Alkalose soll durch Progesteron verstärkt werden. Künstliche Beatmung.
- O_2-Mangel, z. B. bei zerebralen Störungen (Entzündungen, Tumoren, Fettembolie, Meningitis), bei verminderter pulmonaler O_2-Diffusion oder bei Rechts-links-Shunt.
- Dekompensierte Leberzirrhose (DD: Metabolische Alkalose).
- Intoxikationen durch Salizylate, Sulfonamide oder bei gramnegativer Sepsis.

Hyperkaliämie und Hypokaliämie

Änderungen in der Serumkaliumkonzentration verursachen in erster Linie Störungen der neuromuskulären Erregbarkeit. Sie äußern sich in Veränderungen der Erregungsausbreitung im Herzen, weshalb die charakteristischen EKG-Veränderungen für die Diagnose der Hyper- und Hypokaliämie sehr wichtig sind.

I. Hyperkaliämie

Erste und wichtigste Symptome sind die EKG-Veränderungen bzw. kardialen Arrhythmien. Man findet zunächst ein zeltförmiges T, später infolge Verlängerung der Erregungsausbreitung verschiedene Blockbilder (AV-Block, Schenkelblock). Außerdem fällt eine QT-Verkürzung auf. Klinisch imponieren Bradykardie, Arrhythmien, später Kammerflimmern und schließlich diastolischer Herzstillstand.
Die Patienten klagen nicht selten über Heiserkeit, Schluckstörungen, Muskelschwäche oder über Parästhesien. Bei Beklopfen der Muskulatur bilden sich Muskelwülste.
Die Symptomatik der Hyperkaliämie ist deutlicher ausgeprägt bei Verminderung von Natrium und Kalzium sowie in der Acidose, z. B. bei chronischer Niereninsuffizienz.
Bei jeder im Serum nachgewiesenen Hyperkaliämie muß geprüft werden, ob nicht eine sog. Pseudohyperkaliämie vorliegt, die durch Freisetzung von Kalium aus Blutzellen nach der Blutentnahme vorgetäuscht wird (Hämolyse, bzw. während des Gerinnungsvorganges aus Leukozyten oder Thrombozyten).

Ursachen

- Einschränkung der renalen Exkretion (häufigste Ursache) bei Oligurie und Anurie. Die Acidose fördert die Hyperkaliämie.
- Rasche intravenöse Zufuhr von Kalium (Intoxikationserscheinungen bei Zufuhr von mehr als 150 mval/Tag), z. B. bei Penicillin-Kalium-Infusion oder Transfusion mit hämolysiertem Blut.
- Hyperkaliämie bei M. Addison, adrenogenitalem Syndrom und bei Spironolakton-Überdosierung (Einschränkung der kaliuretischen Wirkung der Nebennierenrindensteroide).
- Gewebszerfall (ausgedehnte abszedierende Prozesse, Leberzelldystrophie, akute Pankreatitis).
- Hyperkaliämische periodische Lähmung, begünstigt durch Muskelarbeit, Kochsalzmangel und durch Kälte. Pathogenese: Blokkierung des Kaliumtransportes.

II. Hypokaliämie

Bei Hypokaliämie ist stets auch das intrazelluläre Kalium vermindert.
Symptome: Adynamie. Muskellähmungen, die meist ausgesprochener sind als bei der Hyperkaliämie; schlaffe Lähmungen ge-

Hyperkaliämie und Hypokaliämie 217

legentlich in Form einer Landry-Paralyse bzw. mit schwerer Beeinträchtigung der Atemmuskulatur. Hinweise auf eine gestörte Darmmotilität sind Darmatonien mit Obstipation und Subileus. Störungen der Blasenfunktion treten als Folge einer Blasenatonie auf. Bei Laxantienabusus bzw. Diuretikaabusus werden häufig auch hypokaliämische Ödeme beobachtet.
Die Störungen der Herztätigkeit äußern sich in einer Bradykardie. Im EKG finden sich mit zunehmender Hypokaliämie T-Abflachungen, ST-Senkungen, U-Welle bzw. T-U-Verschmelzungswelle, QT-Verkürzung. Bei Hypokaliämie besteht eine Überempfindlichkeit gegenüber Digitalis.
Bei längerdauerndem Kaliummangel kann sich eine kalipenische Nephropathie mit Isosthenurie bzw. Hyposthenurie entwickeln, wobei das Glomerulumfiltrat unverändert bleibt.

Ursachen

- Erhöhter enteraler Kaliumverlust (Kalium im Urin normal!) bei Erbrechen, Gastroenteritis, Kolitis, Fisteln. Der gleichzeitige Verlust von Cl^- und H^+-Ionen verursacht eine metabolische Alkalose.
- Erhöhter renaler Kaliumverlust (hohes Urinkalium, evtl. Azidose): chronische Pyelonephritis, chronische Glomerulonephritis, maligne Nephrosklerose, während der polyurischen Phase nach akuter Niereninsuffizienz. Selten sind die Störungen der tubulären hyperchlorämischen Azidose (Albright, Lightwood), der Aminoacidurie (Fanconi-Syndrom), des familiären Little-Syndroms (hierbei Alkalose und Hypertonie) und der Zystinose.
- Behandlung mit Diuretika (Aldosteron erhöht, metabolische Alkalose), mit PAS, Steroidtherapie.
- Verminderte Zufuhr von Kalium (< 40 mval/Tag), z. B. unter Infusionstherapie mit kaliumarmen bzw. -freien Lösungen. Hierher gehören auch Hypokaliämien, die bei Unterernährung oder bei Anorexia nervosa beobachtet werden, besonders wenn gleichzeitig Laxantien eingenommen werden.
- Glukokortikoidexzeß (Steroidtherapie, M. Cushing, besonders bei ektopischer ACTH-Produktion), primärer und sekundärer Hyperaldosteronismus (beim sekundären Hyperaldosteronismus: Ödem, Kalium evtl. normal – ausgenommen bei der Leberzirrhose). Hypokaliämie unter Behandlung mit Glycerryzinsäure (Aldosteron vermindert, Blutdruck erhöht). Laxantienabusus (Blutdruck normal, Aldosteron erhöht; *beachte* Circulus vitiosus: Obstipation – Laxantien – Obstipation).

- Bartter-Syndrom: Aldosteron leicht, Renin stark erhöht; Hypokaliämie, Blutdruck normal.
- Insulinbehandlung des Coma diabeticum: Kalium wird zur Glykogensynthese vermehrt in die Zelle aufgenommen; daher nimmt bei Rekompensation unter Insulin das extrazelluläre Kalium ab. Der gleiche Mechanismus liegt der hypokaliämischen periodischen Lähmung zugrunde (s. nächster Punkt).
- Familiäre periodische hypokaliämische Lähmung: Dauer Stunden bis 3 Tage. Niemals treten Paresen der Schlundmuskulatur auf, im Unterschied zur hyperkaliämischen Lähmung. Die Störung wird durch Kohlenhydratzufuhr bzw. Glukose und Insulin (*beachte* Diabetestherapie) oder durch Aldosteron ausgelöst (s. auch S. 101, 286).
- Hypokaliämie mit vermehrtem Kaliumeinstrom in die Zelle bei Alkalose; die klinischen Störungen der Hypokaliämie sind dabei geringer, verglichen mit der Hypokaliämie bei Acidose.

Kalzium, alkalische Phosphatase, Magnesium

Kalzium

I. Hyperkalzämie

Symptome der Hyperkalzämie: Die neuromuskuläre Erregbarkeit ist vermindert. Die Patienten klagen über Obstipation und häufiges Erbrechen. Die Muskulatur ist eher hypoton. Die körperliche Leistungsfähigkeit nimmt ab. Psychisch fallen Apathie, depressive Verstimmung oder Stimmungsschwankungen auf. Bei einem Teil der Patienten entwickelt sich eine Hypertonie. Bei längerdauernder Hyperkalzämie entstehen metastatische Verkalkungen in der Kornea, den Konjunktiven, den Lungen und besonders in den Nieren (Nephrokalzinose). Häufig bilden sich Nierensteine (Nierenkoliken). Magen- bzw. Duodenalgeschwüre und eine rezidivierende Pankreatitis sind nicht selten.
Die hyperkalzämische Krise deutet sich gewöhnlich durch Erbrechen, Appetitlosigkeit, Abdominalschmerzen und Obstipation bis zum paralytischen Ileus an. Es fällt eine verstärkte Wasserausscheidung (vasopressinresistente Polyurie) mit Exsikkose und Polydypsie auf, die unbehandelt progredient in eine Niereninsuffizienz mit Oligurie und Anurie übergehen kann (DD: Urämie). Später treten zentral-nervöse Störungen wie Areflexie, Ataxie, Somnolenz, delirante Zustände und Koma hinzu.
Im EKG findet sich eine QT-Verkürzung.
Laborbefunde s. Tabelle 17.

Ursachen

- Primärer Hyperparathyreoidismus: Neben den beschriebenen Symptomen kann röntgenologisch eine Auflockerung des Schädeldaches oder eine verstärkte Osteoporose mit Knochenzysten auffallen. Häufig finden sich Magengeschwüre und eine chronische Pankreatitis, sowie eine Neigung zu Nephrolithiasis; in fortgeschrittenen Stadien kommt es zur Niereninsuffizienz (dann Phosphatanstieg). Im Labor weist sich der Hyperparathyreoidis-

Tabelle 17. Laborbefunde bei Knochenkrankheiten. (*n* normal)

Krankheit	Serum Kalzium	Phosphat	Alkalische Phosphatase	Urin Kalzium
Primärer Hyperparathyreoidismus	↑	↓(n)	↑	↑↑
Sekundärer Hyperparathyreoidismus	↓-n	↑-n	↑	↓
Niereninsuffizienz	↓	↑	(↑)	
Osteoporose	n	n	n	n(↑)
Osteomalazie	n(↓)	↓	↑	↓
Vitamin-D-Mangel (Resorptionsstörung)	n(↓)	↓	↑	
Diffuse Knochenmetastasierung	n(↑)	n(↑)	↑	↑
Diffuse Knochenmetastasierung, osteoblastisch	n	n	↑↑	n
M. Paget	n(+)	n	↑↑	↑
Vitamin-D-Intoxikation	↑	n(↑)	(↑)	

mus durch Hyperkalzämie, Hypophosphatämie und Erhöhung der alkalischen Phosphatase aus.
- Malignome mit Knochenmetastasierung, z. B. Mamma-, Bronchial-, Schilddrüsenkarzinome, Hypernephrom und besonders Plasmozytom. Die Hyperkalzämie wird einerseits durch eine mechanische Lyse der Knochenstruktur, andererseits aber auch als paraneoplastische Reaktion verstanden (in diesem Fall röntgenologisch keine Knochenveränderungen). Die Hyperkalzämie kann krisenhaft besonders beim Mammakarzinom und beim Plasmozytom einsetzen. Durch Immobilisation kann sie verstärkt werden.
- Vitamin-D-Intoxikation, z. B. bei unkontrollierter Rachitisprophylaxe oder Übersubstitution. Dabei Hyperkalzämie und Kalziurie.

Kalzium

- Vitamin-D-Überempfindlichkeit bei M. Boeck mit und ohne Skelettbefall, sowie bei der idiopathischen Hyperkalzämie des Kindes.
- Sonstige Ursachen:
  Milch-Alkali-Syndrom (Burnett-Syndrom) infolge verstärkter Aufnahme von Kalziumkarbonat, z. B. früher bei Ulkusbehandlung. Dabei ist die Kalziumausscheidung nicht erhöht, jedoch finden sich neben einer Serumkalzium- auch eine Phosphaterhöhung.
  Akute Inaktivitätsosteoporose, z. B. bei Knochenfrakturen und Immobilisation.
  M. Paget (sehr hohe alkalische Phosphatase).
  Nebennierenrindeninsuffizienz bzw. Hypokortizismus.
  Hartwassersyndrom bei chronischer Dialysebehandlung; Anstieg von Kalzium im Waschwasser!

II. Nephrokalzinose

Verkalkungen des Nierengewebes entwickeln sich bei längerdauernder erhöhter Ausscheidung von Kalzium, besonders wenn die Leistungsfähigkeit der Niere eingeschränkt ist.
- Eine besondere Disposition besteht bei den o. g. Erkrankungen mit Hyperkalzämie, insbesondere beim Hyperparathyreoidismus. Weitere Ursachen: Milch-Alkali-Syndrom, M. Boeck, Vitamin-D-Intoxikation, Plasmozytom und Karzinome.
- Seltene Ursachen einer primären Verkalkung sind Oxalose (Oxalurie mit Nephrokalzinose und Nierenschädigung) sowie die tubuläre Azidose. Hier liegt eine distale Tubulusschädigung mit ungenügender Ansäuerung des Harns (pH > 5,4) und nachfolgendem Kaliumverlust vor. Als Symptome fallen Osteoporose und Wachstumsstörungen auf.
- Sekundäre Verkalkungen des Nierengewebes können bei Papillennekrosen oder bei Nierenrindennekrosen und Nierentuberkulose auftreten.

III. Hypokalzämie und hypokalzämische Tetanie

Tetanische Symptome können bei Hypokalzämie (hypokalzämische Tetanie), aber auch häufiger bei normaler Serumkalziumkonzentration (normokalzämische Tetanie) bestehen.
Symptome der Tetanie: erhöhte neuromuskuläre Erregbarkeit;

Ziehen in der Muskulatur, Parästhesien, tonische Krämpfe, Pfötchenstellung der Hände; Stenokardien; Gastrointestinalspasmen und Blasenspasmen; Laryngospasmus (Heiserkeit). Die Patienten klagen über vermehrte Müdigkeit, über Migränekopfschmerzen und über depressive Verstimmung.

Anfallsweise kann die Symptomatik verstärkt sein: ausgedehnte Parästhesien mit perioraler Betonung, Herzklopfen; depressive Angstzustände; verstärkte Spasmen (Karpal- und Pedalspasmen, tonische Krämpfe, Schnauzkrämpfe, Spasmen der glatten Muskulatur, Koliken) und schließlich auch cerebrale Anfälle.

Möglicher Hinweis auf eine Tetanie: Chvostek-Zeichen (Chvostek I: alle Fazialisäste; Chvostek II: Nase- und Mundast; Chvostek III: nur Mundast). Pathognomonisch sind jedoch lediglich der Trousseau-Versuch und der Hyperventilationsversuch.

Im EKG fällt eine QT-Verlängerung auf.

1. Hypoparathyreoidismus

Serumkalzium vermindert, Phosphat erhöht, normale alkalische Phosphatase (im Unterschied zu Osteomalzie), Urinkalziumausscheidung vermindert.

Ursachen

- Postoperativ nach Strumektomie und Entfernung der Epithelkörperchen (häufigste Ursache); umstritten ist die Entstehung nach Radiojodtherapie.
- Reaktiver Hypoparathyreoidismus nach Entfernung eines Parathyreoideaadenoms („Rekalzifizierungstetanie").
- Seltene Ursachen:
Hypoparathyreoidismus des Neugeborenen bei Hyperparathyreoidismus der Mutter; transitorischer kongenitaler Hypoparathyreoidismus des Neugeborenen mit epileptiformen Anfällen durch Phosphatstau bei Kuhmilchernährung (Katarakt, Schmelzdefekte an den Zähnen).
Idiopathischer Hypoparathyreoidismus (Tetanieschwelle verändert).
Idiopathische Hypokalzämie mit brachymetakarpalem Kleinwuchs (Parathormonresistenz der Tubuli). Weitere Symptome: verminderte Intelligenz, untersetzter Habitus, Kataraktbildung, subkutane Kalkeinlagerungen.
Pluriglanduläres Syndrom, kombiniert mit M. Addison und perniziöser Anämie.

Kalzium

2. *Vitamin-D-Mangel, enterogene Tetanie* (Siehe auch Unterkap. *Erkrankungen der Knochen*, I.2. und Tabelle 17)

Verminderte Kalziumabsorption im Darm wegen Vitamin D-Mangel, verminderte Phosphatresorption wegen Malabsorption, renaler Phosphatverlust. Hypokalzämie, Hypophosphatämie (im Unterschied zum Hypoparathyreoidismus), Hypokalziurie. Alkalische Phosphatase erhöht. Ursachen: alimentär, Malabsorption bei Sprue, Steatorrhö, Gallengangsatresie, Pankreasinsuffizienz, intestinaler Kalziumverlust. Weitere Zeichen eines längerdauernden Kalziummangels sind trockene, spröde Haut mit Neigung zu Dermatitis und Ekzemen; Kataraktbildung; struppige Haare; brüchige Nägel mit Querrillen; Defekte des Zahnschmelzes.

3. *Renale Hypokalzämie*

Verminderte Kalziumausscheidung (nicht bei chronischer Niereninsuffizienz), Phosphat erhöht.
Ursachen: tubuläre Nephrophathie (Vitamin-D-resistente Rachitis). Chronische Niereninsuffizienz: Die Tetanie wird hier selten manifest, da die gleichzeitige Azidose trotz Hyperkaliämie das Auftreten einer Tetanie eher behindert (Györgyi-Quotient!). In späteren Stadien kann sich ein sekundärer Hyperparathyreoidismus entwickeln (Hypokalzämie, Hyperphosphatämie, Erhöhung der alkalischen Phosphatase).

4. *Weitere Ursachen*

Exogen bedingte Hypokalzämie bei verstärkter Zufuhr von Fluorid, Oxalat, Zitrat (große Transfusionsmengen) und von Kationenaustauschern.
Intoxikation durch Kadmium.
Änderungen im Kalziumpool.
Akute Pankreatitis (Glukagon- und Calcitoninerhöhung?).
Fettgewebsnekrosen.
Osteoblastische Skelettmetastasen (paraneoplastisches Syndrom?).

5. Anhang: Hypokalzämie ohne Tetanie

Tetanische Symptome bleiben aus, wenn der Anteil an gebundenem Kalzium vermindert ist. Beispiele: Azidose (hoher Anteil an ionisiertem Kalzium), Hypalbuminämie.

IV. Normokalzämische Tetanie

Häufigste Form der Tetanie. EKG-Veränderungen fehlen.
- Hyperventilationstetanie infolge respiratorischer Alkalose (häufigste Ursache).
- Metabolische Alkalose, z. B. bei Hypochlorämie infolge langanhaltendem Erbrechen („Magentetanie"), nach Überdosierung von Diuretika (Hypochlorämie), sowie beim Conn-Syndrom (normokalzämische Tetanie mit Hypertonie) und beim Bartter-Syndrom (s. S. 218).
- Hypomagnesämie, z. B. bei Alkoholismus, Leberzirrhose, Malabsorption, Pankreatitis, tubulärer Schädigung und Diuretikaüberdosierung (s. S. 216).
- Hyperkaliämie, besonders bei zu raschen Ausgleich einer Hypokaliämie (s. S. 216).

Alkalische Phosphatase

Die Konzentration der alkalischen Phosphatase wird einerseits bestimmt durch die Enzymausscheidung über die Leber und die Gallenwege, andererseits durch die Produktion des Enzyms, insbesondere in den Osteoblasten.

1. Erhöhung der alkalischen Phosphatase

- Wachstumsperioden.
- Cholestase, z. B. Cholangitis, cholestatisch verlaufende Hepatitis, Steatose der Leber u. a.
- Knochenerkrankungen:
  M. Paget, Osteogenesis imperfecta;
  Hyperparathyreoidismus;

Knochenmetastasen, osteoklastische Knochentumoren (nicht beim Plasmozytom);
Osteomalazie, Rachitis;
Hyperparathyreoidismus;
Akromegalie.
- Beim Hypernephrom kann eine Erhöhung der alkalischen Phosphatase (Isoenzym) ohne nachweisbare Knochenmetastasen gefunden werden.

2. Verminderung der alkalischen Phosphatase

Gelegentlich findet man eine Verminderung bei der Hypothyreose. Die alkalische Phosphatase ist außerdem erniedrigt bei der seltenen familiären Hypophosphatasie und auch beim familiären hypophysären Zwergwuchs.

Hyper- und Hypomagnesämie

1. Magnesiummangel

Die Symptomatik ist der Hypokalzämie ähnlich. Die Störungen äußern sich in einer erhöhten neuromuskulären Erregbarkeit, beispielsweise in Tremor, Muskelzuckungen, tonisch-klonischen Krämpfen und in tachykarden Herzrhythmusstörungen. Die „tetanischen" Anfälle werden durch Kalziuminjektion verstärkt.

Ursachen

- Erhöhter Verlust, z. B. renaler Verlust bei chronischen Nephropathien und unter Diuretikatherapie bzw. enteraler Verlust bei gehäuftem Erbrechen und chronischen Diarrhöen.
- Hyperthyreose, Hyperparathyreoidismus, primärer und sekundärer Hyperaldosteronismus.
- Chronischer Alkoholismus.

2. Hypermagnesämie

Die neuromuskuläre Erregbarkeit ist vermindert. Man findet daher Störungen der Reflextätigkeit, Muskelparesen sowie Obstipation, Blasenatonie und auch bradykarde Herzrhythmusstörungen.

Ursachen
- Einschränkung der Nierenfunktion mit Oligurie oder Anurie.
- M. Addison, Hypothyreose.
- Vermehrte Zufuhr magnesiumhaltiger Abführmittel oder Antacida.

Knochen, Gelenke, Muskulatur

Erkrankungen der Knochen

I. Metabolische Knochenveränderungen

Die wichtigsten metabolischen Knochenerkrankungen sind Osteoporose, Osteomalazie und Knochendystrophie. Es handelt sich um generalisierte Störungen, die i. allg. diffuse, „rheumatische" Beschwerden verursachen und zu klinisch bzw. röntgenologisch nachweisbaren Strukturänderungen des Skeletts führen.

1. Osteoporose

Verminderung der Knochenmasse, unzureichende Bildung von Knochengewebe bzw. Mißverhältnis zwischen Knochenaufbau und Knochenresorption.
Kalzium, Phosphat, alkalische Phosphatase sind normal. Die Kalziumausscheidung ist normal oder erhöht (s. Tabelle 17).
Bei dieser häufigen Erkrankung werden i. allg. zunächst unbestimmte, „rheumatische" Beschwerden angegeben, die zunächst von der Wirbelsäule ausstrahlen („Ischias") und beim Wechsel von Ruhe in Bewegung verstärkt sind. Sie können auch durch Niesen, Erschütterungen, Husten akzentuiert werden. Die Rückenmuskulatur ist gewöhnlich etwas schmerzhaft. Lokalisierte Schmerzen sind verdächtig auf die nicht seltenen Spontanfrakturen bzw. Wirbelfrakturen. Im Laufe der Zeit nimmt die Körpergröße ab (Kompression der Wirbelkörper). Weitere Hinweise auf die Erkrankung sind eine stärkere Brustkyphose und, bei gebückter Haltung, ein Verschwinden der Taille.
Differentialdiagnostisch sind andere Erkrankungen, bei denen ebenfalls meist lokalisierte oder häufig von einzelnen Wirbelkörpern bzw. von einer Wirbelkörperkompression ausgehende Schmerzen bestehen, z. B. metastasierende Knochenprozesse, Plasmozytom, Osteomalazie oder primärer Hyperparathyreoidismus.

Ursachen

- Involutionsosteoporose, postmenopausische Osteoporose infolge Östrogenabnahme, senile Osteoporose. Dabei sind hauptsächlich die Stamm- und die proximalen Extremitätenknochen betroffen. Die Patienten klagen über (meist segmentale) Rückenschmerzen (s. oben) bzw. Kreuzschmerzen. Es bildet sich ein Rundrücken aus, die Körpergröße geht zurück.
- Idiopathische (juvenile) Osteoporose: Die Osteoporose tritt ohne ersichtliche Ursache im Kindesalter auf und kann mit Erreichen der Skelettreife wieder verschwinden.
- Endokrine Osteoporose; die endokrinen Osteoporosen findet man im Unterschied zu den meisten anderen Osteoporoseformen auch beim Jugendlichen und beim jugendlichen Erwachsenen.
  a) M. Cushing und Hyperkortizismus bzw. Kortisontherapie (Steroidosteoporose). Schmerzen meist stärker.
  b) Akromegalie (fleckige Atrophie der Kalotte, Verkalkung des Plexus arachnoideus).
  c) Mangel an Androgenen (z. B. Klinefelter-Syndrom).
- Inaktivitätsosteoporose, z. B. bei längerdauernder Ruhigstellung. Eine Immobilisation mit Knochenatrophie bei ausgedehnten Knochentraumen ist nicht selten Ursache einer akuten Hyperkalzämie (s. S. 219).
  Bei dieser Form der Osteoporose deutliche Kalziurie.
- Alimentäre oder Hungerosteoporose (enterale Osteopathie) bei Mangelernährung oder Fehlernährung, z. B. Malabsorption, chronische Pankreatitis nach Gastrektomie, bei Diabetes mellitus, bei Leberzirrhose oder durch Kalziummangel bei Unverträglichkeit von Milch. Neben der Osteoporose sind gewöhnlich auch andere Symptome der Malabsorption nachzuweisen.
- Osteogenesis imperfecta als genetisch bedingte sekundäre Osteoporose.
- Osteoporose als Röntgenbefund bei metastasierenden Knochentumoren bzw. beim Plasmozytom.

2. Osteomalazie

Relativ mineralarmes Osteoid (Mineralisationsstörung; Knochenmasse unverkalkt). Serumkalzium normal oder vermindert. Phosphor vermindert. Alkalische Phosphatase normal oder erhöht. Kalciumausscheidung normal (s. Tabelle 17).

Erkrankungen der Knochen

Im Vordergrund des Beschwerdekomplexes stehen eher diffuse, seltener lokalisierte Schmerzen. Sie werden ebenfalls als rheumatisch interpretiert und entstehen hauptsächlich durch Verbiegung des Knochens und der damit verbundenen Dehnung des Periosts. Infolgedessen schmerzen besonders die Insertionsstellen der Muskulatur. Häufig sind Schmerzen im Beckenbereich, die beim Stehen stärker werden und das Gehen behindern bzw. einen abnormen Gang („Watschelgang") verursachen. Sie können in die Oberschenkel, besonders in die Adduktorenregion ausstrahlen. Die gleichzeitige Verminderung des Phosphats begünstigt die Entwicklung einer Begleitneuropathie und ist auch für die Muskelschwäche verantwortlich; die Osteomalazie geht daher mit einer erheblichen Adynamie einher und wird durch stärkere Muskelbelastung akzentuiert.

Röntgenologisch findet man zwar Befunde wie bei der Osteoporose, zusätzlich aber Mikrofrakturen (Looser-Umbauzonen) und das Milkman-Syndrom, d.h. Umbau- und Frakturzonen in Gestalt bandförmiger Entkalkung besonders an den Spannungsspitzen des Skeletts (Schambein, Trochanter u.a.). Meist entwickelt sich ein Glockenthorax und infolge der Knochenverbiegbarkeit ein „Kartenherzbecken".

Ursachen

- Vitamin-D-Mangel bei Unter- bzw. Fehlernährung. Vitamin-D-Mangel infolge Malabsorption bei Steatorrhö, Gastrektomie, Billroth-II-Magen, bei hepatogener Störung der Gallensäurenproduktion. Störungen der 25-Hydroxylierung in der Leber (s. unten).
- Vitamin-D-Mangel bei ungenügender Bildung von Vitamin D_3 in der Haut: Ungenügende Sonneneinwirkung bei dunkelhäutigen Personen in sonnenarmen Regionen. Nonnen.
- Vitamin-D-Stoffwechselstörung bei Niereninsuffizienz infolge ungenügender Umwandlung von 25-Hydroxycholecalciferol in 1,25-Dihydroxycholecalciferol.
- Osteomalazie bei Azidose: Bei der seltenen renalen tubulären Azidose entwickelt sich eine negative Kalziumbilanz. Wegen der gestörten Resorption tritt eine stärkere Kalziurie (zusätzlich Hypophosphatämie) auf. Es besteht eine Neigung zu Konkrementbildung (Lightwood-Albright-Syndrom). Außerdem kommt es durch die Azidose selbst zur Mineralisationsstörung.
- Seltene Erbleiden: Hypophosphatasie (zu wenig alkalische Phosphatase in den Osteoblasten).

Hypophosphatämie infolge verstärkter Phosphatausscheidung: Phosphatverlustsyndrom, Fanconi-Syndrom.
Idiopathische Kalziurie mit gestörter Ammoniakbildung. Daher Azidose und verstärkte Kalziumausscheidung. Neigung zu Konkrementbildung.
- Sekundäre Hypophosphatämie nach Einnahme großer Mengen Aluminiumhydroxyd, z.B. bei Ulkustherapie. Als Folge davon nimmt die Phosphatabsorption im Darm ab.

3. Osteodystrophie – Osteoklastose

Typische Knochenerkrankung bei Hyperparathyreoidismus. Abnorme Knochenbildung bzw. -umbau. Entwicklung von Faserknochen mit gestörtem Lamellenmuster. Kalzium hoch, Phosphor tief, alkalische Phosphatase hoch, Kalziumausscheidung vermehrt (s. Tabelle 17).
Erste Beschwerden sind unbestimmte Skelett-Rücken-Schmerzen, die von den Beschwerden der Osteoporose bzw. der diffusen Knochenmetastasierung zunächst nicht unterschieden werden können. Röntgenologisch sieht man die oben beschriebenen Veränderungen (Splitterung der Kortikalis, subperiostale Knochenresorption, feinsträhnige Knochenstruktur, zarte Kompakta an der Kalotte und den Alveolen mit Zahnausfall). Außerdem können sich Knochenzysten ausbilden, die Spontanfrakturen verursachen können. Differentialdiagnostisch sind in erster Linie ebenfalls metastasierende Knochenprozesse bzw. ein Plasmozytom auszuschließen.

Ursachen

- Primärer Hyperparathyreoidismus (Befunde s. S.219).
- Sekundärer Hyperparathyreoidismus (renale Osteodystrophie): Röntgenologisch entsprechen die Befunde dem primären Hyperparathyreodismus. Kalzium normal oder vermindert, Phosphat erhöht, alkalische Phosphatase ebenfalls erhöht. Ursache: Störung des Vitamin-D-Stoffwechsels. Autonomes Adenom der Nebenschilddrüse?
- Osteodystrophie unter Heparinbehandlung: Heparin stimuliert Parathormon.
- Fibröse Knochendysplasie (M.Jaffé-Lichtenstein): bindegewebige Knochenherde. Gelegentlich zusätzlich milchkaffeefarbene

Pigmentfleckenbildung der Haut; Pubertas praecox (Albright-Syndrom). Meist lokalisierte Defekte („Hirtenstabfemur"). Entwicklung schubweise. Epithelkörperchen normal. Kalzium und Phosphat normal, alkalische Phosphatase u. U. erhöht.

II. Primäre Knochenerkrankungen im engeren Sinne

- Ostitis deformans (M. Paget): lokalisiert gesteigerter Knochenumbau. Zunahme des Kopfumfanges infolge Verdickung der Schädelkalotte (im Unterschied zur Osteodystrophie). Verkrümmung der Skeletteile („Säbelscheidentibia"), Spontanfrakturen, Looser-Umbauzonen. Arteriovenöse Shuntbildung im Knochen mit der Folge einer Herzinsuffizienz; gelegentlich lassen sich die Gefäßgeräusche auskultieren. (Labor: alkalische Phosphatase stark erhöht, Serumkalzium manchmal erhöht, Kalziurie – s. Tabelle 17).
- Osteopetrose (Marmorknochenkrankheit, M. Albers-Schönberg): seltenes Erbleiden. Die Krankheit kann verschieden intensiv ausgeprägt sein und das Skelett insgesamt oder nur einzelne Skeletteile betreffen. Es besteht eine Neigung zu Spontanfrakturen. Bei stärkerer Einschränkung der Blutbildung im Knochenmark entwickeln sich eine Anämie und bei extramedullärer Blutbildung eine Splenohepatomegalie. Mildere Verläufe werden zufällig röntgenologisch entdeckt und bleiben ohne Symptome.
- Hypertrophische Osteoarthropathie: Trommelschlegelfinger verschiedener Pathogenese, s. S. 256.
- Hämangiome bzw. Hämangioendotheliome (röntgenologischer Nachweis): Lokalisation in einzelnen Wirbelkörpern, gelegentlich Rückenschmerzen bzw. radikulär vom Rücken ausstrahlende Schmerzen.
- Primäre Knochentumoren (Osteosarkom, Chondronmyxosarkom): Die Entwicklung der Knochentumoren erfolgt i. allg. zunächst schmerzfrei, weshalb die Diagnose meist erst später gestellt wird. Bei fortgeschrittener Erkrankung wird über heftige Dauerschmerzen geklagt. Nachweis röntgenologisch und szintigraphisch.
- Ewing-Sarkom: Die Symptomatik kann derjenigen einer akuten Osteomyelitis entsprechen (heftige Lokalschmerzen, Anschwellung, Rötung der Haut und Überwärmung der Haut).
- Zirkulationsstörungen, Knocheninfarkte: starke Beschwerden wenn der Infarkt in der Nähe der Epiphysen lokalisiert ist. Infark-

te können bei Sichelzellanämie und unter Kortisonbehandlung auftreten.
Neurovaskuläre Störungen mit beeinträchtigter Trophik des Knochens und der umliegenden Weichteile sind Ursache der Sudeck-Atrophie.

III. Sekundäre Knochenveränderungen und -krankheiten

1. Neoplasien

- Plasmozytom: starke lokale oder allgemeine „rheumatische" Schmerzen. Im Röntgenbild osteoporotische oder osteolytische Veränderungen. *Merke:* Alkalische Phosphatase gewöhnlich normal; Szintigramm meist normal.
- Knochenmetastasen: vorwiegende Metastasierung in den Knochen bei Bronchial-, Mamma-, Prostata- und Schilddrüsenkarzinom, seltener beim Hypernephrom, bei malignen Hodentumoren und Kolonkarzinom. Nachweis röntgenologisch. Erhöhung der alkalischen Phosphatase und pathologisches Szintigramm. Evtl. entwickelt sich – wie auch beim Plasmozytom – eine Hyperkalzämie, besonders beim Mammakarzinom (s. S. 219).
- Akute Leukämie und chronische myeloische Leukämie mit oft starken Knochenschmerzen während der akuten Schübe, besonders im Bereich der Tibia oder des Sternums.
Maligne Lymphome und Lymphogranulomatose: seltener Knochenschmerzen; deutlicher sind die Beschwerden und röntgenologischen Veränderungen bei Histiozytosis X (eosinophiles Granulom u. a.).
Speicherkrankheiten, z. B. M. Gaucher.

2. Lokale Entzündungen des Knochens

- Osteomyelitis (DD: Ewing-Sarkom) bei Infektion durch Staphylokokken, Salmonellen, Pneumokokken, Brucellen. Je nach Akuität und Lokalisation oft heftige, lokalisierte Schmerzen mit Ödem und Rötung der Haut.
- Knochentuberkulose; Verlauf meist schleichend.
Spondylitis tuberculosa: Neigung zu Senkungsabszessen (Schmerzen in der Leistengegend und im Bereich der Adduktoren bzw. gestörte schmerzhafte Hüftgelenkrotation); Dysphagie,

wenn sich der Senkungsabszeß im Bereich der Halswirbelsäule entwickelt. Weitere Symptome sind segmentale Schmerzausstrahlungen bzw. Gibbusbildung.
- Spondylitis bei M. Bang und bei Typhus.
Knochenlues (konnatale Lues, Knochengumma), dabei v. a. Schienbeinschmerzen.
- Lokalisierte Knochenentzündung bei Panarteriitis nodosa.
- Ostitis pubis nach Entbindung bzw. nach Prostata- oder urologischen Operationen.

Gelenkschmerzen

Patienten bezeichnen ihre Gelenkschmerzen meist unbestimmt als „Rheumatismus", gleichgültig ob es sich um eine echte rheumatische Erkrankung (rheumatisches Fieber, bzw. rheumatoide Arthritis / primär chronische Polyarthritis), um eine Arthrose oder aber um Beschwerden handelt, die von Muskulatur oder Skelett ausgehend in die Gelenke ausstrahlen oder projiziert werden. Auch die Bezeichnung „Gicht" oder „Gelenksgicht" wird, häufig vom Patienten fälschlicherweise auf Gelenkveränderungen bezogen, die jedoch mit der Arthritis urica nichts zu tun haben, z. B. mono- oder polyartikuläre Arthrosen der Finger („Gichtknoten").
Gelenkbeschwerden können zahlreiche Krankheiten, besonders Infektionskrankheiten oder konsumierende Erkrankungen begleiten. Solche flüchtigen Arthralgien sind von den echten entzündlichen oder nichtentzündlichen Gelenkerkrankungen abzugrenzen.
Für die Differentialdiagnose zwischen entzündlichen und nichtentzündlichen Gelenkerkrankungen ist wichtig, daß bei Entzündungen die Schmerzen nicht nur bei Bewegung, sondern v. a. in Ruhe (nachts) vorhanden sind. Demgegenüber klagen Patienten mit Arthrosen meist über sog. Anlaufschmerzen, d. h. in Ruhe sind die Schmerzen geringer oder fehlen und werden dann stärker, wenn die Gelenke wieder bewegt werden. So wird charakteristischerweise bei Arthrose über eine am Morgen für wenige Minuten anhaltende Fingersteifigkeit geklagt; diese dauert bei rheumatoider Arthritis länger an (eher Dauerschmerz). Auch entwickelt sich bei den entzündlichen Gelenkerkrankungen gewöhnlich

eine gewisse Schwäche der Gelenke, z. B. ein Kraftverlust beim Faustschluß. Selbstverständlich ist die Symptomatik eines entzündlichen Reizzustandes bei Arthrose bezüglich der genannten Symptome nicht von einer rheumatoiden Arthritis zu unterscheiden.
Bei jeder entzündlichen Gelenkerkrankung muß geprüft werden, ob es sich um eine Infektion der Gelenke handelt, ob eine arthritische Begleitreaktion anderer Entzündungen bzw. einer Infektionskrankheit oder ob eine echte rheumatische Erkrankung vorliegt. Neben den klinischen Befunden (s. auch Tabellen 18 und 19) sind für die Differentialdiagnose BSG, Blutbild und einige immunologische Parameter (s. Tabelle 18) wichtig.

I. Entzündliche Gelenkerkrankungen

1. Rheumatisches Fieber
(akuter Gelenkrheumatismus, Rheumatismus verus)

Es handelt sich um eine typische Zweitkrankheit, die gewöhnlich 3–6 Wochen nach einer Infektion mit β-hämolysierenden Streptokokken, beispielsweise nach einer Tonsillitis auftritt. Meist beginnt die Erkrankung an den großen Gelenken und befällt später die kleineren Gelenke (zentrifugale Verteilung; s. auch Tabelle 19). In der akuten Krankheitsphase finden sich Schwellung, Rötung und lokale Temperaturerhöhung. Die Beweglichkeit der Gelenke ist schmerzhaft. Relativ früh entwickeln sich Schmerzen in den Sprunggelenken (wie bei Spondylitis ancylosans). Die Schmerzen sind häufig nachts oder morgens stärker. Das Allgemeinbefinden ist gestört; meist besteht eine starke Schweißneigung (stechend-säuerlicher Geruch des Schweißes). Für die Diagnostik wichtig sind begleitende Erkrankungen wie Myokarditis, Endokarditis, rheumatische Knötchen und, meist erst nach Abklingen der Gelenkbeschwerden, ein Erythema anulare. Dieses ist von einem bei Penicillinallergie auftretenden Erythem zu unterscheiden, zumal die Allergie mit einer stärkeren Arthralgie verbunden sein kann. Der Erkrankung geht gelegentlich ein Erythema nodosum voraus.
Beim Erwachsenen kann das rheumatische Fieber auch oligoartikulär asymmetrisch und blander verlaufen.
Labor: AST positiv; verwertbar wenn in der frühen Krankheitsphase ein Titeranstieg beobachtet wird. Starke Erhöhung der BSG, CRP positiv.

Gelenkschmerzen

Tabelle 18. Differentialdiagnose akuter entzündlicher Gelenkerkrankungen

Symptome	Rheumatisches Fieber, akute Arthritis	Rheumatoide Arthritis	Gicht	Spondylitis ancylosans
Schweißneigung	+	+	–	(+)
Fieber	+	(+)	+	–
Beginn				
akut	+	(+)	+	–
schleichend	–	+	–	+
Schmerzlokalisation				
große Gelenke	+	(+)	+	–
kleine Gelenke	–	+	+	–
Wirbelsäule	–	–	–	+
Hautbeteiligung				
Exanthem	+	–	–	–
Rötung	+	+	+	–
Milzvergrößerung	–	(+)	–	–
Rheumafaktoren	–	+	–	(+)
ASL-Titer	+	–		
HLA B 27	–	–	–	+

Tabelle 19. Lokalisation entzündlicher Gelenkerkrankungen

Krankheit	Bevorzugte Lokalisation	Entwicklung
Rheumatoide Arthritis	Fingergrund- und Mittelgelenke, Zehen; symmetrische Anordnung	Zentripetal, lateral nach medial (DD: Gicht)
Arthritis bei Psoriasis	Endgelenke (z. B. Finger) oder: Strahl (alle Gelenke eines Fingers), asymmetrisch	
Spondylitis ancylosans	Untere Wirbelsäule, Iliosakralgelenke, untere Extremität (z. B. Kniegelenk oder Vorfuß)	Im Bereich der Wirbelsäule kaudokranial
Primäre Polyarthrose	Fingermittel- und -endgelenke, symmetrisch	

2. Rheumatoide Arthritis
(primär-chronische Polyarthritis) und verwandte Erkrankungen

- Rheumatoide Arthritis (PCP; primär-chronische Polyarthritis). Die Krankheit nimmt eher einen schleichenden Verlauf, der durch akute Rezidive verschlimmert wird. Sie beginnt typischerweise an den kleinen Gelenken, wo Schwellung, Rötung und Temperaturerhöhung ein akutes Stadium anzeigen. Gewöhnlich sind die Gelenke symmetrisch befallen. Die Erkrankung entwikkelt sich zentripetal (s. Tabelle 19). Selten ist die Wirbelsäule befallen und dann ausschließlich die Gelenke der Halswirbelsäule (im Unterschied zur Spondylitis ancylosans). Die Gelenkbeschwerden sind besonders morgens, aber auch in Ruhe stärker. Der Händedruck ist schmerzhaft. Gewöhnlich kommt es zu einer mehr oder weniger starken Deformierung der Gelenke, besonders der Fingergrundgelenke und Handgelenke. Die Muskeln können atrophieren (Musculi interossei). In fortgeschrittenen Fällen besteht eine deutliche Ulnardeviation der Finger mit Destruktion bzw. Luxation der Gelenke. Als Arthritis mutilans wird ein mit starker Zerstörung und Verkrüppelung der Gelenke, besonders im Bereich der Hand- und Fußgelenke („doigts en lorgnette", Marie-Léri-Syndrom) einhergehender Krankheitsverlauf bezeichnet.
  In akuteren Phasen der Erkrankung sind das Allgemeinbefinden gestört und eine stärkere Schweißneigung vorhanden.
  Auch bei der rheumatoiden Arthritis können extraartikuläre Manifestationen auftreten, z. B. subkutane Rheumaknoten, die sich bevorzugt an den Streckseiten der Gelenke entwickeln (DD: Atherome, Xanthome, Gichtknoten, Bursitis, Ganglien). Bei einem Teil der Fälle entwickelt sich die Symptomatik eines Sjögren-Syndroms mit Conjunctivitis sicca und Skleritis. Vereinzelt können sich intrapulmonal gelegene Rundherde ausbilden oder ein sog. Kaplan-Syndrom, bei dem die rheumatoide Arthritis mit einer multilokulären Fibrose der Lunge verbunden ist, die zu einer progredienten Dyspnoe führt. Schließlich kann die rheumatoide Arthritis auch von einer Immunkomplexvaskulitis (s. S.119) bzw. einem Karpaltunnel-Syndrom (s. S.254) oder einer Myositis (s. S.259) begleitet sein.
- Juvenile rheumatoide Arthritis (Still-Chauffard-Syndrom): Die vorwiegend im jugendlichen Alter auftretende rheumatoide Arthritis ist durch eine stärkere Beteiligung der Kreuzbeingelenke sowie die Entwicklung schwerer Gelenkdestruktionen gekenn-

zeichnet. Relativ häufig findet man frühzeitig eine plötzliche Ergußbildung in den größeren Gelenken. Die Erkrankung geht mit Fieber, morbiliformen Exanthemen und – als Begleitreaktion – mit Iridozyklitis oder einer Perikarditis einher. Hervorstechende Befunde sind außerdem Lymphome, eine (Hepato-)Splenomegalie, Leukozytose und Anämie. Rheumafaktor meist negativ.

- Felty-Syndrom: Ähnlich wie bei dem vorgenannten Still-Chauffard-Syndrom findet man beim Felty-Syndrom des Erwachsenen eine rheumatoide Arthritis verschiedener Intensität verbunden mit Lymphomen, Splenomegalie und einer Neutropenie. Außerdem sieht man gelegentlich pellagraähnliche Hautpigmentierungen. Im Knochenmark fällt eine Proliferation retikulärer Zellen auf. Subkutane Rheumaknoten sind häufiger als bei der rheumatoiden Arthritis. Rheumafaktor meist stark positiv.

3. Spondylitis ancylosans (M. Bechterew) (s. Tabellen 18 und 19)

Auffälligste Symptome sind die Immobilität und Sklerosierung der Wirbelsäule bzw. Wirbelsäulengelenke mit verminderter Thoraxbeweglichkeit. Die Patienten klagen über gürtelförmige Thorax- und Abdominalschmerzen, die sich besonders beim Husten und Niesen verstärken (DD: Osteoporose, Diskusprolaps, Metastasen). Relativ frühzeitig entwickelt sich eine Tendinitis der Achillessehne, weshalb der Fersenschmerz ein wichtiges prämonitorisches Symptom darstellt. Weitere Initialerscheinungen: Iritis, Myalgien, Kniegelenkerguß, flüchtige Arthralgien. Häufig beginnt die Krankheit mit einer Ischialgie, die besonders in der zweiten Nachthälfte auftritt (nächtlicher Ischias), oder mit tiefsitzenden Kreuzschmerzen. Auslösende Ursache dieser Beschwerden ist die Entzündung der Iliosakralgelenke, die praktisch nie fehlt. Bei ⅓ der Fälle tritt eine Arthritis am Vorfuß oder den Kniegelenken auf und wird Ergußbildung (gelegentlich rezidivierende Ergüsse) in den Kniegelenken beobachtet.

Differentialdiagnostisch wertvoll ist die Bestimmung des HLA B27, das bei über 90% der Patienten nachgewiesen wird. HLA B27 ist auch bei anderen mit Sakroiliitis einhergehenden Erkrankungen positiv, die jeweils gegenüber der Spondylitis ancylosans abzugrenzen sind: M. Reiter (chronisches Reiter-Syndrom), Psoriasis-Arthritis, Still-Chauffard-Syndrom (juvenile rheumatoide Arthritis) sowie die Sakroiliitis bei Colitis ulcerosa, M. Crohn und Yersinia enterocolitica. Weitere Differentialdiagnose der Sakroiliitis s. S. 251.

4. Sonstige, der rheumatoiden Arthritis verwandte Gelenkerkrankunngen

- Reiter-Syndrom: Die Erkrankung ist durch die Trias Urethritis, Konjunktivitis und Arthritis gekennzeichnet, wobei diese einzelnen Symptome zeitlich voneinander getrennt auftreten können. Die Arthritis befällt meistens mono- oder oligoartikulär die unteren Extremitäten und wird bei jüngeren Männern häufiger gefunden, weshalb wichtigste Differentialdiagnose eine akute Gicht oder rheumatisches Fieber sind. Bei einem Viertel der Fälle treten Hautveränderungen in Form einer Balanitis circinata oder ein Keratoderma blenorrhagicum auf. Auch eine Psoriasis und Nagelveränderungen werden häufiger gefunden. Ursächlich sind postdysenterische, venerische oder möglicherweise idiopathische Verläufe möglich.

- Arthritis psoriatica: Bei der Psoriasis können gelegentlich Arthritiden auftreten, die mit einer stärkeren Destruktion von Knorpel und Knochen einhergehen und damit einen ähnlich schweren Verlauf nehmen wie die Arthritis mutilans. Gewöhnlich ist die zugrundeliegende Psoriasis recht ausgedehnt; sie kann der Arthritis um Jahre vorausgehen. Der Rheumafaktor ist negativ im Unterschied zur rheumatoiden Arthritis, die zufällig auch einmal mit einer Psoriasis kombiniert sein kann (s. Tabelle 19).

5. Infektionen der Gelenke

Meist handelt es sich um monartikuläre Entzündungen, die aufgrund einer Bakteriämie oder über eine gelenknahe Osteomyelitis entstehen. Die Gelenke sind stark angeschwollen, gerötet, überwärmt und auch in Ruhe schmerzhaft. Röntgenologisch lassen sich frühzeitig Knochendestruktionen nachweisen.
Wichtigste Ursachen: Tuberkulose, Gonorrhö, Salmonellosen, Pneumokokkeninfektionen, Brucellosen.

6. Infektarthritiden bzw. Arthralgien bei entzündlichen Erkrankungen

Im Unterschied zu den vorgenannten Infektionen der Gelenke können hier keine Erreger in der Gelenkflüssigkeit nachgewiesen werden. Es handelt sich um meist plötzlich auftretende, gelegentlich nur vorübergehende, polyartikulär verlaufende akute oder

Gelenkschmerzen

subakute Entzündungen, die sich während oder nach einer Infektion bzw. Infektionskrankheit entwickeln (para- oder postinfektiöse Arthritis bzw. sog. „Früh- oder Spätrheumatoide").
- Prinzipiell können Arthritiden nach jedem Infekt auftreten, auch nach Protozoen- oder Wurmbefall. Die Prognose ist i. allg. gut. Typisch sind Arthritiden bei Streptokokkeninfekten, auf die im Zusammenhang mit dem rheumatischen Fieber hingewiesen wurde. Andere Arthritiden können bei Pneumokokken-, Meningokokken- und Ruhrinfektionen (Reiter-Syndrom?) auftreten. Seltener sind Begleitarthritiden bei Typhus, Paratyphus und Yersiniainfektionen. Arthralgien können auch bei Leptospirosen, Fleckfieber, Brucellosen oder als tuberkulöses Rheumatoid (M. Poncet) bei einer Tuberkulose vorkommen.
- Flüchtige Rheumatoide werden manchmal schon vor bzw. bei Beginn der Infektion beobachtet (Beispiel: Hepatitis). Gelegentliche und oligoartikuläre Arthralgien können auch Röteln, Mumps, Coxsackie-B-, ECHO- und Varizelleninfektionen begleiten.

7. Allergische oder immunologisch bedingte Arthritiden

- Intermittierender Hydrarthros: wahrscheinlich allergisch bedingte, meist plötzlich sich entwickelnde starke Ergußbildung, v. a. im Kniegelenk. Der Hydrarthros rezidiviert häufig, ist aber sonst als gutartig anzusehen. Differentialdiagnostisch sind Kniegelenkergüsse als Frühsymptom der Spondylitis ancylosans abzugrenzen.
- Arthralgische Beschwerden im Rahmen einer Serumkrankheit und bei Arzneimittelallergien: Meist handelt es sich nur um leichte, polyartikuläre Beschwerden von kurzer Dauer. Nicht selten findet man gleichzeitig ein allergisches Exanthem. Differentialdiagnostisch ist zu beachten, daß auch beim rheumatischen Fieber Exantheme vorkommen können (s. oben I.1.).
- Sjögren-Syndrom: Wichtigste Beschwerden dieses relativ häufigen Syndroms sind trockene Schleimhäute (trockener Mund und trockene Konjunktiven), weshalb die Patienten häufiger an einer Konjunktivitis erkranken oder nicht in der Lage sind, trockene Speisen wie trockenes Brot zu kauen und zu schlucken. Auslösende Ursache ist eine Entzündung der Drüsengewebe. Weitere Befunde: Anazidität, Immunglobulinvermehrung, Hautpigmentierung. Bei ⅔ der Fälle liegt gleichzeitig eine rheumatoide Arthritis vor.

- Autoimmunkrankheiten: Arthralgien mit meist nur leichten polyartikulären Reaktionen werden beim Lupus erythematodes disseminatus, bei der progressiven Sklerodermie, beim Sharpsyndrom und bei der Panarteriitis nodosa in verschiedener Intensität und Ausprägung beobachtet. Sie sind oft nur flüchtig.
  Beim Lupus erythemtodes disseminatus können sich auch stärkere Veränderungen an den Gelenken (v. a. Fingergelenken) entwikkeln. Bei der Sklerodermie wird infolge der stärkeren Fibrosierung des Unterhautgewebes die Gelenkmotilität behindert (Steifigkeit der Finger), und es entwickelt sich eine Raynaud-Symptomatik mit akralen trophischen Störungen. Bei der Panarteriitis nodosa treten in etwa der Hälfte der Fälle flüchtige polyarthritische Beschwerden auf. Stärkere Gelenkdeformierungen finden sich nicht. Bei der Dermatomyositis können Gelenkbeschwerden durch die Myositis vorgetäuscht werden; i.allg. sind typische Arthralgien nur gering. Im Vordergrund stehen die Haut- und Muskelveränderungen (s. S. 259).
  Die Autoimmunkrankheiten können jeweils auch mit einem Sjögren-Syndrom (s. oben) kombiniert sein.
- Behçet-Syndrom: Bei etwa der Hälfte der Patienten treten Arthralgien auf. Typische Befunde sind einem Herpes ähnliche Ulzerationen an den Schleimhäuten des Mundes, des Magen-Darm-Traktes (gastrointestinale Blutungen!), der Genitalregion und Entzündungen im Auge (Iritis). Weitere Befunde sind subfebrile bis febrile Temperaturen, gelegentlich eine Meningitis, Enzephalitis oder eine Vaskulitis.

II. Arthrosen

Die Erkrankungen treten meist im höheren Lebensalter auf. Das weibliche Geschlecht ist bevorzugt. Die Patienten klagen über „Anlaufschmerzen", d. h. in Ruhe sind die Beschwerden geringer oder fehlen und entwickeln sich in den ersten Minuten nach Bewegung der Gelenke. Gewöhnlich ist die Gelenkfunktion nicht stärker eingeschränkt. Manchmal kann arthrotisches Reiben nachgewiesen werden. Lokaler Druckschmerz oder Entzündungszeichen werden i.allg. vermißt, können aber bei akuten Reizzuständen an einzelnen Gelenken auftreten. AST und Rheumafaktor sind negativ.

Gelenkschmerzen

Besondere Lokalisationen (s. auch Tabelle 19)

- Koxarthrose: schleichender Beginn, Hüftschmerzen, Anlaufschmerz (im Unterschied zur Ischialgie) und Ermüdungsschmerz. Die Schmerzen strahlen, wie auch bei anderen Hüftgelenkerkrankungen, in die Leistenbeuge, Glutäalregion und entlang dem Oberschenkel bis zum Knie aus. Die Beweglichkeit ist eingeschränkt (Schonhinken). Gleichzeitig können leichtere arterielle Durchblutungsstörungen auftreten.
- Periarthrosis humeroscapularis: einseitige Schmerzen mit Ausstrahlung in den Schultergürtel und die Arme. Die Beweglichkeit der Schulter ist eingeschränkt, besonders die Abduktion und Dorsalbewegung.
- Heberden-Knoten: symmetrische Auftreibung (Knochenauswüchse) an den Streckseiten der Fingerendgelenke. Die Beweglichkeit ist meist nur wenig eingeschränkt; es besteht eine leichte Ulnardeviation. Entzündungszeichen fehlen. Die Veränderungen treten im höheren Lebensalter auf und werden gewöhnlich als „Gichtknoten" bezeichnet.
Bouchard-Knoten: gleichartige Veränderungen an den Fingermittelgelenken, die seltener sind als die Heberden-Knoten.
Arthrose des Daumenwurzelgelenks (Rhizarthrose) mit ausgeprägter Z-förmiger Deformierung des Daumens und Atrophie der Daumenballenmuskulatur.
- Degenerative Veränderungen an der Wirbelsäule wie Spondylose, Spondylarthrose und Osteochondrose werden auf S. 244 besprochen.

III. Arthropathien und Gelenkschmerzen bei primär nicht entzündlichen Erkrankungen

1. Stoffwechselerkrankungen

- Arthritis urica: Mit heftigen Schmerzattacken einhergehende, akute, meist monartikulär beginnende Entzündung mit typischen Zeichen wie Schwellung, Überwärmung und Rötung. Die Erkrankung beginnt meist an den unteren Extremitäten, in ⅔ der Fälle an den Füßen (Großzehengrundgelenk) und kann sich von hier aus kaudokranial und zentripetal weiterentwickeln. Weitere Symptome sind Tophi, eine Erhöhung der Harnsäure im Blut, Steindiathese bzw. Gichtniere. Attacken von Gelenkschmerzen können auch bei sekundärer Gicht auftreten (Ursachen: Leuk-

ämie, Plasmozytom, besonders unter zytostatischer Therapie. Reduktionsdiät. Niereninsuffizienz. Pneumonie.)
Differentialdiagnostisch sind monartikuläre Infektionen der Gelenke (auch Gelenkphlegmonen) sowie hochakute Arthritiden bei rheumatischem Fieber oder rheumatoider Arthritis abzugrenzen (s. Tabelle 18).
Bei den Patienten finden sich häufiger Übergewicht, latenter oder manifester Diabetes mellitus, Fettstoffwechselstörungen und Blutdruckerhöhung.

- Chondrokalzinose: Diese seltene Erkrankung betrifft v. a. alte Patienten. Meist sind Knie und Handgelenk, seltener Ellenbogen- und Fußgelenke betroffen. Es können ähnlich wie bei Gicht akute Anfälle mit Schwellung, Rötung, Überwärmung und Schmerzen auftreten. Differentialdiagnostisch sind jeweils eine rheumatoide Arthritis oder eine Arthritis urica abzugrenzen. Die Akuität des Schmerzanfalls erinnert an eine Gicht, weshalb die Chondrokalzinose auch als Pseudogicht bezeichnet wird. Schmerzlinderung kann wie bei der Gicht durch Colchicin erreicht werden. Diagnostisch wichtig sind die röntgenologisch nachweisbaren Kalkschatten in den Menisken und den knorpeligen Strukturen.
- Gelenkschmerzen bei Hyperlipoproteinämie: Die Schmerzen können in Attacken auftreten; sie sind durch eine Verdickung der Sehnenscheidenkapsel bedingt. Weitere Zeichen der Hyperlipoproteinämie wie eruptive Xanthome, Xanthelasmen, Cholesterin- und Triglyceriderhöhung und auch Oberbauchkoliken erleichtern die Diagnose.
- Alkaptonurie (Ochronose): Die seltene Störung beruht auf einem Defekt der Homogentisinase; Homogentisinsäure wird daher im Knorpel (Ohr) sowie an den Sehnenansätzen der Wirbelsäule und v. a. der Kniegelenke abgelagert, was zu arthralgischen Beschwerden führen kann. Weitere Symptome: schwarze Farbe des Urins nach Stehen in der Luft, dunkle Verfärbung der Skleren.

2. Sonstige Krankheiten

- Vom Knochen in die Gelenke ausstrahlende Schmerzen können bei primären Knochenerkrankungen wie Osteoporose oder bei in Gelenknähe lokalisierter Osteodystrophie auftreten. Stets ist daran zu denken, daß sich hinter einem „Rheumatismus" ein metastasierender Tumor bzw. ein Plasmozytom verbergen kann. Arthralgien können auch manchmal als paraneoplastisches Syndrom, z. B. beim Bronchialkarzinom, beobachtet werden.

- Hämarthros bei Hämophilie: Schwellung, Bewegungseinschränkung, Schmerzen können sehr akut auftreten. Meist kommt es frühzeitig zu Arthrose, Gelenkzerstörung und Ankylosierung. Röntgenologisch sieht man deutliche Knochendefekte.
- Knorpelerkrankungen.
  a) Tietze-Syndrom: v. a. bei Frauen auftretende, meist auf Druck, gelegentlich auch spontan schmerzhafte Auftreibung an der Knorpelknochengrenze der 2.–4. Rippe. Die Schmerzen können eine Stenokardie bzw. Angina pectoris vortäuschen.
  b) Arthropathien bei Panchondritis und bei Osteochondrosis dissecans: Bei der Panchondritis beobachtet man gelegentlich eine Zerstörung des Larynx und der Trachealknorpel (Stridor, Heiserkeit) sowie der Nasenknorpel (Sattelnase). Die Osteochondrosis dissecans befällt v. a. die Kniegelenke, seltener auch die Hüft- und Ellbogengelenke.

Rückenschmerzen

Hinter dem Symptom Rückenschmerzen bzw. Kreuzschmerzen kann sich eine Vielzahl von Erkrankungen verbergen, die sowohl von der Wirbelsäule selbst wie auch von inneren Organen ausgehen können. Daher ist bei einer eingehenden Untersuchung nicht nur auf Erkrankungen der Wirbelsäule (s. I. und II, S. 243, 247), sondern auch darauf zu achten, ob vermeintlich von der Wirbelsäule ausgehende Beschwerden bzw. Kreuzschmerzen nicht von inneren Organen herrühren (s. III, S. 251).

I. Erkrankungen der Wirbelsäule einschließlich Störungen der Muskulatur und Sehnen

Bei der Bewertung von pathologischen Befunden ist daran zu denken, daß anamnestische Angaben, klinische Befunde und Röntgenbefunde oft nicht streng miteinander korrelieren. So können nicht selten im Röntgenbild starke (degenerative) Veränderungen an der Wirbelsäule festgestellt werden, ohne daß der Patient wesentliche Beschwerden hat. In anderen Fällen werden starke Beschwerden angegeben, ohne daß sich entsprechende Veränderungen im Röntgenbild finden.

1. Degenerative Veränderungen an der Wirbelsäule

- Osteochondrose und reaktive Spondylose: häufigste Ursache von Rückenschmerzen, die auf Strukturveränderungen der Bandscheiben beruhen. Schmerzsymptomatik und Verlauf können chronisch oder akut rezidivierend sein. Meist sind die Schmerzen eher lokalisiert, z. B. im zervikalen oder im lumbalen Bereich (s. S. 248, 250). Nach längerer Ruhe sind die Schmerzen gewöhnlich stärker (Anlaufschmerz); sie sind auch häufig wetterabhängig und werden deshalb als „rheumatisch" interpretiert. Mit zunehmendem Alter werden die Beschwerden gewöhnlich geringer, im Unterschied zur Osteoporose.
- Die Spondylarthrose (Befall der Intervertebralgelenke) verläuft klinisch oft stumm. Auch hier ist eine gewisse Bevorzugung der Zervikal- bzw. Lumbalregion zu erkennen. Die Störungen sind in höherem Alter häufiger.
- Die Spondylosis hyperostotica stellt eine quantitative Variante der Spondylose dar und geht mit Versteifungen im Bereich der unteren BWS einher. Es werden Schmerzen mit eher dumpfem Charakter verspürt, die den Nacken- oder Lumbalbereich bevorzugen und unter Belastung zunehmen. Bei im Lumbalbereich lokalisierten Schmerzen ist differentialdiagnostisch v. a. an eine Spondylitis ancylosans zu denken.
- Adoleszentenkyphose (M. Scheuermann): Nicht selten stellen sich Haltungsanomalien ein, die dann mit meist leichten und unbestimmten Beschwerden verbunden sind. Eine bevorzugte Lokalisation läßt sich nicht feststellen. Oft wird die Diagnose lediglich röntgenologisch gestellt.

2. Primäre Knochenerkrankungen

- Osteoporose und Osteomalazie (s. auch S. 227, 228): Im allgemeinen sind die Schmerzen eher diffus und selten auf eine bestimmte Region begrenzt. Beim Wechsel von Ruhe zu Bewegung oder bei länger andauernder Bewegungslosigkeit sind sie stärker (Nachtschmerz!). Häufig entwickelt sich ein Rundrücken (Größenabnahme der Patienten). Die Schmerzen können bei Erschütterung, beim Husten und beim Niesen akzentuiert sein. Bei der Osteomalazie sind die Insertionsstellen der Muskulatur schmerzhaft; auch strahlen die Schmerzen hier nicht selten in die Muskulatur aus und werden entsprechend als „Interkostalneuralgie" o. ä. inter-

pretiert. Auf die Gangstörungen wurde auf S. 229 bereits hingewiesen.
- Wirbelkörperhämangiom: Die Schmerzen sind lokalisiert und strahlen gewöhnlich radikulär aus. Oft fehlen Schmerzen völlig oder werden nur bei Beklopfen der Wirbelsäule nachweisbar.

3. Rheumatische Erkrankungen

- Spondylitis ancylosans (M. Bechterew; s. auch S.237): Im Unterschied zu den unter 1. und 2. beschriebenen Erkrankungen kommt es frühzeitig zu Bewegungseinschränkung und Versteifung der Wirbelsäule. Die Thoraxkompression ist schmerzhaft. Die Schmerzen können durch Husten oder Niesen ausgelöst werden. Oft strahlen sie gürtelförmig aus. Einzelne Wirbelsäulenabschnitte können pathologisch fixiert sein, z. B. die Gelenke der Brustwirbelsäule mit nachfolgender Immobilität des Thoraxskeletts. Frühsymptom kann auch eine schmerzhafte Hüftgelenkbewegung oder ein dumpfer, v. a. nachts auftretender Schmerz des Iliosakralgelenks sein.
- Die juvenile primär-chronische Polyarthritis (Still-Chauffard-Krankheit) kann eine der Spondylitis ancylosans ähnliche Symptomatik verursachen (s. S.237).
- Entzündliche Veränderungen der Iliosakralgelenke treten nicht nur bei der Spondylitis ancylosans, der Still-Krankheit, sondern auch bei einer Vielzahl anderer Krankheiten auf (s. S.237). Der Nachweis erfolgt jeweils klinisch (tiefsitzende, nächtliche Rückenschmerzen usw.) und röntgenologisch.

4. Entzündungen der Wirbelkörper

- Spondylitis tuberculosa: Der Krankheitsbeginn ist uncharakteristisch; neben unbestimmten Allgemeinsymptomen wie Fieber oder Nachtschweiß können lokalisierte, nachts akzentuierte Schmerzen an der Wirbelsäule angegeben werden. Bei der Untersuchung findet man u. U. einen isolierten Klopfschmerz; auch ist die Wirbelsäule erschütterungsempfindlich. Die Muskulatur kann reflektorisch angespannt sein. Erst später bildet sich ein Gibbus aus. Bei Befall des Iliosakralgelenks treten einseitige Schmerzen auf, im Unterschied zu den meist beidseitigen Schmerzen bei der Spondylitis ancylosans. Die Erkrankung wird

nicht selten erst aufgrund der Komplikationen diagnostiziert, z. B. wenn ein Retropharyngealabszeß mit Dysphagie und Störungen der Zungenmotilität (Spondylitis der Halswirbelkörper) oder ein Senkungsabszeß (Spondylitis im Bereich der LWS) sich entwikkelt haben.
Ein Gibbus kann auch bei Neoplasien oder einer schweren Osteoporose entstehen.

- Spondylitis durch Staphylokokken und andere Keime: Die isolierte Spondylitis ist meist mit der Symptomatik einer hochfebrilen Septikämie und starken, besonders nachts akzentuierten Schmerzen verbunden; sie treten gewöhnlich 1–2 Wochen nach der primären Entzündung auf. Häufige Erreger sind Staphylokokken, seltener Streptokokken, E. coli oder Enterokokken.
- Sonstige Formen der infektiösen Spondylitis: Die Spondylitis bei Brucellose ist relativ selten. Meist ist isoliert nur ein Wirbelkörper befallen. Klinisch verläuft die Krankheit stumm oder kann mit akuten Exazerbationen und Fieberschüben verbunden sein, die dann erstmals auf die Spondylitis hinweisen.

Salmonellosen: Bei 2–3% der Fälle tritt eine Spondylitis auf, hauptsächlich im LWS-Bereich. Meist manifestiert sich diese Komplikation erst nach Abklingen der akuten Entzündung oder erst nach Jahren. Die Rückenschmerzen können sehr heftig sein, besonders durch gleichzeitige Muskelverspannungen.
Grippespondylitis: Diese seltene Entzündung verläuft heftig mit starken, meist Tage bis Wochen nach der akuten Grippeerkrankung einsetzenden Schmerzen.

5. Bösartige Krankheiten

Die Beschwerdeangaben sind verschieden, je nachdem ob der bösartige Prozeß diffus ausgebreitet oder lokalisiert ist. Isolierte Spontan- oder Klopfschmerzen sind eher für lokalisierte Metastasen, diffuse „rheumatische" Schmerzen eher für primäre Neoplasien des Knochens bzw. des Knochenmarks charakteristisch. Im übrigen sind die Schmerzen oft hartnäckig, treten v. a. nachts auf und werden im Unterschied zu den radikulären Nervenschmerzen als tiefliegend und dumpf empfunden. Durch Belastung, Klopfen oder Stauchen der Wirbelsäule werden sie verstärkt.
Als primäre vom Knochenmark ausgehende Erkrankung ist besonders das Plasmozytom zu nennen. Röntgenologisch findet

man v. a. an den zentralen Knochen bzw. am Schädel eine diffuse oder lokal verstärkte Osteoporose oder Osteolysen. Sarkome des Knochens sind im Unterschied zum Plasmozytom und zu Knochenmetastasen seltener in der Wirbelsäule lokalisiert; sie treten eher als isolierte, singuläre Osteolysen auf. Metastasen im Knochen sind beim Bronchial-, Prostata-, Mamma-, Magen-, Pankreas- und Schilddrüsenkarzinom häufig.

6. Störungen von Muskulatur und Sehnen

- Polymyalgia rheumatica: gürtelförmig verlaufende Schmerzen im Becken- und Schulterbereich (s. S. 259).
- Hartspann: meist reaktive, reversible, schmerzhafte Verhärtung der Muskulatur. Myogelose: meist isolierte, stark druck- und spontan empfindliche Muskelverhärtung. Die Veränderungen gehen nicht selten mit einer deutlich palpablen Muskelwulstbildung einher. Bevorzugte Lokalisation bei Haltungsanomalien: distaler M. erector trunci.
- Myalgie bzw. Myositis bei Infektionen, z. B. bei Bornholmer Krankheit (Coxsackie-B-Infektion): Die Muskelschmerzen sind gewöhnlich sehr heftig, v. a. im Bereich der Thoraxmuskulatur. Weitere Muskelerkrankungen und -entzündungen s. S. 258.
- Insertionstendinosen: umschriebene Schmerzen und Druckschmerz an den Ansatzstellen der Sehne. Die Schmerzen strahlen typischerweise in den zugehörigen Muskel aus. Es besteht ein deutlicher Muskeldehnungsschmerz.

II. Lokalisierte Schmerzzustände bei Erkrankungen der Wirbelsäule

Lokalisierte Schmerzsyndrome verursachen Haltungsanomalien in einem begrenzten Bereich der Wirbelsäule (z. B. abnorme Geradhaltung, Skoliose, Kyphose), Bewegungs- und Funktionseinschränkung (z. B. Bewegungssperre) sowie Muskelverhärtungen, Tendomyosen und Insertionstendinopathien. Bei der körperlichen Untersuchung sind diese Veränderungen gewöhnlich leicht nachzuweisen. Bei der Erhebung der Anamnese ist nicht nur nach Intensität, Dauer oder Art der Beschwerden zu fragen, sondern auch auf sekundäre Symptome zu achten wie beispielsweise nervale oder vasale Störungen. Diese können durch die Kompression einer Nervenwurzel bedingt sein und oberflächliche, hautnahe, hartnäckige Schmerzen, Parästhesien oder Hypästhesien bzw. bei vasalen Störungen ein Raynaud-Syndrom oder eine Erythromelalgie verursachen.

Die durch die Wirbelsäule ausgelösten lokalisierten Syndrome sind differentialdiagnostisch stets abzugrenzen gegenüber primär auf Durchblutungsstörungen beruhenden Kompressionssyndromen, z. B. einem Zervikobrachialsyndrom (s. S. 114).

Da die vertebragenen Syndrome nicht selten mit Organbeschwerden verbunden sind, z. B. präkordial lokalisierten Schmerzen, Herzrhythmusstörungen, Pleura- oder Abdominalbeschwerden, sind jeweils Erkrankungen dieser Organe auszuschließen.

1. Zervikalsyndrom

Ursache ist meist eine Osteochondrose und reaktive Spondylose; gelegentlich wird die Symptomatik auch durch eine lokalisierte Metastase oder durch eine Spondylitis ausgelöst. Die Beweglichkeit der Halswirbelsäule ist eingeschränkt; die Dornfortsätze sind gewöhnlich druckschmerzhaft; häufig ist auch der N. occipitalis druckempfindlich. Die Verläufe können chronisch sein oder akut rezidivieren (s. unten). DD: zervikobrachiales Syndrom s. S. 114.

- Chronisches Zervikalsyndrom: meist schubweiser Verlauf mit Schmerzen und Bewegungseinschränkung. Druckschmerzhafte Muskelansätze der Sehnen, Myogelosen. Die Symptomatik wird nicht selten durch Fehlbelastung oder Fehlhaltung der Wirbelsäule verstärkt.

Verschiedene Typen:

a) Muskulotendinotischer Typ: Der Nackenmuskel ist gespannt; Kopf- und Schulterbewegung sind schmerzhaft. Lokalisation der Beschwerden im Nacken. Betroffen sind jüngere Personen.

b) Radikulärer Typ: meist geringe lokale, dafür stärkere in den Arm ausstrahlende Schmerzen (Brachialgie), oft verbunden mit Sensibilitätsstörungen, z. B. Taubheitsgefühl und gelegentlich motorischen Störungen; ältere Patienten bevorzugt betroffen.

c) Vegetativ-vaskulärer Typ: Hier stehen Symptome der vegetativen (sympathischen) Irritation im Vordergrund. Man beobachtet daher eine Migräne („Migraine cervicale") oder andere

Beschwerden wie Herzrhythmusstörungen, Stenokardien, Dysphagie, Singultus und Schluckstörungen. Eine Reizung des sympathischen Plexus der A. vertebralis kann zu Gehör-, Gleichgewichts- und Augenstörungen führen. (D: Zervikobrachialsyndrome s. S. 114; Synkopen s. S. 294).

- Akutes Zervikalsyndrom: Auslösende Ursache ist ein dorsaler oder dorsolateraler Bandscheibenvorfall. Die Schmerzen sind stärker, besonders beim Husten oder Niesen. Auch ist die Bewegung deutlich eingeschränkt (Tortikollis).
  a) Zervikozephales Syndrom: Kopfschmerzen, Schwindel, Taubheit, Ohrensausen, Gleichgewichtsstörungen, Gesichtsrötung. Starke Hinterkopfschmerzen. : s. oben sowie basiläre Impression bei Hochstand des Dens bzw. bei Verwachsungen der Hirnhäute und Vertebralis-Basilaris-Syndrom (s. S. 296).
  b) HWS-bedingtes zervikobrachiales Syndrom: Lokalisation der Störungen zwischen C5 und C7. Auslösung durch Trauma bzw. Hyperflexion oder Hyperextension (z. B. bei Autounfällen). Lokalisationshinweise: C6 – Parästhesien im Daumenbereich; C7 – Parästhesien an den Mittel- und Ringfingern; C8 – Parästhesien am Kleinfinger.
  c) Medulläre Syndrome (selten): Pyramidenbahnzeichen, ataktische Störungen u. a.

2. Thorakalgie

Ein akuter Vorfall der Bandscheiben im Bereich der Brustwirbelsäule ist selten. Es treten radikulär ausstrahlende, durch Husten verstärkte Schmerzen auf.
Wichtigste Differentialdiagnosen:
a) Ähnliche akute oder rezidivierende Schmerzen können bei der Spondylitis ancylosans (Frühsymptom!) beobachtet werden. Segmental ausstrahlende Schmerzen sind auch Symptom eines Herpes zoster, wobei die Schmerzen oft der Eruption der Effloreszenzen vorausgehen, sowie der meningo-myelitischen Verlaufsform der Zeckenenzephalitis.
b) Einfache Fehlhaltung oder Fehlstellung der Brustwirbelsäule mit nachfolgenden degenerativen Veränderungen können ebenfalls chronische, segmental begrenzte, gelegentlich reifenförmig ausstrahlende Brustkorbschmerzen verursachen, die bei linksseitiger Lokalisation einer Stenokardie gleichen.

c) Erkrankungen des Schultergelenks bzw. der schulternahen Organe sind meist durch eine deutliche Einschränkung der Beweglichkeit und durch bewegungsabhängige Schmerzen der Schultern gekennzeichnet. Sie werden aber gelegentlich auch als vertebragene Schmerzen fehlgedeutet. Plötzlich auftretende massive Schmerzen sind Zeichen einer akuten Periarthropathia humeroscapularis. Hier wie bei der chronischen Verlaufsform sind Spontan- und nachts auftretende Schmerzen typisch. Weitere Differentialdiagnose, besonders der peripheren Nervenkompressionssyndrome s. S. 254.

3. Lumbalgie, Ischialgie

- Durch mechanischen Druck auf Medulla oder Nervenwurzel, evtl. auch auf die Blutgefäße werden mehr oder weniger akut meist einseitige monoradikulär ausgebreitete Schmerzen ausgelöst. Bei der Untersuchung fallen ein einseitiger paravertebraler Druckschmerz und eine skoliotische Fehlhaltung der in ihrer Beweglichkeit eingeschränkten Wirbelsäule auf. Die Patienten können sich schlecht vom Sitzen aufrichten, besonders aus niedrigem Sitzen (Auto, Sessel). Husten, Niesen, Erschütterungen verstärken die Beschwerden.
  Neurologische Leitsymptome sind bei einer Wurzelkompression im Bereiche von L5 Schmerzen und Parästhesien am vorderen äußeren Quadranten des Unterschenkels bis zur Großzehe; bei S1: Lokalisation lateral am Ober- und Unterschenkel sowie an der 4. und 5. Zehe (Generalstreifen).
  Lasègue-Zeichen pathologisch, abgeschwächter ASR bzw. PSR. Bei längerdauernden Störungen Paresen oder Atrophien der Muskulatur.
- Wichtigste Differentialdiagnosen:
  a) Koxarthrose (s. S. 241): i. allg. keine schmerzhafte Fehlhaltung oder Bewegungseinschränkung der Wirbelsäule; charakteristisch Anlauf- und Ermüdungsschmerz, später auch Ruheschmerz. Typische Schmerzausstrahlung in Leistenbeugen, Glutäalregion und Trochanterbereich sowie Oberschenkel bis zum Knie. Beim Gehen: Hinken bzw. Schonhinken. Einschränkung der Innenrotation im Hüftgelenk.
  b) Erkrankungen (Entzündungen) im Iliosakralgelenk (s. S. 237): tiefsitzende, meist nachts („nächtlicher Ischias") oder frühmorgens auftretende Kreuzschmerzen; Ausstrahlung in die Gesäßregion oder als pseudoischialgieforme Beschwerden

auch in die Rückseite beider Oberschenkel bis zur Kniekehle. Beschwerden unabhängig von körperlicher oder statischer Belastung; Besserung durch Bewegung.
  c) Cauda-equina-Syndrom: Parese und Sensibilitätsausfälle an den Beinen (Paraplegie), progrediente Störung der Miktion und Defäkation.
  d) Spondylarthrosis interspinosa (Baastrup-Syndrom): haltungsabhängige Rücken- bzw. Kreuzschmerzen, die in Hockestellung nachlassen.
- Differentialdiagnose Bandscheibenvorfall, raumfordernde Prozesse:
  a) Bandscheibenvorfall: Schmerzsymptomatik meist intensiv mit Exazerbation bei Bewegung, Pressen, Husten oder Niesen. Blockierung der entsprechenden Wirbelsäulenabschnitte. Akuter Beginn der Beschwerden meist im Zusammenhang mit einem Trauma oder einer brüsken Bewegung. Dehnungsschmerz der entsprechenden Nervenwurzel bzw. pathologisches Lasègue-Zeichen. Meist schon vorausgehende Phasen von Lumbalgie, Hexenschuß oder Ischias.
  b) Raumfordernder Prozeß: Beschwerden meist allmählich zunehmend. Gelegentlich fehlen Schmerzen, und es sind nur Ausfallssymptome festzustellen, die auch mehrere Wurzeln betreffen können. Weitere Hinweise sind Störungen der Rückenmarkfunktion oder ein Cauda-equina-Syndrom.

III. In den Rücken ausstrahlende Schmerzen

Erkrankungen der Brust- und Bauchorgane können Rücken- und Kreuzschmerzen auslösen, in deren Folge sich ebenfalls die bei Wirbelsäulenerkrankungen typischen Symptome wie Fehlhaltung oder Myogelosen einstellen können.

1. Thoraxorgane (s. S. 64)

- Schulterschmerzen bzw. ein- oder doppelseitige Rückenschmerzen bei Angina pectoris, Herzinfarkt sowie beim Lungeninfarkt, bei Pleuritis und beim Pancoast-Tumor.
- Meist in die Schulterregion lokalisierte Schmerzen bei Mediastinitis, Mediastinaltumoren, hochsitzendem Ösophaguskarzinom.
- Meist diffuser, dumpfer Rückenschmerz bei Aortenaneurysma und dadurch verursachter Wirbelusur.

2. Abdominalerkrankungen (s. S. 139)

- Pankreatitis: Spontan- und Druckschmerz oft paravertebral links und an der linken Schulter. Cholezystitis und Cholelithiasis: gelegentlich Schmerzen in der rechten Schulter und rechts paravertebral.
- Ileitis terminalis (M. Crohn), Colitis ulcerosa, Divertikulitis, Appendizitis: fakultativ zum Rücken ausstrahlende Schmerzen, besonders bei entzündlicher Beteiligung des Mesenteriums bzw. einer Penetration in den Retroperitonealraum.
- Unterleibserkrankungen: Entzündungen, Lageanomalien und andere gynäkologische Erkrankungen mit Schmerzlokalisation v. a. in der Kreuzbeingegend bzw. im Oberschenkel. Weitere Hinweise sind gleichzeitig bestehende Unterbauchschmerzen. Bei großen Tumoren können ischialgieforme Schmerzen auftreten; davon abgesehen fehlen die für Wirbelsäulenerkrankungen charakteristischen Schmerzausstrahlungen.

3. Retroperitoneale Erkrankungen

- Urologische Krankheiten (s. S. 151): Bei akuter Glomerulonephritis, Zystennieren, Hydronephrose können dumpfe Rücken- oder Flankenschmerzen bestehen, die meist über längere Zeit andauern, im Unterschied zu den Kolikschmerzen bei Nephrolithiasis oder akuter Pyelitis, die ihrerseits nicht nur Schmerzen im Bereich des Rückens, sondern auch im Verlauf der Ureteren verursachen. Ischialgieforme Schmerzen können u. U. durch ein in das Becken metastasiertes Prostatakarzinom ausgelöst werden.
- Cava-inferior-Syndrom (s. S. 123): tief sitzender Rückenschmerz, Genitalödem, verstärkte Kollateralbildung an den Extremitäten, am Gesäß und an der seitlichen Bauchwand. Die Gefäße treten beim Vasalva-Preßversuch stärker hervor. Ist die V. cava oberhalb des Abgangs der Nierenvenen verschlossen, hält der Flankenschmerz länger an und wird bei tiefer Inspiration verstärkt. Außerdem finden sich die Symptome der Stauungsnieren (Proteinurie) und der Mesenterialvenenstauung.
- Retroperitoneale Tumoren wie massive Lymphome, Sarkome, Hypernephrom, Seminom oder Wilms-Tumor können gelegentlich dumpfe Rückenschmerzen auslösen.
- Kreuzschmerzen, die oft anfallsweise auftreten, finden sich bei schweren hämolytischen Krisen. Beim retroperitonealen Häma-

Rückenschmerzen

tom (Antikoagulantienbehandlung, disseziierendes Aneurysma der Bauchaorta) sind die Schmerzen je nach Akuität und nach Ausdehnung des Prozesses verschieden stark und strahlen zu den Beinen bzw. zur Bauchwand aus, wenn eine Läsion der Nerven eintritt.

- Retroperitoneale Fibrose (Ormond-Krankheit): Neben Allgemeinsymptomen wie Schwäche, Gewichtsabnahme, Appetitverlust, Anämie und subfebrilen Temperaturen bestehen Rückenschmerzen, die einerseits durch die mechanische Behinderung der Ureteren (Stauungsschmerz der Nieren), andererseits durch die Symptomatik eines mehr oder weniger kompletten Verschlusses der V. cava inferior bestimmt sind.
Die Erkrankung kann aufgrund einer unbekannten Ursache (idiopathische Fibrose) oder bei entzündlichen Erkrankungen des Bauch- bzw. Retroperitonealraums auftreten (Beispiele: Pankreatitis, M. Crohn, Colitis ulcerosa, Divertikulitis, Appendizitis, Prostatitis, tuberkulöse Spondylitis, Retroperitonealtumoren). Symptomatische Fibrosen können durch Deseril ausgelöst werden.

4. Nacken-/Kopfschmerzen bei primär neurologischen Erkrankungen

- Meningitis: Nackensteifigkeit, Kopfschmerzen, schmerzhafte Kopfbeugung, positives Kernig- und Brudzinski-Zeichen (s. auch S. 5, 269).
- Meningismus als Begleitreaktion bei fieberhaften Erkrankungen (meist nur geringe oder fehlende Zell- bzw. Eiweißvermehrung im Liquor): Nacken- und Kopfschmerzen verschieden stark ausgeprägt, Kernig- und Brudzinski-Zeichen meist normal.
Akute Subarachnoidalblutung: plötzliche, intensive Kopf-Nacken-Schmerzen („Schlag in den Nacken"), Meningismus (weitere Symptome s. S. 5, 269).
- Liquorunterdrucksyndrom: oft ausgeprägter Meningismus und verstärkte Kopf- und Nackenschmerzen bei Orthostase. Auslösung spontan oder nach Schädeltraumen, subduralem Hämatom u. a.

Schmerzen in den Extremitäten

1. Erkrankungen der großen und kleinen Gefäße

Durchblutungsstörungen sind die häufigste Ursache von Schmerzen bzw. Krämpfen in den Extremitäten. Sie werden auf S. 111 ff. besprochen.

2. Erkrankungen der Gelenke

Schmerzen in den Extremitäten sowie Gangstörungen oder Haltungsanomalien können bei Erkrankungen der Gelenke wie auch bei funktionellen Störungen (z. B. asymmetrische Belastung) auftreten. Einzelheiten s. S. 244, 248.

3. Von der Muskulatur ausgehende Beschwerden

Neben Durchblutungsstörungen sind funktionelle bzw. Stoffwechselstörungen oder Entzündungen der Muskulatur die häufigste Ursache von Extremitätenschmerzen (s. S. 258, 260).

4. Neurogene Ursachen

- Neuropathie und Polyneuropathie (s. S. 275) sind am häufigsten beim Diabetes mellitus. Sie werden auch bei Alkoholabusus, Leberzirrhose, Porphyrie und anderen Krankheiten beobachtet.
- Motorische oder sensible Störungen können Folge von Erkrankungen im Bereich der Wirbelsäule bzw. des Rückenmarks (z. B. Pulposushernie, Tumoren) sein. Nähere Ausführungen s. S. 243, 247.
- Zervikobrachialsyndrome bzw. neurovaskuläre Störungen werden auf S. 114, 248 beschrieben.
- Karpaltunnelsyndrom: Im Vordergrund stehen schmerzhafte Parästhesien (Spannungsgefühl, Kribbeln) besonders am 2. und 3. Finger; sie sind gewöhnlich nachts akzentuiert und reichen dann gelegentlich bis zur Schulter (Brachialgia paraesthetica nocturna). Durch Schlenkern der Hand bzw. der Finger werden die Beschwerden oft gemildert. Differentialdiagnostisch muß ein Zervikalsyndrom mit Parästhesien im Bereich von C6–C8 ausgeschlossen werden. Typisch für das Karpaltunnelsyndrom ist u. a.

Schmerzen in den Extremitäten

die bei längerer Dauer auftretende Atrophie der Daumenballenmuskulatur.
- Restless legs: Mißempfindungen an den unteren Extremitäten, besonders in der Wadengegend (Kribbeln, Ameisenlaufen, allgemeines Unbehagen). Die Beschwerden treten anfallsweise und besonders beim Einschlafen auf. Es entwickelt sich ein unbeherrschbarer Zwang, die Beine zu bewegen. Ursachen: Vitamin B-Mangel? Abortive Polyneuritis? Eisenmangel? Diabetes mellitus? Durchblutungsstörungen?
- Burning-feet-Syndrom: brennende oder stechende Schmerzen – meist nachts – an der Fußsohle mit dem Zwang, die Beine aus dem Bett herauszuhängen. Die Haut ist gerötet. Der Muskeltonus ist verstärkt. Im Unterschied zu den Restless legs entwickelt sich kein Bewegungszwang. Ursachen: Alkoholismus? Diabetes mellitus? Vitamin B-Mangel?
- Tarsaltunnelsyndrom: Schmerzen in der Gegend des Innenknöchels mit Ausstrahlung zur Ferse, Fußsohle und zum Großzehenbereich. Lokales Ödem. Ursache: Kompression des N. tibialis posterior.
- Sog. Plexusneuritis (neuralgische Schultermyatrophie): gelegentlich nach Infekten sich entwickelnde intensive, Stunden bis Tage anhaltende Schulterschmerzen. Später können sich Muskelparesen entwickeln. Ursache: seltene Spätfolge (1–2 Wochen) nach Gabe von Tetanusantitoxin als Symptom einer Serumkrankheit.
- Pancoast-Tumor mit Beteiligung der Schulter-Arm-Region und Ausfall des unteren Plexus brachialis bei Tumoren im Bereich der Lungenspitze bzw. der oberen Rippen: meist sehr heftige, gewöhnlich atemabhängige Schmerzen.
- Infiltration des Plexus bei Lymphomen, nach intensiver Bestrahlung: Brachialgien mit motorischen und sensiblen Störungen.

5. Sonstige Erkrankungen

- Lokale Ursachen: Entzündungen wie Phlegmone, Erysipel, Abszeß, Osteomyelitis.
  Schmerzen bei primären Knochenerkrankungen wie Osteosarkom, M. Paget, Knochenmetastasen.
  Starke Schienbeinschmerzen bei akuter Leukämie.
  Schienbeinschmerzen bei Lues.
- Krämpfe bei Intoxikation durch Strychnin, Tetanustoxin, Ergotismus. Nächtliche Wadenkrämpfe bei Varikosis, arteriellen

Durchblutungsstörungen, Diabetes mellitus, Gicht, metabolischer Acidose.
- Krämpfe bei Kochsalzmangel, Elektrolytstörungen und bei starker Exsikkose.

Trommelschlegelfinger

Als „Trommelschlegelfinger" bzw. „-zehen" wird die kolbenförmige Auftreibung der letzten Glieder von Fingern bzw. Zehen verstanden. Trommelschlegelfinger sind gewöhnlich mit Uhrglasnägeln verbunden und werden in der Klinik meist als Symptom von Erkrankungen mit erschwertem Gasaustausch beobachtet (s. 1.); sehr selten sind idiopathische Trommelschlegelfinger (s. 2.).
Synonyma: Osteoarthropathie hypertrophiante; Marie-Bamberger-Syndrom.

1. Symptomatische Trommelschlegelfinger

- Pulmonale Erkrankungen: Wichtigste und häufigste Ursachen sind Bronchialtumoren, Lungenemphysem, Bronchiektasen und Pneumokoniosen. Seltener entwickeln sich Trommelschlegelfinger beim Pleuraempyem, bei Lungenabszessen, bei der Lungentuberkulose sowie bei Pancoast-Tumoren.
- Kardiovaskuläre Erkrankungen: An erster Stelle Vitien mit Rechts-links-Shunt. Bei der chronisch verlaufenden Endocarditis lenta werden gelegentlich, bei erworbenen Vitien nie Trommelschlegelfinger beobachtet, sofern nicht eine chronische Lungenstauung vorliegt. Beim Aortenaneurysma können (selten) einseitig Trommelschlegelfinger auftreten.
- Als Zeichen eines paraneoplastischen Syndroms werden Trommelschlegelfinger beim Thymom, beim Ösophaguskarzinom, selten auch bei anderen malignen Tumoren gefunden.
- Leber- und Darmerkrankungen: Relativ häufig sind Trommelschlegelfinger bei Zirrhose, besonders bei der biliären Zirrhose sowie bei chronischer Leberstauung und beim primären hepatozellulären Karzinom; gelegentlich entwickeln sie sich auch bei Sprue und bei chronisch verlaufender Colitis ulcerosa.

- Sonstiges: Bei der „Akropachie" können Trommelschlegelfinger mit prätibialen Ödemen und endokrinem Exopthalmus kombiniert sein.

2. Idiopathische Trommelschlegelfinger

- Marie-Bamberger-Syndrom: Als Marie-Bamberger-Syndrom im engeren Sinne werden idiopathische Trommelschlegelfinger beschrieben. Gleichzeitig werden eine Weichteilschwellung der distalen Unterarme bzw. Unterschenkel, periphere Vasodilatation, Hyperhydrosis und periostale Knochenneubildung an den Diaphysen der Röhrenknochen beobachtet.
- Idiopathische hypertrophische Osteoarthropathie (Uehlinger-Syndrom): seltener Befund von Trommelschlegelfingern und -zehen mit Uhrglasnägeln, gemeinsam mit einer Cutis gyrata (verdickte Haut, besonders an Unterarmen und Unterschenkeln) und Osteosklerose mit Verknöcherung des Bandapparats.

Muskelerkrankungen

I. Allgemeinsymptome

- Schmerzen begleiten die verschiedenen entzündlichen Erkrankungen; sie können je nach Krankheitsart bestimmte Lokalisationen bevorzugen, z. B. Schultermuskulatur und Beckenmuskulatur bei der Polymyalgia rheumatica.
  Muskelkrämpfe findet man besonders bei den Stoffwechselstörungen der Muskulatur und bei anderen stoffwechselbedingten Myopathien. Krämpfe können auch Zeichen einer Hyperkaliämie, Hypomagnesämie, einer Tetanie, Dehydratation wie auch arterieller Durchblutungsstörungen sein.
  Schmerzen und Krämpfe fehlen bei den Muskelerkrankungen im engeren Sinne (s. IV.).
  In die Muskulatur ausstrahlende bzw. lokalisierte Schmerzen findet man bei arteriellen Durchblutungsstörungen, bei Erkrankungen der Gelenke, Gelenkkapseln und Sehnen sowie bei Neuralgien und Neuropathien.
- Muskelschwäche ist das hervorstechende Symptom der Myasthenia gravis. Nicht selten sind nur einzelne Muskeln betroffen, z. B.

die Augenmuskeln. Stets ist eine neurogene Parese der Muskulatur abzugrenzen. Das Symptom Muskelschwäche wird auch bei einigen endokrinen Erkrankungen beobachtet, beispielsweise bei Hyperthyreose und Hypothyreose; es kann als paraneoplastisches Syndrom insbesondere beim Bronchialkarzinom und schließlich bei Muskeldystrophien auftreten.
- Muskelsteife: Myalgien finden sich beim Zervikalsyndrom, Lumbalsyndrom sowie als zusätzliches Syndrom einer Osteoporose und Osteomalazie. Beim Stiff-man-Syndrom ist allgemeine Muskelsteife das zentrale Symptom.
- Laborbefunde: Beim Muskelzelluntergang findet sich eine Erhöhung der CPK im Serum, geringer auch der Aldolase sowie der LDH, SGOT und SGPT. Bei ausgedehntem Muskelzerfall können das Serum lackfarben (Myoglobinämie) und der Urin rot gefärbt sein (Myoglobinurie).

II. Entzündungen in der Muskulatur

Bei den meisten entzündlichen Muskelerkrankungen sind die Beschwerden uncharakteristisch; die Muskeln können spontan schmerzhaft sein, beispielsweise bei den viralen oder bakteriellen Muskelentzündungen. Oft äußern sich diese Muskelerkrankungen als Gliederschmerzen oder als Kreuzschmerzen. Meistens liegt auch eine Muskelschwäche vor, die sich besonders bei Belastung äußert. Häufig werden Muskelverhärtungen (Myogelosen) gefunden. Bei einzelnen Erkrankungen (akute und subakute Dermato-)Myositis entwickeln sich stärkere Myolysen und Paresen.
Labor: allgemeine Entzündungszeichen, CPK-Erhöhung, Veränderungen des EMG. Sicherung durch Biopsie.
- Coxsackie-B-Infektion (Bornholmer Krankheit): Neben den Zeichen eines akuten fieberhaften Infekts treten starke Muskelschmerzen auf, besonders im Bereich der Thoraxmuskulatur (Pleurodynie).
- Trichinose: Neben stärkeren Muskel- und Gliederschmerzen mit unterschiedlicher Lokalisation finden sich Gesichtsödeme, gelegentlich ein Exanthem, sowie Abdominalschmerzen mit Durchfällen. Im Blutbild wird eine Eosinophilie nachgewiesen.
- Leptospirose (M. Weil): Bei dem meist hochakut verlaufenden Krankheitsbild mit Ikterus wird über starke Wadenschmerzen geklagt.
- Bakterielle Herdmyositis (Abszesse) bei Staphylokokken- und Gasbrandinfektionen, allenfalls lokalisierter Schmerz.

Muskelerkrankungen

- Toxoplasmose (granulomatöse Entzündung): Die Beschwerden sind i. allg. gering und äußern sich in rezidivierenden, disseminiert verteilten myalgisch-adynamischen Reaktionen.
- M. Boeck (granulomatöse Entzündung in der Muskulatur): bilateral und symmetrisch auftretende Schmerzen auf Druck bzw. bei stärkerer Belastung. Keine Spontanschmerzen.
- Polymyositis bei Kollagenerkrankung: Lupus erythematodes disseminatus, Panarteriitis nodosa (Initialstadium!), rheumatisches Fieber, Wegener-Granulomatose, Sjögren-Syndrom können mit mehr oder weniger ausgeprägter Myositis verlaufen. Ein gesondertes Krankheitsbild stellt die Dermatomyositis dar.
- Dermatomyositis: Neben stärkeren, unregelmäßig verteilten Schmerzen in der Muskulatur findet man als typisches Zeichen der Erkrankung Ödeme der Augenlider und des Gesichts. Die Haut der Augenregion kann eine lila Farbe annehmen (Lilakrankheit). Die Patienten klagen über Arthralgien sowie über Durchblutungsstörungen (Raynaud-Syndrom). Bei stärkerer Beteiligung der Muskulatur treten die Muskelschmerzen und die Muskeladynamie in den Vordergrund.
Relativ häufig liegt ein Karzinom vor.
- Polymyalgia rheumatica: Die Erkrankung betrifft v. a. ältere Personen (Frauen). Wichtigste Symptome sind Schmerzen der Schulter und des Beckengürtels sowie der proximalen Extremitätenmuskulatur. Die Beschwerden sind nachts und morgens besonders stark (vermehrte Steifigkeit, Muskelverspannung). Im Unterschied zur Polymyositis (s. unten) fehlen Muskelschwäche und Muskelzellzerfall. Als Zeichen der rheumatischen Erkrankung wird über Arthralgien geklagt (DD: rheumatoide Arthritis mit Ausstrahlung der Schmerzen in die Muskulatur). Die Temperatur ist leicht, die BSG stark erhöht. Die Patienten fühlen sich ausgesprochen krank. Häufig besteht gleichzeitig eine Arteriitis temporalis (Horton) oder – auf dem Boden einer Riesenzellarteriitis – ein Aortenbogensyndrom, bevorzugt mit Stenose der A. axillaris.
- Primär-chronische Polymyositis: Verlauf eher schubweise. Die Gesichtsmuskulatur bleibt gewöhnlich frei. Myogene Paresen und Atrophien sind vorwiegend proximal lokalisiert. Gelegentlich finden sich diskrete Hautveränderungen im Sinne einer Dermatomyositis (livide Augenlider und Periorbitalödeme). Die primär-chronische Polymyositis kann als paraneoplastisches Syndrom oder nach langjährigen bakteriellen Entzündungen auftreten.

- Akute und subakute (Dermato-)Myositis (Wagner-Unverricht-Syndrom): sehr seltene, rasch tödlich verlaufende Krankheit. Die ausgedehnten Myolysen verursachen sich schnell ausbreitende Paresen. Früh kommt es zum myorenalen Schock. Gewöhnlich ist auch die Herzmuskulatur in Form einer schweren Myokarditis beteiligt. CPK und Aldolase sind stark erhöht, EMG pathologisch, Kreatinurie.

III. Myopathien bei Stoffwechselerkrankungen

1. Störungen des Muskelstoffwechsels

- Glykogenspeicherkrankheiten: Gelegentlich wird das seltene McArdle-Syndrom (Glykogenose Typ V) beobachtet: Adynamie, schmerzhafte Muskelverspannungen und -krämpfe, besonders bei Belastung; Pseudohypertrophie der Muskulatur. Passagere Myoglobinurie. Ursache: Phosphorylasemangel, weshalb Glykogen im Muskel nicht abgebaut werden kann.
- Myopathie mit Myoglobinurie (lackfarbenes Serum): Paroxysmale Muskelverhärtungen und Schmerzen. Während der Schübe können Fieber und Leukozytose vorhanden sein.
- Idiopathische Myoglobinurie (Meyer-Betz-Syndrom): seltene Störung mit paroxysmalen schmerzhaften Muskelschwellungen, vorwiegend an den Beinen.
- Myoglobinurie aufgrund anderer Ursachen: Starkstromverletzungen, schwere Durchblutungsstörungen, Quetschungen und ausgedehnte Verletzungen der Muskulatur, schwere Krampfanfälle, schweres Crushsyndrom, Alkoholexzesse, CO-Intoxikation.
Epidemische Myoglobinurie (Haffkrankheit): durch Harze ausgelöste Störung, bei der fleischfarbener Urin (ohne Hämaturie!) auftritt. Die Benzidinprobe ist positiv.

2. Elektrolytstörungen

- Episodische hypokaliämische Lähmung: überwiegend bei Männern, i. allg. periodisch in mehrwöchigem Abstand auftretende Störung, die durch körperliche Belastung, kohlenhydratreiche Kost oder Kälte ausgelöst werden kann. Die Lähmungen entwickeln sich meist nachts und können 6 h oder länger anhalten. Stets

sind die Kopf-, Schlund- und Zwerchfellmuskulatur nicht, die glatte Muskulatur selten betroffen, mit Ausnahme der Herzmuskulatur; das EKG ist daher pathologisch (ST-Senkung, QT-Verlängerung). Siehe auch S. 216
Es besteht eine familiäre Disposition. DD: Muskelschwäche bei Hyperthyreose, bei primärem Hyperaldosteronismus und bei anderen mit myasthenischen Reaktionen verlaufenden Störungen.
- Hyperkaliämische periodische Lähmung: sehr seltene Störung, die nach Kaliumzufuhr oder unmittelbar nach körperlicher Belastung auftritt. Meist entwickelt sich die Störung tagsüber. Im Unterschied zur hypokaliämischen Lähmung sind hier auch die Gesichts- und Schlundmuskeln betroffen; die Lähmungen dauern gewöhnlich nur kürzere Zeit.
- Normokaliämische periodische Lähmung: Provokation durch kohlenhydratreiche Ernährung, Alkohol, Kälte sowie im Anschluß an schwere körperliche Belastungen. Die Lähmungen treten v.a. nachts auf. Wie bei der hyperkaliämischen Lähmung kann die Kopfmuskulatur mitbeteiligt sein.
DD: Myasthenia gravis, symptomatische Myasthenie bei Karzinomen, Poliomyelitis sowie thyreotoxische Myopathie.

3. (Funktionelle) Myopathien und Adynamiesyndrome bei endokrinen Erkrankungen und Stoffwechselstörungen

- Hyperthyreose: Manche Symptome gleichen denen der Myasthenia gravis. Betroffen sind v.a. die proximalen Extremitätenmuskeln bzw. die Beckenmuskulatur, weshalb es für die Patienten oft unmöglich ist, vom Sitzen aufzustehen. Gelegentlich verläuft die Krankheit fulminant und führt unter dem Bild einer Bulbärparalyse (thyreotoxische Bulbärparalyse) zum Tode.
Die Symptomatik der hyperthyreotischen Myopathie wird durch eine gleichzeitige Hypokaliämie verstärkt. Die Lähmungen können periodisch auftreten.
Bei der exophthalmischen Ophthalmoplegie besteht eine Schwäche der äußeren Augenmuskeln; die Muskelschwäche kann der übrigen Symptomatik einer Hyperthyreose vorausgehen oder trotz wirksamer Behandlung sich entwickeln.
Differentialdiagnostisch ist die Koinzidenz von Myasthenia gravis und Hyperthyreose zu beachten.
- Hypothyreose: Schwäche, Schmerzen, Muskelsteifigkeit, besonders der proximalen Muskulatur. Durch Perkussion der Musku-

latur können pseudomyotone Reaktionen ausgelöst werden (Muskelwulst). Im Unterschied zur hyperthyreotischen Myopathie sind die Reflexe abgeschwächt. Auch hier ist differentialdiagnostisch an eine Myasthenia gravis zu denken, um so mehr als eine Myasthenia gravis durch eine hypothyreote Funktion der Schilddrüse verstärkt werden bzw. Thyroxin die Symptomatik der Myasthenia gravis bessern kann.
- M. Addison: Adynamie der Muskulatur, die durch den Wasser- und Natriumverlust und die Kreislaufhypotonie verstärkt wird.
- Cushing-Syndrom: Muskelschwäche infolge Atrophie der (v. a. proximalen) Extremitäten- und der Stammuskulatur.
Bei Kortikoidmyopathie treten Schmerzen in der Schulter- und Halsmuskulatur auf.
- Hyperaldosteronismus: Es entwickelt sich eine Muskelschwäche, die bei stärkerer Alkalose mit tetanischen Symptomen und Parästhesien einhergeht. *Beachte:* Hypokaliämie, Hypertonus, pathologische Glukosetoleranz.
- Hyperparathyreoidismus: Schwäche und Steifigkeit der Muskulatur, Paresen der Rumpf- und Beckenmuskulatur, typischer watschelnder Gang. Abdominalschmerzen.
- Weitere Ursachen:
Hypokalzämische und normokalzämische Tetanie mit Muskelkrämpfen (s. S. 221, 224).
Dehydratation und Salverlust mit schmerzhaften Krämpfen der Bauch- und Beinmuskulatur. *Beachte:* Zunahme der Elektrolytverschiebung und der Krampfneigung bei ungenügender Elektrolyt- und überschießender Wasserzufuhr (s. S. 207, 210).
Hunger bzw. Hungerdystrophie: Nach Verbrauch des Fettgewebes Muskelatrophie. Gelegentlich Ödem in der dystrophischen Muskulatur.
Toxische Myopathie bei Alkoholintoxikation, Intoxikation durch Resochin, bei akuter Porphyrie.

4. Myopathien bei Malignomen

Muskelveränderungen können bei malignen Erkrankungen, in erster Linie beim Bronchialkarzinom, in verschiedenen Formen auftreten:
- Polymyositis: Die Polymyositis kann dem klinischen Nachweis des Karzinoms um Jahre vorausgehen.

Muskelerkrankungen

- Symptomatische Myasthenie mit den Symptomen der Myasthenia gravis.
- Dermatomyositis (s. S.259).
- Muskelschmerzen in der Schulter und Beckenmuskulatur, ähnlich einer Polymyalgia rheumatica. Im Unterschied zu dieser ist die Muskelschwäche stärker.

IV. Muskelerkrankungen im engeren Sinne (Auswahl)

1. Muskeldystrophien

- Progressive Muskeldystrophie: die am längsten bekannte erbliche Muskelerkrankung und häufigste Myopathie. Verschiedene Untergruppen. Wechselnder Erbgang. Nachweis durch Muskelbiopsie.
  Schleichender Krankheitsbeginn, Progredienz innerhalb von Monaten oder Jahren. Meist sind – symmetrisch – die proximalen Muskeln (Schultergürtel, Oberarm, Gesäß, Hüften) betroffen. Niemals Schmerzen oder Sensibilitätsstörungen. Allgemeinzustand zunächst nicht beeinträchtigt. Durch Zunahme des Fettgewebes entwickelt sich eine „Pseudohypertrophie", z.B. im Bereich der Wadenmuskulatur.
  Bei Beteiligung der Gesichtsmuskeln kann sich eine rüsselartige Vorstülpung der Lippen ausbilden („Tapirschnauze"). Sind die Schultergürtelmuskeln betroffen, so finden sich „lose Schultern". Bei Befall der Bauch- und Rückenmuskulatur sieht man eine „Wespentaille" und ein hohles Kreuz. Ein watschelnder, entenartiger Gang weist auf Lähmungen der Gesäßmuskulatur hin. Lähmungen der Kniestrecker äußern sich in einer Erschwernis oder in dem Unvermögen, vom Sitzen aufzustehen (Gowers-Zeichen).
  Genetisch sind 3 Formen zu unterscheiden:
  Typ I: fazioskapulohumerale Form,
  Typ II: Rumpfgürtelform,
  Typ III: Duchenne-Form.
  Die Duchenne-Form ist die häufigste Muskeldystrophie. Vererbung geschlechtsgebunden rezessiv. Bei den weiblichen Konduktorinnen kann unter körperlicher Mehrbelastung die CPK erhöht sein.
- Dystrophia myotonica (Curschmann-Steinert-Syndrom): zweithäufigste erbliche Muskelerkrankung, autosomal dominanter Erbgang.

Distal beginnend entwickeln sich Muskelatrophien und Muskelschwächen. Die Muskulatur reagiert myoton; bei Beklopfen der Muskulatur bildet sich für mehrere Sekunden ein Muskelwulst. Die Patienten magern stark ab und sind an der sog. Facies myopathica zu erkennen („Maskengesicht", „Jammergestalt"). Weitere Symptome: Glatzenbildung, Katarakt, Hodenatrophie, Kontraktionsstörungen der intestinalen Muskulatur.

2. Myotonien

Myotonia congenita (Thomsen-Syndrom): seltenes Leiden mit autosomal dominantem Erbgang. Die Muskelkontraktion ist bei spontaner Bewegung (z.B. Händedruck) bzw. nach mechanischen oder elektrischen Reizungen gehemmt. Durch Kälte wird die Symptomatik verstärkt. Repetitive Muskeltätigkeit hebt die Kontraktionshemmung eher auf. Bei plötzlicher Bewegung kann eine Muskelstarre (Intentionsmyotonie) auftreten, derzufolge die Patienten beim Gehen leicht stürzen und auch nicht in der Lage sind, rasche Augen- oder Kopfbewegungen auszuführen. Gewöhnlich entwickelt sich allmählich eine Hypertrophie der Muskulatur (athletischer Habitus). Bei der Untersuchung kann schon durch leichtes Beklopfen eine Muskelwulstbildung ausgelöst werden. Beklopfen des Daumenballens verursacht gewöhnlich eine längerdauernde Kontraktion der Hand; beim Beklopfen der Zunge bildet sich eine lange anhaltende Delle aus.

3. Myasthenia gravis

Die Patienten klagen über zunehmende Ermüdung der Muskulatur bei Belastung und besonders gegen Abend. Im Ruhezustand setzt die Erholung relativ rasch ein.
Häufig beginnt die Erkrankung mit Augensymptomen (z.B. Unvermögen, die Oberlider zu heben: „müder Blick"). Flüchtige Doppelbilder können erste Beschwerdeangabe sein. Später können Gaumensegel- und Schlundmuskelparesen auftreten (häufiges Verschlucken!). Bei fortschreitender Erkrankung wird auch die Atemmuskulatur betroffen. Niemals finden sich Sensibilitätsstörungen, Schmerzen, Faszikulationen oder Muskelatrophien. Durch Cholinesterasehemmer (Prostigmin, Mestinon) können die Paresen aufgehoben werden. Frauen erkranken häufiger als

Männer. Pathogenetisch bestehen Beziehungen zum Thymus. Häufig werden Thymome beobachtet (Thymusbestrahlung bzw. Thymektomie als Behandlungsmaßnahme).
DD: myasthenische Reaktionen als paraneoplastisches Syndrom; seltener findet man myasthenische Reaktionen bei Myositis, Hyperthyreose (s. oben), Sjögren-Syndrom. Störungen der Augenmuskulatur fehlen bei den oben erwähnten stoffwechselbedingten Lähmungen der Muskulatur. Bei der Polyneuropathie sind die Muskelschwächen den neurologischen Störungen entsprechend verteilt.

4. Muskelatrophien bei primär neurogenen Erkrankungen

- Progressiv spinale Muskelatrophie (Duchenne-Aran-Syndrom): symmetrische Atrophie der kleinen Handmuskeln (Affenhand); Faszikulieren der Muskulatur; Fehlen der Eigenreflexe.
- Progressive Spinalparalyse: rascher Verlauf; Beginn häufig mit Artikulationsstörungen. Kauen oder Schlucken erschwert, häufiges Verschlucken. Tod in Kachexie oder als Folge einer Aspirationspneumonie.
- Amyotrophische Lateralsklerose (Schädigung des 1. und 2. Motoneurons): schlaffe und spastische Lähmungen; kleine Handmuskeln meist ausgeschlossen; später Paraspastik der Beine; selten Sensibilitätsstörungen.
- Neurale Muskelatrophie: sensible Reizerscheinungen und Ausfälle; symmetrische periphere Lähmungen mit faszikulären Muskelzuckungen; trophische Störungen der Haut. Verlauf relativ benigne. Manifestation meist im Peroneusbereich, „Storchenbeine".

Nervensystem

Kopfschmerzen

I. Vorbemerkungen

Kopfschmerzen sind ein sehr vieldeutiges Symptom und stellen wahrscheinlich die häufigste Beschwerde überhaupt dar. Ihre Beurteilung ist oft schwierig und auch kritisch, kann sich doch hinter einem völlig gleichartigen Beschwerdebild eine harmlose Störung oder aber eine schwerwiegende Erkrankung verbergen. Die Diagnose wird dadurch erschwert, daß die subjektiven Schmerzempfindungen der Patienten unterschiedlich stark sind. Für die Differentialdiagnose verwertbare Hinweise sind:

- Anamnestische Angaben: Eine familiäre Disposition besteht bei Migräne.

  Bei der Befragung des Patienten ist auf Symptome von Kreislauferkrankungen wie Hypertonie oder orthostatische Fehlregulation sowie auf Stoffwechselstörungen wie Hypoglykämie, Hypokaliämie oder Eisenmangel zu achten. Sie können Ursache meist chronischer Kopfschmerzen sein. Auch Abusus von Alkohol oder Nikotin hat man zu registrieren.

- Akuität der Beschwerden: Akut und plötzlich einsetzende Kopfschmerzen findet man bei Subarachnoidalblutung, Phäochromozytom, intrakraniellen Tumoren, im Migräneanfall, Glaukomanfall oder bei Neuralgie (z. B. blitzartig einsetzende Schmerzen bei Trigeminusneuralgie). Eher protrahiert sind die Beschwerden bei funktionellem Kopfschmerz (banaler Kopfschmerz) sowie bei den Kopfschmerzen, die als Begleitsymptom fieberhafter Infekte oder bei Infekten der Nasennebenhöhlen auftreten können. Rezidivierende Kopfschmerzen sind typisch für die Migräne, kommen aber auch bei zahlreichen anderen Erkrankungen vor, etwa bei Neuralgien, Riesenzellarteriitis (hier manchmal auch akute Schmerzattacken) u. a.

- Lokalisation: vasomotorischer und psychogener Kopfschmerz sind nicht in einer bestimmten Region lokalisiert; gleiches gilt für die organischen intrazerebralen Erkrankungen sowie für die Kopfschmerzen bei Infekten und Infektionskrankheiten. Eher lokalisiert sind die Kopfschmerzen bei der Migräne sowie bei den Neuralgien.

- Tageszeit: Kopfschmerzen beim Erwachen oder frühmorgens gehören zur Hypertonie oder treten bei Hirntumoren auf, nächtliche und morgendliche Kopfschmerzen sprechen für ein Zervikalsyndrom. Abends stärker werdende Kopfschmerzen können bei Übermüdung, beim banalen Kopfschmerz und bei Visusanomalien gefunden werden.
- Erbrechen: Übelkeit und Erbrechen sind häufiges Symptom des Migräne- sowie des Glaukomanfalls. Sie können auch bei intrazerebraler Druckerhöhung (Hirntumoren) auftreten. Seltener sind sie bei extrakraniellen Erkrankungen.
- Das Sensorium ist gewöhnlich eingeschränkt bei akuter Subarachnoidalblutung, bei intrakraniellen Blutungen und Tumoren, bei der Meningitis und bei der Enzephalitis. Auch schwere CO- und CO_2-Intoxikation können zu Präkoma und Koma führen.
- Fieber: Meningitis, Abszeß, Sinusitis, Arteriitis temporalis, Virusinfektionen u. a.
- Abhängigkeit von der Körperlage: Im Stehen verstärken sich die Kopfschmerzen bei orthostatischer Fehlregulation; im Liegen sind die Kopfschmerzen besonders stark bei intrakraniellen raumfordernden Prozessen.
- Kopfbewegung: Durch Kopfbewegung werden die Kopfschmerzen des Zervikalsyndroms aber auch solche bei Meningismus bzw. Meningitis verstärkt.
- Schwindelerscheinungen finden sich bei der Migräne, bei intrakraniellen Tumoren, bei Störungen der Sympathikusinnervation.
- Durch Husten werden die Kopfschmerzen bei intrakranieller Raumforderung verstärkt. Auch der banale Kopfschmerz, der Kopfschmerz bei Rechtsherzinsuffizienz und bei fieberhafter Erkrankung kann durch Husten akzentuiert werden.
- Druckschmerz an den Augen bzw. den Bulbi: Refraktionsanomalien, Glaukom, Migräneanfall (mit Lichtscheu), erhöhter Hirndruck, fieberhafte Erkrankungen.

II. Nichtlokalisierte Kopfschmerzen

1. Funktionelle Kopfschmerzen

- Banaler Kopfschmerz („common migraine", vasomotorische Kopfschmerzen, psychogener Kopfschmerz): Der Kopfschmerz wird meist als diffuser Druck oder unbestimmter Schmerz verspürt, dessen Maximum im Bereich von Stirn, Scheitel oder Schläfe gelegen sein kann. Manchmal sind die Kopfschmerzen pulsierend oder werden durch Pressen, Bücken, Erschütterungen oder Husten verstärkt. Differentialdiagnostisch ist auch an den Hochdruck- bzw. Migränekopfschmerz zu denken. Wetterwechsel oder psychische Spannungen können den Schmerz auslösen. Die Kopfschmerzen werden vermehrt bei Patienten mit vegetativer Dystonie und auch bei Depressionszuständen beobachtet. Sie können durch längerdauernde Obstipation begünstigt werden.
- Posttraumatischer, postkommotioneller Kopfschmerz: Symptomatik wie bei Punkt 1.
- Kopfschmerz bei Muskelverspannungen („tension headache"): Meist wird das Gefühl eines Reifens um den Kopf oder ein Druck im Kopf angegeben. Tonische Mehrinnervation der Kopf-Nacken-Muskulatur löst die Beschwerden aus, besonders bei Fehlhaltungen der (Hals-)Wirbelsäule. Sie können gelegentlich nur einseitig betont sein (DD: Migräne).

2. Kopfschmerzen bei intrakraniellen Erkrankungen

- Intrakranielle raumfordernde Prozesse wie Tumoren, große Metastasen, Abszesse, Zysten oder Angiome lösen Kopfschmerzen aus, die meist dumpf oder bohrend sind und in Paroxysmen auftreten können. Sie sind akzentuiert beim Verschlußhydrocephalus. Im Stehen sind sie meist geringer als im Liegen (DD: Orthostatisch bedingte Kopfschmerzen, banaler Kopfschmerz, – siehe dort). Husten, Pressen oder Bücken verstärken die Beschwerden. Oft sind die Schmerzen mit Schwindel, Übelkeit, Erbrechen, Nakkensteifigkeit und Sehstörungen (Dunkelsehen) verbunden. Gewisse Hinweise auf die Lokalisation sind möglich. Kopfschmerz und Sehstörungen beim eosinophilen, weniger beim chromophoben Adenom. Tumoren der hinteren Schädelgruppe verursachen oft akute Attacken mit Nackensteifigkeit (Einklemmung), bzw. mit Erbrechen, Opisthotonus oder Streckkrämpfen (DD: akute

Kopfschmerzen

Subarachnoidalblutung, akute Meningitis). Brückenwinkeltumoren lösen retroaurikuläre Schmerzen, supratentorielle Tumoren u. U. homolaterale Stirnkopfschmerzen aus. Häufig sind psychoorganische Syndrome (Antriebsstörung, Verlangsamung) mit den intracraniellen raumfordernden Prozessen verbunden, weshalb man differentialdiagnostisch auch an Kopfschmerzen bei endogenen Depressionen, bzw. Cerebralsklerose oder Hochdruckangiopathie zu denken hat.

- Akute Subarachnoidalblutung: Der Kopfschmerz tritt heftig und schlagartig auf, ist meist im Nacken lokalisiert und kann von hier aus in die obere BWS oder in die Stirnregion ausstrahlen. Es besteht deutlicher Meningismus. Schweißausbruch, Übelkeit, Erbrechen, Präkoma oder Koma können sich rasch entwickeln. Der Liquor ist blutig (s. Tabelle 21).
- Akute intrazerebrale Blutung: initial gelegentlich starke Kopfschmerzen; rasch entwickelt sich ein zerebrales Koma (s. Tabelle 20 u. 21).
- Gefäßaneurysmen und Angiome: Oft bestehen rezidivierende Kopfschmerzen, die auch halbseitig oder migräneartig auftreten können. Man hat dann an eine Subarachnoidalblutung zu denken, wenn zusätzlich akute Kopfschmerzkrisen mit Nackenschmerzen verbunden sind (s. oben).
- Hirnvenenthrombose bzw. Sinusthrombose: wechselnd starke und meist diffuse Kopfschmerzen.
- Subdurales Hämatom: Die Kopfschmerzen entwickeln sich eher allmählich; sie sind verbunden mit der Symptomatik erhöhter Reizbarkeit und psychischer Verlangsamung. Weitere Symptome: Erbrechen, Pupillendifferenz, Stauungspapille.
- Insuffizienz der A. vertebralis oder A. basilaris: dumpfe, diffuse Kopfschmerzen, gelegentlich halbseitig betont; häufig auch Hinterkopfschmerz bei intermittierender Basilarisinsuffizienz (s. S. 296).
- Liquorzirkulationsstörungen (Unterdrucksyndrom bzw. spontane Aliquorrhö, Verschluß des Aquäduktes): oft heftige, diffuse Kopfschmerzen, gelegentlich verbunden mit Nackensteifigkeit. Sie werden bei Orthostase verstärkt und nehmen bei Blockade der V. jugularis ab.
- Meningitis: Je nach Akuität der Erkrankung setzen die Kopfschmerzen mit Nackensteifigkeit (Meningismus) plötzlich ein. Initial ist der Schmerz meist in der Stirnregion lokalisiert oder tritt in Form einer Hyperalgesie der Kopfhaut auf. Gleichzeitige Allgemeinsymptome sind Fieber, Einschränkung des Sensoriums,

Nausea, Erbrechen. Die Beschwerdesymptomatik ist gewöhnlich bei der Virusmeningitis und der Meningokokkenmeningitis stärker ausgeprägt als bei den anderen Meningitiden. Die Patienten nehmen eine Entlastungshaltung im Liegen ein. Hinweise sind das Brudzinsky- und das Kernig-Phänomen. Stets ist auf Vorkrankheiten zu achten, z. B. entzündliche Erkrankungen der Nasennebenhöhlen, septische Erkrankungen, Virusinfekte. Weitere Hinweise s. S. 5 und Tabelle 21.

3. Kopfschmerzen als Begleitsymptom

Der Schmerz gleicht meist dem banalen Kopfschmerz (s. oben).
- Hypertonie: Gewöhnlich diffuser Kopfschmerz mit bevorzugter Lokalisation in der Schläfen oder Hinterkopfregion. Die Beschwerden sind nachts und morgens akzentuiert (DD: luetisch bedingter Kopfschmerz). Sie werden durch Pressen, Bücken, Husten oder auch durch Wetterwechsel und durch psychische Spannungen verstärkt. Bei längerdauernder Hypertonie können die Symptome eines psycho-organischen Syndroms (Hochdruckenzephalopathie) festgestellt werden.
- Phäochromozytom: meist während der hypertonen Krise heftige, oft schlagartig einsetzende Kopfschmerzen (DD: hypertensive Enzephalopathie, akute Subarachnoidalblutung, intrakranielle Raumforderung); ähnlich wie bei Migräne auch Nausea und Flimmerskotom möglich.
- Hypotonie und orthostatische Fehlregulation: Beschwerden bei aufrechter Körperhaltung bzw. beim raschen Aufrichten verstärkt. Sie sind mit Schwindelerscheinungen und Benommenheitsgefühl verbunden (DD: Hypoliquorrhö).
- Eisenmangelanämie bzw. Polyzythämie: Beschwerden wie beim banalen Kopfschmerz.
- Stoffwechsel- und endokrine Erkrankungen: diffuser, dumpfer Kopfschmerz bei Urämie, verstärkt bei gleichzeitig bestehender Hypertonie. Nicht lokalisierter Druck oder Schmerz bei Hypoglykämie (z. B. bei zu scharfer Diabeteseinstellung), bzw. bei längerdauerndem Hunger. Ähnliche Beschwerden auch in der diabetischen Azidose, bei Hypothyreose, Hypokaliämie und bei Obstipation. Hypokaliämie und Obstipation können ihrerseits eine Disposition zu vasomotorischen Kopfschmerzen verstärken. Heftige Kopfschmerzen werden oft in der Addison-Krise (pseudomeningitischer Verlauf) beobachtet. Bei Akromegalie: Kopfschmerzen, starkes Schwitzen, Gesichtsfeldausfälle u. a.

Kopfschmerzen

- Intoxikationen: (chronischer) diffuser, dumpfer Kopfschmerz bei chronischer Intoxikation durch Schwefelkohlenstoff, Benzol, Blei, CO und auch bei Phenacetin. Seltenere Ursachen von Kopfschmerzen sind Intoxikationen durch Brom oder Quecksilber.
- Rechtsherzinsuffizienz, Cor pulmonale chronicum, Hyperkapnie: Verstärkung der Kopfschmerzen, besonders bei pCO_2-Erhöhung.
- Akute fieberhafte Infekte, v. a. Virusinfektionen, sind häufige Ursachen von diffusen, dumpfen Kopfschmerzen. Stärkere Kopfschmerzen werden vor allem beim Q-Fieber beobachtet (s. auch S. 5).
- Hyperostosis frontalis interna (Morgagni-Morell-Syndrom): seltene Störung, die Kopfschmerzen in der Schläfenregion auslösen kann. Gelegentlich Gleichgewichtsstörungen. Störung des Kohlenhydratstoffwechsels, die mit Hirsutismus und Adipositas verbunden ist.

III. Migränesyndrom

- Einfache Migräne: familiäre Disposition; Auslösung durch Streß, Erschütterung, Bücken, Licht- und Geräuschreize. Bei 2/3 der Patienten einseitige, klopfende, pulssynchrone Schmerzen besonders im Bereich von Stirn, Schläfe und Nacken. Begleitsymptome: Übelkeit oder Erbrechen, Schwindel, Fotophobie, Tachykardie, Durchfälle oder Obstipation. Seltener sind Verwirrtheits- oder Erregungszustände bzw. epileptische Anfälle oder Herdsymptome (Parästhesien, flüchtige Lähmungen, Dysarthrie, aphasische Sprachstörungen oder Hemianopsie). Häufig besteht eine depressive Stimmungslage.
  Beim Kind kann die Migräne in Form von abdominellen Krisen verlaufen.
- Ophthalmische Migräne: Bei etwa 30% der Patienten ist die Migräne mit Flimmerskotom und Gesichtsfeldausfällen verbunden, die bis zur Amaurosis gehen können (Amaurosis fugax). Die Migräne kann auf diese Symptome beschränkt bleiben; in anderen Fällen gehen sie den typischen Migräneattacken voraus.
- Ophthalmoplegische Migräne: Typisch ist neben den Migränekopfschmerzen eine Okulomotoriuslähmung (Doppelbilder!). Gleiche Symptome können auch bei einer Sinusthrombose oder einem Aneurysma der A. carotis communis gefunden werden.
- Migraine accompagnée: Hier wird die Migräne von Parästhesien

der oberen Extremitäten oder des Gesichts begleitet. Gleichzeitig können homonyme Gesichtsfeldausfälle, Aphasie oder motorische Mono- oder Hemiparesen (hemiplegische Migräne) vorhanden sein. Die Symptomatik kann dem Kopfschmerzanfall vorausgehen.

- Basilaris-Migräne: im Okzipitalbereich lokalisierte Migräneschmerzen, die attackenweise mit Schwindel, Ataxien und Dysarthrien auftreten. Diese seltene Form der Migräne kommt besonders bei jüngeren Frauen vor.
- Bing-Horton-Syndrom (Erythroprosopalgie): paroxysmale, meist einseitige, bohrende und nur wenige Stunden anhaltende heftige Schmerzen im Bereich von Stirn-Schläfen-Augenhöhle und Hinterkopf, verbunden mit homolateralem Tränenfluß, Rhinorrhö, Rötung der Gesichtshaut, Schwellung der Schläfengefäße und Fotophobie. Gelegentlich findet man ein Horner-Syndrom. Die Schmerzanfälle treten meist nachts, wenige Stunden nach dem Einschlafen auf und können als kurzfristige Attacken rezidivieren („Clusterkopfschmerzen"). Histamin („Histaminkopfschmerz"), Alkohol- oder Nikotinunverträglichkeit, selten auch Thyramin (Käse), Na-Nitrit von Fleischwaren oder Na-Glutamat sowie Gewürze können die Schmerzen auslösen. Betroffen sind v.a. Männer über 50 Jahre. Differentialdiagnostisch ist an eine typische Migräne (Sonderform der Migräne?), an die Horton-Riesenzellarteriitis und an die Neuralgie des N. nasociliaris zu denken.

IV. Vorwiegend lokalisierte Kopfschmerzen bei extrakraniellen Prozessen

- Osteomyelitis im Bereich der Schädelbasis, der Kalotte oder des Gesichtsschädels, ossäre Lues, M. Paget, Karzinommetastasen, Plasmozytom: Im Bereich der erkrankten Knochen kommt es zu mehr oder weniger starken Beschwerden bzw. Schmerzen, die meist durch Druck oder Beklopfen und häufiger auch durch Wärmeapplikation (Entzündung!) verstärkt werden.
- Augenerkrankungen: Bei Visusanomalien entwickelt sich gewöhnlich ein dumpfer, vorwiegend in der Stirn-Schläfen-Region lokalisierter Kopfschmerz, der gegen Nachmittag und Abend stärker wird. Ein lokalisierter oder diffuser Kopfschmerz ist auch Symptom einer Iritis; ein heftiger, akuter Kopfschmerz, der häufig mit Übelkeit und Erbrechen verbunden ist, ist Zeichen eines

akuten Glaukoms (weite, lichtstarre Pupille, Stauungshyperämie des Auges, Lidödeme). Stirnkopfschmerz findet sich bei chronischem Glaukom, verbunden mit Sehstörungen. Ein retroorbital lokalisierter Kopfschmerz kann Zeichen einer Neuritis optica sein.

- Horton-Riesenzellarteriitis: Heftige Schmerzen in der Schläfen- und Nackengegend, die beim Kauakt verstärkt werden. Man sieht und tastet eine teigige Schwellung in der Schläfenregion; die Schläfenarterie ist schmerzhaft und verdickt (Befund nicht obligat!). Gleichzeitig treten Allgemeinsymptome wie subfebrile Temperaturen, Müdigkeit, Nachtschweiß, Arthralgien, Appetitabnahme, Leukozytose, BSG-Beschleunigung, Anämie und Kachexie auf. Die Erkrankung verläuft rezidivierend und tritt v. a. bei Männern über 50 Jahren auf. Typisch ist die Kombination mit einer Polymyalgia rheumatica (Polymyalgia arteriitica) (s. S. 259), die bevorzugt die Muskulatur des Schultergürtels und Beckengürtels betrifft. Weitere Kombinationen sind Erkrankungen anderer Gefäße, z. B. ein Aortenbogensyndrom oder eine Koronariitis (s. Tabelle 10).
- Entzündliche Erkrankungen der Nasennebenhöhlen (Sinusitis und Perisinusitis): Die Schmerzen zeigen eine gewisse Abhängigkeit von der Kopflage; sie werden als klopfend empfunden und können durch Applikation von Wärme gelindert werden, im Unterschied zu raumfordernden intrakraniellen Prozessen. Meist sind die Beschwerden nachmittags häufiger und stärker als vormittags.
- Zahn- und Kiefererkrankungen: Ausstrahlung der Schmerzen in den Kiefer- und Temporalbereich. Bei der Arthralgie des Kiefergelenks (Costen-Syndrom) wird ein präaurikulärer, seltener auch frontaler oder okzipitaler Schmerz angegeben, der relativ intensiv ist und mit einer Trigeminusneuralgie verwechselt werden kann. Zusätzlich können Globusgefühl, Hörstörungen und Schwindelzustände vorhanden sein. Die Beschwerden werden durch eine fehlerhafte Occlusio dentium verursacht.
- Erkrankungen der Ohren: Otitis, Periostitis des Felsenbeins u. a.: oft einseitige, bevorzugt retroaurikulär oder okzipital lokalisierte Kopfschmerzen.
- Basiläre Impression: Nackenhinterkopfschmerzen und Drehschwindelattacken, verstärkt durch Kopfbewegungen.

V. Neuralgien im Kopfbereich

Die Schmerzen sind gewöhnlich mehr oder weniger gut lokalisierbar; oft sind Sensibilitätsstörungen der Haut nachweisbar.
- Trigeminusneuralgie (meist 2. und 3. Ast):
Die Schmerzen treten zunächst einseitig, blitzartig und anfallsweise auf (Tic douloureux). Sie können durch Triggerpunkte ausgelöst werden, so z.B. beim Sprechen, Schlucken oder Kauen. Die Schmerzen sind nicht selten außerordentlich heftig und werden als vernichtend empfunden, besonders wenn sie in Form rezidivierender Attacken auftreten und von Kontraktionen begleitet werden. Differentialdiagnostisch ist an eine Pseudoneuralgie bei intrakranieller Raumforderung oder Kieferhöhlenprozeß, an eine symptomatische Neuralgie bei Herpes zoster und an neuralgiforme Trigeminusschmerzen bei der Angina pectoris (über zervikale Trigeminuswurzel) zu denken.
- Neuralgie des N. glossopharyngicus: plötzliche, anfallsartig auftretende, heftige einseitige Schmerzen im Zungengrund. Ausstrahlung zum Ohr. Die Beschwerden können durch Gähnen, Niesen, Schlucken (besonders von kalten Getränken oder Eis) ausgelöst werden („cream headache").
- Neuralgie des N. intermedius (Hunt-Neuralgie): Schmerzen im Bereich des Gehörgangs und retroaurikulär.
- Neuralgie des Ganglion geniculatum: oft mit Herpes zoster („Zoster oticus") verbunden auftretende Schmerzen im äußeren Gehörgang, präaurikulär, im Bereich des Gaumendaches und des Oberkiefers. Die Schmerzen setzen oft plötzlich ein und sind lanzinierend; sie können mit Hörstörungen und Geschmacksstörungen verbunden sein.
- Neuralgie des N. vagus (Ramus auricularis): Schmerzen subokzipital, retroaurikulär und in der Schultergegend.
- Neuralgie des N. nasociliaris (Charlin-Syndrom): anfallsweise auftretender oder Dauerschmerz im Bereiche der Nase und des inneren Augenwinkels, verbunden mit Konjunktivitis und gesteigertem Tränenfluß. DD: Trigeminusneuralgie, Bing-Horton-Syndrom, Karotisaneurysma.
- Neuralgie des Ganglion sphenopalatinum (Sluder-Neuralgie): ähnliche Symptomatik wie bei der Neuralgie des N. nasociliaris. Schmerz in der Tiefe der Orbita. Verstärkter Niesreiz, Rötung im Nasen-Augen-Bereich. Auslösende Ursache: Entzündungen der Nasennebenhöhlen.
- Neuralgie des N. occipitalis: seltene, meist in der medialen Hin-

terkopfregion lokalisierte Schmerzen. DD: Hinterkopfschmerz durch Muskelverspannungen, Meningismus.
- Internes Sympathikussyndrom (Barré-Liéou-Syndrom): Hinterkopfschmerzen, verbunden mit Hörstörungen und Schwindel. Betroffen ist das sympathische Geflecht der A. vertebralis.
- Neuralgie des N. auriculotemporalis: seltene Störung, bei der ein brennender Schmerz und Hautrötung im Ohrbereich beobachtet werden. Auslösende Ursachen können Läsionen der A. carotis sein. Die Beschwerden können durch den Kauakt oder durch kalte Speisen ausgelöst werden. DD: Costen-Syndrom.

Polyneuropathie

Polyneuropathien beginnen gewöhnlich mit sensiblen Ausfällen (Parästhesien und Hyper- bzw. Hypästhesie). Sie sind eher distal an den Extremitäten lokalisiert, z. B. an den Füßen oder an den Händen. Bei der häufig symmetrischen Verteilung sind die Sensibilitätsausfälle socken- bzw. handschuhförmig angeordnet. Erste sensible Störungen sind Veränderungen der epikritischen Qualitäten, z. B. des Vibrationssinns. Auch Tiefensensibilität und Lagesinn können betroffen sein. Neurologisch sind Reflexausfälle, z. B. Ausfall des Achillessehnenreflexes, und Druck- und Dehnungsschmerzen der Nerven nachzuweisen. Tonusabnahme und Entartungsreaktionen werden später beobachtet. Die Störungen entwickeln sich mit wenigen Ausnahmen eher langsam. Eine schnelle Progredienz findet man bei schwerer diabetischer Polyneuropathie, bei einzelnen akuten Infektionskrankheiten, bei der akuten intermittierenden Porphyrie und bei der foudroyant verlaufenden Polyradikulitis.

Mononeuropathien sind vorwiegend mechanisch verursacht; isolierte Mononeuropathien können gelegentlich auch bei Diabetes mellitus auftreten.

I. Polyneuropathie bei Stoffwechselerkrankungen

- Diabetes mellitus: Diese häufigste Polyneuropathie mit bekannter Ursache entwickelt sich gewöhnlich symmetrisch von distal nach proximal, mit Ausnahme der schweren Verlaufsformen bei Jugendlichen. Erste Symptome: Störungen der Tiefensensibilität (herabgesetztes Vibrationsempfinden). Subjektiv werden Parästhesien empfunden, insbesondere Burning-feet-Syndrom mit nächtlichem Brennen der Füße in der Wärme. Objektiv imponieren sensible Ausfälle und abgeschwächte bzw. fehlende Achillessehnenreflexe. Bei weiterer Progredienz kann eine Ataxie (Pseudotabes diabetica) mit motorischen Störungen (diabetische Myatrophie) beobachtet werden. Auch treten dann proximale Paresen auf. Zusätzlich kann sich ein meist nachts verstärkter einseitiger Schmerz (DD: Ischialgie) entwickeln. In einzelnen Fällen beschränkt sich die Neuropathie auf die isolierte Störung (Mononeuropathie), z. B. des Musculus quadriceps femoris, der Adduktorenmuskeln oder einzelner Augenmuskeln (Okulomotoriusparese). Beim jugendlichen Diabetiker findet man schwerere Verläufe mit Störungen der Blasen- und Sexualfunktion, Schweißanomalien und Hautatrophien.

Pathogenese: Vitamin B_1-Mangel, Hyalinablagerungen in den Vasa nervorum bei akuten Verläufen?

- Polyneuropathie bei chronischem Alkoholismus: symmetrische, sockenförmig lokalisierte Hypästhesie; neuralgiforme Schmerzen im Bereich der Unterschenkel mit Muskelschwäche, gelegentlich Peronäuslähmung und Reflexabschwächung (ASR, später PSR).
- Leberzirrhose: ähnlicher Verlauf wie bei Alkoholpolyneuropathie.
- Urämie: häufig verbunden mit Wadenkrämpfen (Elektrolytstörungen) auch Parästhesien (Restless legs), sowie Störungen der Tiefensensibilität und Paresen.
- Akute intermittierende Porphyrie: rasch einsetzende Polyneuropathie mit Lähmungen der Extensoren an der oberen Extremität, Lähmung der Rumpfmuskulatur, Störungen der Hirnnerven. Vorübergehendes Erblinden, zentral-nervöse Störungen, Erregungszustände, Halluzinationen. Selten Atemlähmung. Andere Verläufe sind mononeuritisch oder auch generalisiert progredient in Form einer Landry-Paralyse. Weitere Symptomatik: Obstipation, Abdominalkoliken, Tachykardie, Erbrechen, roter Harn, Vermehrung der Δ-Aminolävulinsäure, erhöhte Ausscheidung von Porphobilinogen. Pathologischer Watson-Schwartz-Test. Auslösung durch Barbiturate, Antipyretika, Analgetika u. a. Medikamente.
- Hypothyreose: symmetrische, distal betonte, subjektiv unangenehme Parästhesien mit Muskel- und Wadenschmerzen, sensible Ausfälle.

- Vitamin B_{12}-Mangel: Die Polyneuropathie ist oft das erste Symptom eines Vitamin B_{12}-Mangels. Als Frühsymptome finden sich symmetrische Parästhesien und Sensibilitätsstörungen, die bei Prüfung des Vibrationssinnes auffallen (subjektive Mißempfindungen beim Gehen). Später entwickeln sich Ataxie, Reflexverlust, spastische Zeichen und weitere Symptome der funikulären Spinalerkrankung.
- Intoxikationen
  a) Bleiintoxikation: Im Unterschied zu anderen Polyneuropathien sind v.a. die Extensoren des Vorderarms betroffen (Radialisparese: Fallhand). Die Sensibilität ist nicht gestört. Weitere Störungen können eine Abduzenzparese oder eine Optikusatrophie sein. Als Zeichen zentraler Störungen finden sich vermehrte psychische Reizbarkeit, Kopfschmerzen, Krämpfe, Erbrechen und Tremor. Weitere wichtige Symptome der chronischen Bleiintoxikation sind Bleisaum an der Mundschleimhaut, basophile Tüpfelung der Erythrozyten, sowie Abdominalkoliken.
  b) Arsenintoxikation: distal beginnende Paresen und Dysästhesien, Muskelschmerzen (brennende Schmerzen). Sonstige Symptome: Diarrhö, Haarausfall, Mees-Streifen an den Nägeln.
  c) Thalliumintoxikation (Rattengift!): in Stunden bis Tagen nach der Intoxikation sich entwickelnde starke hyperästhetische Störungen mit Schmerzen an den Füßen. Abdominalkoliken. Symmetrisch aufsteigende Lähmungen und Sensibilitätsausfälle.
  d) Medikamente: Vincristin: distal beginnende reversible Hypästhesie und Hyperalgesie, gelegentlich auch Okulomotoriuslähmung (Absinken des Oberlides). Später Gangstörungen. Als Zeichen der Störung des vegetativen Nervensystems: Obstipation, Abdominalkoliken.
  INH: Bei einer Dosis von über 15 mg/kg pro Tag ist mit einem vermehrten Auftreten von symmetrischen Parästhesien an Zehen und Fingern zu rechnen, die nach proximal fortschreiten. Außerdem Hyperalgesie (Burning-feet-Syndrom).

II. Paraneoplastische Polyneuropathie

Paraneoplastische Neuropathien treten am häufigsten beim Bronchialkarzinom auf. Meist entwickeln sie sich als sensible Ausfälle mit Schmerzen, Parästhesien, distal betonter Störung der

Tiefensensibilität, die bis zur Ataxie führen können. Paresen sind selten; die Muskulatur ist hypoton.

III. Polyneuropathie bei Infektionen („Polyneuritis")

- Diphtherie (toxische Diphtherie): Als erstes findet sich eine Gaumensegelparese, die meist nach dem Höhepunkt der Erkrankung auftritt und sich durch die Symptomatik einer näselnden Sprache und eines erhöhten Flüssigkeitsaustritts aus der Nase manifestiert. Als weitere Symptome können sich Akkomodationsstörungen, Sensibilitätsstörungen der Hirnnerven (pelziges Gefühl in der Mundregion) sowie Tetraplegien oder eine Landry-Paralyse entwickeln.
- Botulismus: Hirnnervenparesen mit Störungen der inneren und äußeren Augenmuskulatur, der Kaumuskulatur und der Interkostalmuskulatur. Keine Sensibilitätsausfälle.
- Andere bakteriotoxische Neuropathien: Typhus und Paratyphus mit Ulnaris- und Peronäusparesen sowie Läsionen des N. acusticus und N. opticus. Fleckfieber, Cholera und Ruhr: Störungen der proximalen Muskulatur mit Sensibilitätsausfällen.
- Parainfektiöse Neuropathien (selten) bei Scharlach, Virusinfektionen (Masern, Mumps, infektiöse Mononukleose, Röteln, Varizellen).
- Neuropathien mit segmental begrenzten Sensibilitätsausfällen, mit Hyperästhesie und Hyperalgesie bei Herpes zoster.

IV. Sonstige Ursachen

- Allergische Polyneuritis: schmerzhafte Schulter- und Armparesen (neuralgische Schulter-Arm-Myatrophie) bzw. Peronäusparesen nach Anwendung von Antiseren bzw. nach Vakzination (Diphtherie, Scharlach, Tetanus, Typhus, Cholera).
- Panarteriitis nodosa und andere Erkrankungen der kleinen arteriellen Gefäße: Bei etwa der Hälfte der Patienten entwickelt sich eine asymmetrisch lokalisierte Polyneuropathie. Symptome: anfänglich Parästhesien, Schmerzen, im weiteren Verlauf motorische Ausfälle, Muskelatrophien. Zentralnervöse Störungen möglich.
- M. Waldenström (Immunozytom) und Hyperviskositätssyn-

drom: bevorzugt asymmetrische Polyneuropathie. Neurologische Ausfälle in Form sensibler oder motorischer Störungen können sich als Folge von Sludging in den kleinen Vasa nervorum entwickeln.
- Primäre Amyloidose: asymmetrische und v. a. distal lokalisierte Parästhesien und Sensibilitätsausfälle; später motorische Störungen. DD: Karpaltunnelsyndrom bei Amyloidose.
- Beim Moschcowitz-Syndrom (s. S. 56) kann sich eine diffuse asymmetrische oder lokalisierte Neuropathie mit sensiblen und motorischen Störungen entwickeln, deren Ausprägung und Intensität gewöhnlich sich rasch ändern.

Akute Störungen des Bewußtseins

Definitionen

Somnolenz: eingeschränktes Bewußtsein; Patient schläfrig, jedoch durch äußere Reize weckbar und ansprechbar.
Sopor: Stärkere Bewußtseinstrübung; Patient nicht ansprechbar, nicht weckbar, jedoch Reaktion auf Schmerzreize.
Koma: Patient nicht ansprechbar; ungeregelte Reaktion auf Schmerzreize.
Stupor: Wachheit, jedoch keine Reaktion auf Außenreize (psychogener Stupor, Stupor bei schwerem Schock, bei Katatonie).
Synkope: kurzdauernde Bewußtlosigkeit.

Koma

I. Zerebrales Koma

1. Vaskuläre Erkrankungen

- Massenblutung: plötzlich einsetzende Bewußtlosigkeit mit Schnarchatmung und Gesichtsrötung (initial heftige Kopfschmerzen). Auslösung durch körperliche Belastung. Ursache besonders Hypertonie (*beachte* anamnestische Symptome der Hochdruckenzephalopathie!), Aneurysmablutung oder Blutung aus gefäßreichen Tumoren. Weitere Befunde: blutiger Liquor, neurologische Halbseitenzeichen, weite Pupillen (Erweiterung auch nur einseitig an der Herdseite), Deviation der Bulbi zur Herdseite, Nackensteifigkeit (s. Tabellen 20 und 21).
  Bei Ventrikeleinbruch reaktionslose Pupillen, Reflexverlust, Hyperpyrexie, Enthirnungsstarre.
- Flüchtige zerebrale Ischämie (intermittierende zerebrale Insuffizienz; transitorische ischämische Attacke – TIA –): plötzliche und flüchtige Lähmungen, die nicht selten mit meist nur Stunden anhaltenden rezidivierenden und gewöhnlich leichten Störungen

des Bewußtseins (Verwirrtheitszustände) verbunden sein können. Die neurologischen Ausfälle sind verschieden stark und bilden sich innerhalb eines Tages wieder zurück. Bei einem Drittel der Patienten entwickelt sich später ein Hirninfarkt (s. unten), dessen Lokalisation sich in leichterer Form bereits bei der Ischämie ankündigt.

Typische, auf einen bestimmten Gefäßverlauf hinweisende Syndrome kann man bei Mangeldurchblutung der A. cerebri media, A. vertebralis, der A. basilaris und der Zerebellargefäße (s. unten) feststellen. Sonst läßt sich i. allg. eine gefäßbezogene Lokalisation nicht eruieren (s. Tabelle 20).

Grundkrankheiten: Stenose der A. carotis (Auskultations- und Palpationsbefund!), Subklaviaanzapf- und Aortenbogensyndrom, Rhythmusstörungen des Herzens, besonders AV-Blockierung. Unter den primären Gefäßkrankheiten steht die Arteriosklerose ursächlich an erster Stelle, wobei durch Stase, Aggregation oder frische Thrombosen Engstellen verstärkt werden oder sich Mikroembolien von arteriosklerotischen Beeten ablösen. Bei jüngeren Patienten ist besonders an eine Thrombangiitis obliterans zu denken, die sich neurologisch in Form von rezidivierendem Schwindel, Sehstörungen, Gleichgewichtsstörungen und flüchtigen Paresen manifestieren kann. Bei der Panarteriitis nodosa sind zerebrale Ischämien seltener, während sie beim Lupus erythematodes disseminatus bei knapp der Hälfte der Patienten auftreten. Weitere Symptome von arteriellen Durchblutungsstörungen s. S. 113, 296.

- Spezielle Symptomatik
  a) Vertebralis-Basilaris-Insuffizienz: Typisch sind Nystagmus (horizontal mit rotatorischer Komponente), Gehör- und Gleichgewichtsstörungen, zerebellare Ataxie. Auffallend sind außerdem eine Dysarthrie und Sensibilitätsstörungen an einer Gesichtshälfte. Gelegentlich findet man auch eine leichte Hemiparese und Pyramidenbahnzeichen.
  b) Wallenberg-Syndrom bei Verschluß der A. cerebelli inferior posterior: Wichtigste Symptome sind eine gekreuzte dissoziierte Empfindungsstörung mit Sensibilitätsausfällen homolateral im Gesicht und Störungen der Wärme- und Schmerzempfindung des Körpers auf der Gegenseite. Weitere Befunde sind Gaumensegelparese, Dysarthrie, Horizontalnystagmus, ataktische Störungen und ein Horner-Syndrom.
- Hirninfarkt bei arterieller Thrombose (Enzephalomalazie): Eine Bewußtseinstrübung setzt eher allmählich ein und wechselt in ih-

Tabelle 20. Differentialdiagnose des apoplektischen Insults

	Intrazerebrale Massenblutung	Hirnembolie	Intermittierende zerebrale Ischämie Transsitorisch-ischämische Attacke (TIA)
Beginn	Plötzlich	Plötzlich	Plötzlich, u. U. schubweise
Entwicklung der Symptome	Rasche Progredienz, Ausbreitung nicht nach Gefäßverlauf	Ausbreitung entsprechend Gefäßverlauf, oft kleinere Gefäße	Flüchtig, rasche Rückbildung, Rezidive
Vor- bzw. Begleiterkrankungen	Hypertonie, körperliche Belastung, u. U. Antikoagulantientherapie	Vitium, Infarkt, Arrhythmie, Embolien in andere Organe	Arteriosklerose, Karotisstenose, Herzinsuffizienz, Erythrozytose
Kopfschmerzen	++	–	–
Bewußtseinsstörung	++	(+)	(+)
Bevorzugtes Lebensalter	Mittleres und höheres Lebensalter. Sonst: Hypertonie, Aneurysmablutung bei jüngeren Personen	Alle Altersklassen	> 60 Jahre
Besondere Befunde	Blutiger Liquor möglich, Déviation conjuguée des yeux	Vitium, Arrhythmie	Stenosegeräusche an den Halsgefäßen. Prodrome: vasomotorische Störungen, Hirnstammsyndrome bei A.-vertebralis- und A.-basilaris-Ausfall

rer Stärke. Die Infarkte treten oft nachts oder frühmorgens auf. Der Blutdruck ist gewöhnlich nicht erhöht. Nackenstarre oder blutiger Liquor fehlen (s. Tabelle 20).
Als Prodrome werden vasomotorische Störungen, Drehschwindel, Nystagmus, Erbrechen und die o. g. Befunde einer flüchtigen zerebralen Ischämie beobachtet.
- Hirnembolie: plötzlich einsetzende, meist mit nur geringen Störungen des Bewußtseins verbundene Lähmung, Blutdruck gewöhnlich normal, Atmung nicht gestört; Liquor normal (s. Tabelle 20).

Ursachen

a) Hirnembolie bei Erkrankungen des Herzens wie Infarkt, Mitralstenose, Arrhythmie. *Beachte:* anamnestische Hinweise auf Embolien in andere Körperregionen.
b) Mikroembolien aus arteriosklerotischen Plaques im Bereich des Aortenbogens.
c) Luftembolie: schlagartig einsetzendes schweres Koma, oft epileptische Anfälle, selten Herdstörungen. Auslösende Krankheiten: Caisson-Krankheit, Luftembolie nach Halsgefäßoperationen, Pneumothoraxfüllung, sowie starken Hustenanfällen.
d) Fettembolie: meist allmählich einsetzende Somnolenz. Kopfschmerzen. Nach Injektion öliger Flüssigkeit beginnt das Koma gewöhnlich rascher.
e) Hoigné-Syndrom (selten): Nach Injektion von Depotpenicillinen plötzlich einsetzende Somnolenz mit akustischen und optischen Halluzinationen, starken Erregungszuständen und Todesangst. Symptomatik reversibel.
- Blutungen bei hämorrhagischer Diathese: Auslösende Ursachen: plasmatische Gerinnungsdefekte, Thrombozytopenien, insbesondere bei akuter Leukämie. Symptomatik verschieden stark; in schweren Fällen Entwicklung einer Massenblutung (s. oben) bzw. Subarachnoidalblutung.
- Akute Subarachnoidalblutung: mit heftigen, blitzartig auftretenden Hinterkopf-/Nacken-Kopf-Schmerzen einsetzende Somnolenz bzw. Koma. Meningismus. Meist keine Herdsymptome. Psychomotorische Unruhe. Schweißausbrüche. Liquor blutig (*beachte* Nachblutungen bei Punktionen!). Augenhintergrund: Stauungspapille, Netzhautblutungen (s. Tabelle 21).
Grundkrankheiten: Kongenitale, mykotische, luetische oder traumatische Aneurysmen, Angiome, hämorrhagische Diathese.

Tabelle 21. Differentialdiagnose zwischen akuter Meningitis und subarachnoidaler bzw. zerebraler Blutung. (*a* anamnestisch, *n* normal, *p* passager)

	Akute Meningitis	Akute Subarachnoidalblutung	Massenblutung
Akuter Kopfschmerz	++	++	+
Nackensteifigkeit	++	++	–
Koma	+	+	++
Generalisierte oder herdbetonte zerebrale Anfälle		+	+
Hyperalgesie der Haut	+	(+)	–
Hypertonie		(p +)	a +
Halbseitenlähmung			++
Blutiger Liquor		++	(+)
Pleozytose des Liquors	+	(+)	–
Liquorzucker bei Meningitis	n – ↓	n	n
Fieber	++	(+)	–
Leukozytose	+	+	(+)

Auslösung spontan oder gelegentlich durch körperliche Belastung bzw. Pressen. In der Anamnese findet man häufiger Angaben über eine Migräne.

- Subdurales Hämatom: meist allmählich sich entwickelnde leichte Bewußtseinsstörung. Einseitig lokalisierte Kopfschmerzen, Müdigkeit, Erbrechen. Gleichseitige Mydriasis, u. U. Stauungspapille. Liquor unauffällig oder xanthochrom. Auslösung akut nach (geringem) Trauma (zunächst freies Intervall) oder in Form eines chronischen subduralen Hämatoms bei B_{12}-Avitaminose bzw. chronischem Alkoholismus, hämorrhagische Diathese.
- Epidurales Hämatom: kurz nach Trauma rasch einsetzende und bis zum Koma sich steigernde Bewußtseinstrübung. Halbseitenzeichen, gleichseitige Mydriasis. Liquor meist normal.
- Sinusthrombose: verschieden stark ausgeprägte Bewußtseinsstörung. Kopfschmerzen, Erbrechen, u. U. Herdsymptome.
Die Thrombose kann sich bei Infekten, Entzündungen der Nasennebenhöhlen, des Mittelohrs, des Mastoids, während einer Gravidität oder eines Puerperiums und auch bei Einnahme von Ovulationshemmern entwickeln.

2. Entzündliche Erkrankungen

- Meningitis: akut einsetzende und schwere Beeinträchtigung des Bewußtseins nur bei der eitrigen Meningitis. Nackensteifigkeit, Kernig- und Brudzinski-Phänomen, Fieber, Kopfschmerzen. Liquor pathologisch (s. Tabelle 21).
- Enzephalitis: unterschiedlich ausgeprägte Bewußtseinsstörung. Schlafsucht, Erregungszustände, Schwindel, Erbrechen, Kopfschmerzen. Häufig extrapyramidale Symptome wie Hyperkinese, Tremor oder Myoklonismen. Liquor: Eiweißvermehrung, mäßige Zellvermehrung.
  Eine stärkere Bewußtseinsstörung ist typisch für die seltene Enzephalitis bei Scharlach, Mumps, Typhus, Herpes simplex (hier Herdsymptome) sowie die sog. Schangerschaftsenzephalitis.
- Hirnabszesse: meist keine Bewußtseinsstörung. Kopfschmerzen, Apathie, Schlafstörungen, Herdsymptome. Oft einseitige Mydriasis.

3. Sonstige Erkrankungen

- Raumfordernde Prozesse (Hirntumoren, Metastasen): gewöhnlich keine oder nur geringe Einschränkungen des Bewußtseins. Schmerzen, Schwindelerscheinungen. Gelegentlich morgendliches Erbrechen, Bradykardie sowie – in wechselnder Ausprägung – Herdsymptome.
- Schädel-Hirn-Trauma: längeranhaltende Bewußtseinsstörung bei Contusio cerebri mit Herdsymptomen oder posttraumatischer Psychose. Das Bewußtsein ist bei der Commotio nur kurz (< 6h) gestört. *Beachte:* sekundäres Trauma bei zerebralen Insulten.

4. Dämmerzustände

- Zerebrale Anfälle:
  a) Absencen: Sekunden bis Minuten dauernde Anfälle von Bewußtseinstrübung.
  b) Dämmerattacken bei Epilepsien: prodromale Aura mit Geruchs- und Geschmacksstörungen. Déjà-vu-Erlebnisse.
  c) Epileptischer Dämmerzustand: episodisch, Stunden bis Tage dauernder Zustand von Benommenheit und Desorientiertheit.
- Durchgangssyndrom nach Narkosen, Contusio cerebri u. a.

- Hysterische, psychogene Dämmerzustände. DD gegenüber zerebralen Anfällen (s. oben) durch EEG.
- Migräneäquivalente: kurze Synkopen bei Basilarismigräne jugendlicher Patienten. Basilarisinsuffizienz älterer Patienten mit kurzdauernder Minderdurchblutung. Symptomatik und Auslösung s. oben S. 281.
- Kleine-Levin-Syndrom (periodische Schlafsucht): seltene Störungen mit Phasen von Hypersomnie im Wechsel mit Polyphagie.

II. Koma bei Störungen des Stoffwechsels und endokrinen Erkrankungen

1. Coma diabeticum

- Prodromalsymptome sind vermehrtes Schlafbedürfnis und Adynamie, Kopfschmerzen, Muskelschmerzen, Brechreiz und Erbrechen sowie starkes Durstgefühl. In dieser Phase des Präkomas können heftige Abdominalschmerzen (Pseudoperitonitis diabetica) einsetzen. Weitere Symptome: trockene Haut, gerötetes Gesicht, weicher Puls, schlaffer Muskeltonus, weite Pupillen, weiche tiefe Bulbi, Exsikkose. Laborbefunde: Hyperglykämie, Glukosurie, zunächst Hyper- dann Hypokaliämie. Metabolische Acidose. Leukozytose.
- Auslösende Ursachen beim Zuckerkranken: akute oder chronische Infekte (z. B. chronische und nichterkannte Pyelitis), Operationen, schwere Diätfehler, insuffiziente Insulintherapie bzw. -resistenz, Gravidität.
- Das ketoazidotische Koma wird v. a. beim jugendlichen Diabetiker beobachtet. Im Unterschied zum hyperosmolaren Koma (s. unten) sind Acidose und Kußmaul-Atmung stärker ausgeprägt, während die Hyperglykämie gewöhnlich nur mittelschwer ist.
- Beim selteneren hyperosmolaren Koma, das vorwiegend beim älteren Patienten beobachtet wird, stehen eine starke Hypovolämie mit Exsikkose, Tachykardie mit Schocksymptomatik, motorische Unruhe mit Krämpfen und Delirien im Vordergrund. Die Zuckerkonzentration ist extrem hoch, während Acidose, Kußmaul-Atmung und Ketonurie fehlen können. Meist entwickelt sich diese Form des diabetischen Komas langsamer als das ketoacidotische Koma.
- Das laktatacidotische Koma trat früher bei Biguanidüberdosierung auf (weitere Ursachen s. S. 213). Es ist durch eine ausgeprä-

gte Acidose (Kußmaul-Atmung) bei normalem oder nur leicht erhöhtem Blutzucker und fehlenden Ketonkörpern gekennzeichnet.
- Differentialdiagnose: Die Pseudoperitonitis diabetica kann Anlaß für die Fehldiagnose einer akuten abdominellen Erkrankung sein. Zu beachten ist, daß im Coma diabeticum eine Leukozytose besteht und daß andererseits akute abdominelle Erkrankungen auslösende Ursachen eines Coma diabeticum sein können, z. B. eine akute Appendizitis oder Cholezystitis. Gelegentlich werden auch bei der Pseudoperitonitis diabetica Spiegelbildungen und ein ausgeprägter Pankreasdruckschmerz gefunden. Erbrechen, Facies abdominalis und Fieber können zudem eine akute abdominelle Erkrankung vortäuschen.

Meningeale Erscheinungen können ebenfalls Symptom eines Coma diabeticum sein; differentialdiagnostisch ist eine bakterielle bzw. virale Meningitis bei Diabetes mellitus auszuschließen.

Die Kußmaul-Atmung wird auch beim Coma uraemicum und bei der Salizylsäurevergiftung beobachtet. Normale Blut- und Harnzuckerwerte bzw. der Foetor uraemicus und andere Zeichen der chronischen Niereninsuffizienz lassen sich differentialdiagnostisch verwerten.

Die typische Gesichtsrötung des diabetischen Komas kann fehlen, wenn es im Koma zu einer kardiovaskulären Insuffizienz mit Kollaps, Hypotonie und Zyanose kommt. Nicht selten fehlt dann auch die Kußmaul-Atmung. Eine gerötete Gesichtshaut wird auch bei der Kohlenmonoxydvergiftung beobachtet.

2. *Hypoglykämisches Koma*

- Im allgemeinen entwickelt sich das hypoglykämische Koma sehr rasch und stets schneller als das diabetische Koma. Seine Symptomatik ist gekennzeichnet durch vegetative Zeichen wie Herzklopfen (Tachykardie oder Arrhythmie), Heißhunger, Schweißausbruch (fehlt oft beim älteren Menschen), Kopfschmerzen („Migräne"), Muskelschwäche und -zittern. Zentral-nervöse Störungen sind Müdigkeit, Gedankenabbruch, Konzentrationsschwäche, Dysarthrie, lokale oder generalisierte Krampfanfälle, Sehstörungen, Hirnnervenparesen, Somnolenz und Koma.
Bevorzugt tritt das hypoglykämische Koma am späten Nachmittag oder in der zweiten Nachthälfte auf, d. h. nach einer längeren Nüchternperiode. Hypoglykämische Zeichen werden meist bei

Zuckerkonzentrationen von < 50–60 mg/% beobachtet, doch können sie sich unter Behandlung mit Altinsulin oder infolge zu rascher Blutzuckersenkung auch bei normalen oder leicht hyperglykämischen Werten entwickeln.
- Häufigste Ursache des hypoglykämischen Komas sind Diätfehler bzw. eine absolute oder relative Überdosierung von Insulin oder oralen Antidiabetika. Hypoglykämien können auch bei Hyperinsulinismus (bei 75% Inselzelladenom), bei Malabsorption, M. Addison, Hypophysenvorderlappeninsuffizienz, Hypothyreose, chronischen Lebererkrankungen, Karzinomen (der Leber, Nieren, des Magens), Sarkomen und bei Niereninsuffizienz sowie bei den Glykogenspeicherkrankheiten auftreten. Als Teilsymptom des Dumpingsyndroms werden funktionelle Hypoglykämien beobachtet, die jedoch praktisch nie mit einer stärkeren Beeinträchtigung des Bewußtseins einhergehen.
- Differentialdiagnose: Im Unterschied zum Coma diabeticum ist die Haut meist feucht; keine Exsikkose. Die Atmung ist normal oder flach (keine Kußmaul-Atmung). Aceton fehlt im Urin mit Ausnahme der im Hungerzustand auftretenden Hypoglykämie mit Acetonämie. Im Urin kann auch kein Zucker nachgewiesen werden, ausgenommen die Initialphase des hypoglykämischen Komas. Die Reflexe und der Muskeltonus sind eher gesteigert.
Das hypoglykämische Koma kann unter der klinischen Symptomatik einer intermittierenden zerebralen Ischämie bzw. zerebraler Anfälle (Krampfanfälle) verlaufen. Differentialdiagnostisch sind diese Erkrankungen besonders beim älteren oder beim mit Biguanid behandelten Diabetiker auszuschließen.

3. Coma uraemicum

- Das Coma uraemicum ist Symptom des Nierenversagens. Es besteht eine metabolische Acidose mit Kußmaul-Atmung, die i. allg. nicht so stark ist wie beim diabetischen Koma; sie kann auch fehlen oder es kann Cheyne-Stokes-Atmen beobachtet werden. Die Haut ist blaß, fahlgelb oder schmutzigbraun verfärbt; Harnsäurekristalle können auf der Haut abgelagert sein. Gewöhnlich bemerkt man urinösen Geruch. Zeichen der Nierenerkrankung sind Hypertonie mit Fundus hypertonicus, Ödeme (Lungenödem!) und/oder Proteinurie, sowie Perikarditis, Enterokolitis und Abdominalschmerzen (Koliken). Die Patienten klagen außerdem über Kopfschmerzen, Übelkeit und Erbrechen. Als Zeichen der

Hyperkaliämie treten Muskelfibrillieren, starkes Schwächegefühl und Parästhesien (perioral) auf; im EKG findet man eine QRS-Verbreiterung, hohe zeltförmige T-Wellen und Rhythmusstörungen.

- Differentialdiagnose: Charakteristisches Aussehen, urinöser Geruch und weitere Zeichen einer Nierenerkrankung lassen das urämische vom diabetischen Koma unterscheiden. Diagnostisch verwertbar sind die beim urämischen Koma gewöhnlich engen Pupillen, während beim diabetischen Koma eher weite Pupillen gefunden werden.

Epileptiforme Anfälle mit tonisch-klonischen Krämpfen, gelegentlich kombiniert mit Pyramidenzeichen, Hyperreflexie und Sehstörungen findet man bei der akuten Pseudourämie, die sich im Initialstadium der akuten diffusen Glomerulonephritis, final in der Urämie oder bei Schwangerschaftsnephropathien entwickeln kann.

Das EPH-Syndrom („edema, proteinuria, hypertension"; Schwangerschaftstoxikose mit Eklampsie) ist durch klonische und tonische Krämpfe gekennzeichnet. Die Pupillen sind weit und reaktionslos. Wie bei der echten Epilepsie können prodromale Schwindelzustände und Augenflimmern vorhanden sein; sie sind jedoch bei der Eklampsie gewöhnlich stärker und mit Kopfschmerzen, Sehstörungen, Übelkeit und Erbrechen verbunden. Differentialdiagnostisch läßt sich die Eklampsie von der Epilepsie durch den erhöhten Blutdruck, die gesteigerten Reflexe, die weiten Pupillen und auch die Zeichen der Nierenerkrankung (Proteinurie, Oligurie) sowie den meist länger anhaltenden Komazustand unterscheiden; umgekehrt setzt die Epilepsie nach einer Aura gewöhnlich unvermittelt und bei sonst gesunden Patienten ein.

4. Coma hepaticum

- Bei allmählich einsetzendem Koma werden als Prodromalsymptome Desorientiertheit, psychische Verstimmung und Labilität zwischen Euphorie und Depression, intelektuelle Verlangsamung, verwaschene Sprache, Schläfrigkeit und Apathie beobachtet. Die Patienten sind motorisch und psychisch unruhig, gelegentlich erregt und entwickeln einen auffallenden „Flattertremor". Typisch ist der Foetor hepaticus, der allerdings in den verschiedenen Komaformen unterschiedlich stark ausgeprägt ist.

Stets hat man nach Leber-Haut-Zeichen (Ikterus, Spider naevi, Palmar- bzw. Plantarerythem, Lacklippen und Zungenschleimhautatrophie) zu suchen.
Nach Ursache und Verlauf lassen sich das Leberzerfallskoma (endogenes Leberkoma) vom Leberausfallskoma (exogenes Leberkoma) unterscheiden.

- Das Leberzerfallskoma verläuft gewöhnlich akut und besitzt eine sehr schlechte Prognose. Im Vordergrund der Symptomatik steht eine schwere hämorrhagische Diathese. Die Patienten erbrechen, der Fötor ist stark. Unter der Beobachtung entwickelt sich eine Leukozytose, es kommt zum sog. Transaminasensturz.
Ursachen: akute, fulminante Virushepatitis, besonders Hepatitis bei M. Weil, Leptospirose und Amöbenhepatitis. Intoxikationen durch Knollenblätterpilz, Phosphor, Arsen, Barbiturate, Chloroform, Tetrachlorkohlenstoff und schwere Schockzustände. Ein Leberzerfallskoma kann sich auch bei der akuten Schwangerschaftshepatitis (Steatose) entwickeln.

- Das häufigere Leberausfallskoma tritt meist als Komplikation einer Leberzirrhose auf; mehrfache Rezidive kommen vor und führen zu einer zunehmenden Verschlechterung der Leberfunktion. Das Krankheitsbild ist bestimmt durch die Symptome der portokavalen Enzephalopathie, die sich sowohl bei portokavalem Shunt wie auch bei spontanen portokavalen Anastomosen entwickeln kann. Ihre wesentlichen Kennzeichen sind ein zunehmender intellektueller Abbau, Sprachstörungen, Apathie und Euphorie, nächtliche Unruhe und Tremor.
Im Frühstadium des Komas besteht eine hypokaliämische Alkalose, die bei fortgeschrittenem Koma in eine (Laktat-)Acidose übergehen kann. Für die Beurteilung des Komas sind Gerinnungstests ein gutes Kriterium, z. B. der Quick-Test. Serumtransaminasen, Bilirubin, alkalische Phosphatase und Ammoniakkonzentration reichen für die Verlaufsbeurteilung nicht aus.
Auslösende Ursachen: Schwere gastrointestinale Blutungen (Ösophagusvarizen!), Alkoholexzeß, opulente eiweißreiche Mahlzeiten, schwere Operationen oder Narkosen.

- Differentialdiagnose: Als falsches Leberkoma wird das bei massiver diuretischer Behandlung von Patienten mit Leberzirrhose auftretende hypokaliämische Koma bezeichnet. Als Folge der Hypokaliämie entwickeln sich Muskelschwäche bzw. -paresen, Obstipation bzw. Ileus, Rhythmusstörungen, ST- und T-Senkungen im EKG.
Eine intensive diuretische Behandlung und gleichzeitig natrium-

arme Kost können Ursache einer Hyponatriämie sein, die durch Abdominalkrämpfe, Subileus, Singultus und Apathie gekennzeichnet ist.

Der Foetor hepaticus kann beim Leberausfallskoma fehlen. Er fehlt auch beim falschen Leberkoma.

Differentialdiagnostisch muß gelegentlich auch an eine Hypoglykämie und ein hypoglykämisches Koma gedacht werden, die sich bei einer akuten und schweren Hepatitis entwickeln können, sowie an ein subdurales Hämatom oder eine Pachymeningeosis haemorrhagica.

5. Koma bei respiratorischer Insuffizienz

- Bei schwerer Hypoxämie (Verminderung des arteriellen pO_2 kann das Bewußtsein bis zum Koma beeinträchtigt sein. Hinweissymptome sind motorische und psychische Unruhe, erhebliche Dyspnoe bzw. Tachypnoe mit Nasenflügelatmen, kaltschweißige Haut, Tachykardie und u. U. Blutdruckerhöhung, später Hypotonie, zentrale Zyanose, Krämpfe.
Neben einer starken Hypoxämie findet man die Zeichen der respiratorischen Azidose (Anstieg des pCO_2 und Abfall des pH, d. h. CO_2-Intoxikation).
- Ursachen: alveoläre Hypoventilation (Globalinsuffizienz) infolge schwerer obstruktiver oder restriktiver Erkrankungen, z. B. schweres Asthma bronchiale, fortgeschrittenes Lungenemphysem mit Bronchitis, Spannungspneumothorax, Pleuraergüsse, ausgedehnte Pneumonien, Lungenödem, Lungenembolie oder Lungenfibrose, sowie zentral-nervöse Störungen mit Beeinträchtigung des Atemzentrums (Hirnödem, Insult, Schlafmittelintoxikation, Schock), Störungen der Atemmuskulatur bei neuromuskulären Erkrankungen und Verlegung der Luftwege.

6. Akute Nebennierenrindeninsuffizienz (Addison-Krise)

- Im Vordergrund der Symptomatik steht eine starke Adynamie. Als Folge der Hypotonie kommt es zu Schwindelzuständen. Es fällt eine stärkere Apathie auf. Weitere Symptome sind Übelkeit und Erbrechen, Abdominalschmerzen (Koliken, „Pseudoappendizitis" bzw. „-peritonitis"), Diarrhö, Exsikkose und Oligurie sowie Muskelschmerzen. Gelegentlich entwickeln sich stärkere Kopfschmerzen mit meningealen Symptomen (Kernig-Zeichen,

„pseudomeningitischer Verlauf"). Die Körpertemperatur ist erniedrigt; selten tritt eine Hyperthermie auf. Die Diagnostik kann durch Nachweis einer deutlichen Hautpigmentierung erleichtert werden, sie kann jedoch bei pigmentarmen Personen auch fehlen („weißer Addison").
Laborbefunde: Hyponatriämie, Hyperkaliämie, Hypoglykämie, Eosinophilie und symptomatische Polyglobulie.
- Auslösende Ursachen: Infekte, Operation und Traumen, starke körperliche Belastung, schwere Diarrhö, Erbrechen oder forcierte Diurese mit Wasser- und Elektrolytverlusten; Blutungen oder Metastasen in der Nebennierenrinde.
- Differentialdiagnose: Eine Appendizitis kann eine Addison-Krise auslösen, wie umgekehrt die Bauchschmerzen der Addison-Krise eine Appendizitis vortäuschen können („Pseudoperitonitis").
Das hypoglykämische Koma kann aufgrund seiner Symptomatik (s. oben 2.) abgegrenzt werden. Die Differentialdiagnose gegenüber der thyreotoxischen Krise mit den Symptomen der Adynamie und Exsikkose ist schwierig, um so mehr als einige Symptome der thyreotoxischen Krise durch eine gleichzeitig bestehende Nebennierenrindeninsuffizienz bedingt sind. Hinweise auf eine thyreotoxische Krise können Hyerthermie und die Zeichen des Hypermetabolismus sein (s. unten 7.).

7. Thyreotoxische Krise

- Die wesentlichen Symptome werden durch den Hypermetabolismus verursacht: Hypertonie mit deutlicher Hautrötung und Schweißneigung, hochgradige Tachykardie, systolische Blutdruckerhöhung mit großer Blutdruckamplitude. Weitere Symptome: Erbrechen, profuse Durchfälle mit starker Exsikkose; psychomotorische Unruhe, Schlaflosigkeit, starke Adynamie und Myastheniesymptome (extreme Muskelschwäche, Dysarthrie, Schluckstörungen, Augenmuskelstörungen). Die psychischen Veränderungen können bis zu schwerer Verwirrtheit reichen und entwickeln sich gewöhnlich sehr rasch. Später kann der Blutdruck abfallen und die Körpertemperatur kann zurückgehen (Nebenniereninsuffizienz infolge des Hypermetabolismus).
- Ursachen: Infekte, Operationen, besonders im Bereich der Schilddrüse, Jodgaben. Die Krise entwickelt sich bei vorbestehender Hyperthyreose gewöhnlich sehr rasch.

8. Myxödemkoma (hypothyreotes Koma)

- Hauptsymptome dieses selteneren Komas sind Schläfrigkeit und progrediente Apathie, Kälteintoleranz, Hypothermie, Bradykardie, Bradypnoe, Hypotonie, Obstipation sowie typische blasse, trockene, rauhe und pastöse Haut. Die Patienten sind in ihrer intellektuellen Leistungsfähigkeit deutlich eingeschränkt, bzw. desorientiert und verwirrt.
- Auslösende Ursachen: Kälte, Trauma, Infekte bei (unbekannter) Hypothyreose.

9. Hypophysäres Koma

- Die Symptomatik ist bestimmt durch die Insuffizienz der Nebennierenrinde und der Schilddrüse. Wichtigste Symptome sind blasse, kühle, trockene Haut, sowie Hypotonie, Hypothermie, Bradykardie, Hypoglykämie (die bei Myxödemkoma fehlt!). Die Patienten sind apathisch; die Konzentrationsfähigkeit nimmt ab, es entwickelt sich ein stuporöses Bild. Das Koma wird wesentlich bestimmt durch die Hypoglykämie und die Hypoventilation mit CO_2-Narkose.
- Auslösende Ursachen: lokale Erkrankungen (Operation, Zysten, Nekrosen u. ä. im Bereich der Hypophyse und zusätzliche Belastungen wie Infekte, Operationen, Traumen oder extreme Wasser- bzw. Elektrolytverschiebungen). *Beachte:* Zeichen der vorbestehenden Hypophysenvorderlappeninsuffizienz sind die Hautblässe und der Haarverlust der Patienten.

10. Hyperkalzämische Krise (Kalziumintoxikation)

- Krisenhafte Verschlimmerung von Hyperkalzämien sind nicht selten, besonders bei Patienten mit malignen, im Knochen lokalisierten Erkrankungen. Die Symptome der Hyperkalzämie (s. S. 219) sind verstärkt: Obstipation, Subileus, heftiges Erbrechen, Polyurie und Exsikkose mit starkem Durst, Adynamie, Tachykardie und Blutdruckabfall. Gewöhnlich bestehen subfebrile Temperaturen. Psychisch fallen depressive Verstimmung, Somnolenz, Delirien und u. U. Halluzinationen auf. Weitere Symptome: Hyperkalzämie, Hyperkalziurie. Im EKG Verkürzung der QT-Dauer.

- Ursachen: Primärer Hyperparathreoidismus, Knochenmetastasen, Plasmozytom, paraneoplastischer Pseudohyperparathyreoidismus, z. B. beim Bronchialkarzinom. Vitamin D- oder A.T. 10-Intoxikation, Milch-Alkalisyndrom.

11. Hypo- und Hyperkaliämie (s. S. 215)

Wasser- und Elektrolytstörungen: s. S. 200

12. Akuter Thiaminmangel

- Vegetativ systemische Krisen mit Erbrechen, Puls- und Temperaturanstieg, Bewußtseinseinschränkung, Ataxie und Ophthalmoplegie (bilaterale Parese der Mm. recti laterales, Miose, Pupillenträgheit) als Zeichen der sog. Wernicke-Enzephalopathie.
Ursachen: Thiaminmangel nach Magenresektion, bei Alkoholismus, sowie bei schweren mit Erbrechen einhergehenden Erkrankungen des Magens (Pylorusstenose), bei akuter Pankreatitis und bei Fehlernährung. Die Symptomatik kann durch Gabe von Vitamin B_1 rasch behoben werden.

Synkopale Anfälle, Schwindel

Mit Schwindel werden rein subjektive Beschwerden bezeichnet, die im Verständnis des Patienten so verschiedene Zustände wie Leere im Kopf, Schwinden der Sinne, Torkeln, Unsicherheit, Wanken und Drehgefühl umfassen. Da ein Schwindel durch ganz verschiedene Ursachen ausgelöst werden kann, sollte die Anamnese gezielt erhoben werden.
Nach seiner Ursache und für die differentialdiagnostische Beurteilung läßt sich der Schwindel in 2 Gruppen einteilen: systematischer Schwindel (Dreh-, Schwankschwindel, Liftgefühl) und asystematischer bzw. „diffuser" Schwindel (Unsicherheit, trunkenes Gefühl). Die erstere Qualität ist Symptom von Erkrankungen des peripher-vestibulären Systems. Beim asystematischen Schwindel sind die subjektiven Empfindungen gewöhnlich eher diffus, unklar, verschwommen.

Synkopale Anfälle, Schwindel

Ein Schwindel kann chronisch oder akut auftreten. Er kann bis zu einer kurzdauernden Bewußtlosigkeit gesteigert sein. Wir sprechen dann von einem synkopalen Anfall und verstehen darunter kurzdauernde Zustände von Bewußtlosigkeit.
Schwindel und Synkopen sind häufig durch eine zerebrale Minderdurchblutung bedingt. Es ist daher verständlich, daß präexistente Störungen der Gefäßdurchblutung, z. B. eine Arteriosklerose, das Auftreten von Schwindelzuständen und synkopalen Anfällen begünstigen. Nachfolgend werden hauptsächlich Störungen mit asystematischem Schwindel besprochen.

1. Hypotonie und hypotone Regulationsstörungen, Volumenmangel

- Schwindel und synkopale Anfälle sind häufiges Symptom schwerer Hypotonien und hypotoner Regulationsstörungen (s. S. 104). An dieser Stelle soll hervorgehoben werden, daß synkopale Anfälle besonders bei Herzrhythmusstörungen auftreten können, z.B. in Form von sog. Adams-Stokes-Anfällen bei plötzlich einsetzender Bradykardie, paroxysmalen Tachykardien, bei Dysfunktion des Sinusknotens mit tachy- oder bradykarden supraventrikulären Rhythmusstörungen. Weitere Ursachen kardial ausgelöster Synkopen können ein schwerer Infarkt (Ohnmacht zu Beginn des Infarkts), eine plötzlich akzentuierte Herzinsuffizienz, eine Myokarditis oder Vitien wie Aortenstenose, Pulmonalstenose sowie die mit Rechts-links-Shunt einhergehenden angeborenen Vitien sein. Schließlich können auch eine schwere Lungenembolie, der seltene sog. Husten- bzw. Lachschlag mit plötzlicher Minderdurchblutung der V. cava oder ein seltener Vorhoftumor mit passagerem Verschluß der Mitralklappe eine Synkope auslösen.
- Zerebrale Durchblutung und Sauerstoffversorgung können behindert sein bei schwerer Anämie, bei O_2-Defizit, bei erhöhter Viskosität des Blutes (Polyglobulie, Makroglobulinämie, Pickwick-Syndrom). Schwindelzustände werden auch bei schweren pulmonalen Erkrankungen sowie andererseits auch bei starker Hyperventilation beobachtet.
- Diffuse zerebrale Durchblutungsstörungen mit Schwindelerscheinungen und Synkopen können Zeichen einer Hochdruckangiopathie, einer schweren, mit Ischämie einhergehenden zerebralen Arteriosklerose oder arterieller Thrombosen bzw. Embolien sein.

- Vagovasale Synkopen („Kollaps", „Ohnmacht") wurden bereits auf S. 107 beschrieben. Typisch sind eine plötzlich einsetzende Bewußtlosigkeit und ein meist bradykarder Puls, – im Unterschied zu den vasomotorischen Synkopen beim orthostatischen Kollaps mit Tachykardie, Schweißausbruch und Blässe.

2. Besondere Krankheitsbilder

- Hypersensitives Karotissinussyndrom: Eine schwere Arteriosklerose der A. carotis kann die Funktion der Rezeptoren im Karotissinus beeinträchtigen und damit zu einer Störung des normalen Regelkreises führen. Es werden dadurch synkopale Anfälle ausgelöst, die häufiger durch bradykarde Arrhythmien bzw. einen über mehrere Sekunden dauernden Herzstillstand bedingt sind (vagokardiale Form). Seltener kommt es beim Karotissinussyndrom zu einem plötzlichen Blutdruckabfall (vagal-depressorische Form).
  Auslösende Ursachen können plötzliche, heftige Dreh- und Rückwärtsbewegungen des Kopfes, z. B. beim Aufblicken, beim Rasieren oder Fensterputzen sein.
- Vertebrobasiläre Insuffizienz: Eine Sklerose, Thrombose (evtl. ausgelöst durch Ovulationshemmer) oder Entzündung (Arteriitis) der A. basilaris sowie eine Drosselung der A. vertebralis bedingen eine Minderdurchblutung im Gebiet der Vestibulariskerne. Folge ist ein Drehschwindel (systematischer Schwindel) mit plötzlichen, in Attacken auftretenden Gleichgewichtsstörungen, so daß die Patienten bei erhaltenem Bewußtsein hinstürzen (Drop attacks). Weitere Klagen sind störende Ohrgeräusche, beidseitige Visusminderung, Sensibilitätsstörungen im Gesicht (perioral) und okzipitaler Kopfschmerz. Auslösende Ursachen können starke Rotations- und Dorsalflexionsbewegungen der HWS sein, besonders bei gleichzeitiger Hypotonie.
- Das Subklaviaanzapfsyndrom (s. auch S. 113) kann in ausgeprägter Form ebenfalls mit den Symptomen einer basilären Insuffizienz einhergehen. Schwindel tritt besonders bei Bewegung des homolateralen Armes auf.
- Wallenberg-Syndrom: Das Syndrom ist durch starken systematischen Schwindel (Drehschwindel), Erbrechen, Schluckstörungen, Horner-Trias, homolaterale Hypalgesie, dissoziierte Sensibilitätsstörungen der kontralateralen Seite gekennzeichnet. Ursachen sind Durchblutungsstörungen im Bereich der A. cerebelli

posterior inferior, hauptsächlich bei Arteriosklerose. Da dieses Gefäß die laterale Medulla oblongata mit den dort liegenden Vestibularis-, Trigeminus-, Glossopharyngeus- und Vaguskernen und die in diesem Gebiet aufsteigenden und absteigenden Stränge versorgt, erklärt sich die sehr heterogene Symptomatik.

3. Systematischer Schwindel bei Ménière-Erkrankung

Typisch ist ein über mehrere Stunden anhaltender an- und abschwellender Drehschwindel mit Ohrgeräuschen, Hypakusis (Hörsturz), Kopfschmerzen, Übelkeit und Erbrechen. Außerdem läßt sich ein Spontannystagmus nachweisen, der anfänglich zur erkrankten Seite gerichtet ist.
Eine Neuritis des N. vestibularis, häufig ausgelöst durch virale Infekte, kann zu heftigen Drehschwindelattacken, verbunden mit vestibulärem Spontannystagmus, führen. Hörstörungen fehlen. Kinetosen (Reisekrankheit, Seekrankheit), Migräne (Sehstörungen).

4. Koordinations- und Gleichgewichtsstörungen (ohne Synkopen)

Ursächlich kommen folgende Erkrankungen in Frage: Hirnarteriosklerose. Bakterielle und virale Meningoenzephalitis. Multiple Sklerose (Störungen der Tiefensensibilität, zerebelläre Läsionen, pathologischer Nystagmus u. a.). Hirntumoren, besonders zerebelläre Tumoren. Basiläre Impression (Nacken-/Hinterkopfschmerz, Drehschwindelattacken bei Kopfdrehung). Schwankschwindel nach Hirntrauma bzw. Commotio und nach Apoplexie.

Schock

I. Vorbemerkungen

- Definition
  Unter dem Sammelbegriff Schock bezeichnet man akut einsetzende Zustände von Kreislaufversagen mit peripherer Mangeldurchblutung und Verminderung der Herzleistung. Jeder Schock stellt ein akut lebensbedrohliches Ereignis dar.

- Allgemeine Pathophysiologie des Schocks
  Für das Verständnis der einzelnen Schockformen, ihrer Symptome und ihres Ablaufes sind einige Vorbemerkungen zur Pathophysiologie wichtig. Das initiale Schockereignis ist gewöhnlich eine mehr oder weniger akute Abnahme des zirkulierenden Blutvolumens, was zu einer Verminderung des venösen Rückstroms zum Herzen und damit zu einer Senkung des systolischen Blutdruckes führt. Zum regulatorischen Ausgleich über einen erhöhten Sympathikotonus (Tachykardie) erfolgt eine periphere Vasokonstriktion (Aufrechterhaltung des diastolischen Drucks und damit niedrige Blutdruckamplitude). Die dadurch ausgelöste Zentralisation, d.h. Drosselung der Makrozirkulation in Haut, Muskulatur, Leber-, Milz-, Nieren-, Splanchnikusgebiet begünstigt den koronaren und zentralen Kreislauf. Klinische Symptome sind kalte, feuchte Haut und zyanotische Akren. Die peripheren Störungen der Mikrozirkulation können auch zu Gewebsschäden, z.B. in Leber und Niere, sowie bei Nachlassen der Arteriolenkonstriktion zu Extravasation von Flüssigkeit (interstitielles Lungenödem) führen. Erhöhte Aldosteron- und ADH-Sekretion verursachen eine Natriumretention und Flüssigkeitsretention in der Niere mit den Folgen einer Oligurie bzw. Anurie. Bei weiterer Progredienz des Schocks verursachen die periphere Mangeldurchblutung und die dadurch bedingte Stase hypoxische Gewebsschädigungen und schließlich eine metabolische Laktatacidose (s. S. 213). Die Mikrozirkulationsstörungen begünstigen außerdem die Bildung von Mikrothromben, besonders in Lunge, Leber und Niere, und können schließlich, verstärkt durch die Acidose und besonders beim septischen Schock eine Verbrauchskoagulopathie mit der Symptomatik einer schweren hämorrhagischen Diathese verursachen.
- Allgemeine Symptomatik des Schocks
  Initiale Zeichen des Schocks sind gewöhnlich ein Anstieg der Pulsfrequenz und eine Abnahme des systolischen Blutdrucks, die als erster Hinweis auf eine Zentralisation gewertet werden können. Ein Schock droht i. allg. dann, wenn der Qotient aus Pulsfrequenz und systolischem Druck 1,0 oder mehr beträgt.
  Anstelle einer Tachykardie können beim kardiogenen Schock auch Bradykardien oder schwere Rhythmusstörungen auftreten. Der Blutdruckabfall ist hier gewöhnlich mit einer niedrigen Blutdruckamplitude verbunden. Die Venenfüllung ist verstärkt. Beim septischen Schock kann der Blutdruck normal sein, oft ist die Amplitude groß, mit niedrigem diastolischem Wert. Die Körpertem-

peratur ist normal, gelegentlich herabgesetzt, mit Ausnahme des septischen Schocks, bei dem hohe Temperaturen mit Schüttelfrösten auftreten können. Die Haut ist i. allg. kalt, schweißig und oft zyanotisch. Beim septischen Schock ist sie warm und eher trokken. Die Urinausscheidung nimmt ab und kann bei schweren Schockformen in eine Anurie übergehen. Als Zeichen der Verbrauchskoagulopathie entwickelt sich eine hämorrhagische Diathese mit petechialen und flächenhaften Blutungen, insbesondere beim septischen Schock.

Psychische Veränderungen wie Angst, motorische Unruhe oder Apathie bis Somnolenz und Koma werden bei allen schweren Schockformen beobachtet, besonders beim septischen Schock. Beim kardiogenen Schock treten die Symptome einer akuten schweren Herzinsuffizienz bzw. eines Herzinfarktes mit präkordialen Schmerzen, Engegefühl, Unruhe und Todesangst hinzu.

II. Einzelne Schockformen

1. Hypovolämischer Schock

- Initialer Mechanismus: Verminderung des venösen Rückstroms.
- Symptome wie unter I. Punkt 3 beschrieben.
- Ursachen: Plötzlicher Blutverlust („hämorrhagischer Schock"), z. B. infolge einer äußeren oder inneren Blutung. Beispiele: Verletzung großer Gefäße, intraabdominale Blutung bei Milz-/Leberruptur, Ruptur einer Follikelzyste, Aneurysmablutung. Blutungen aus Niere und Blase (Karzinome!). Schwere gastrointestinale Blutung.
Plasma- und Flüssigkeitsverluste, z. B. bei schwerem Erbrechen, Diarrhö, bei ausgedehnten Verbrennungen und exsudativen Entzündungen.
Flüssigkeitsverlust in den sog. 3. Raum („third space"), z. B. bei Ileus oder akuter Pankreatitis.

2. Kardiogener Schock

- Initialer Mechanismus: Verminderung des Herzminutenvolumens.
- Symptome wie unter I., Punkt 3 beschrieben. Weitere Hinweise zur Symptomatik: präkordiale oder in das Abdomen ausstrahlende Schmerzen, Erbrechen, schwere Rhythmusstörungen, Tachy-

oder Bradykardie, akute Lungenstauung bzw. Lungenödem mit Husten, Dyspnoe, Hyperventilation. Ausgeprägte Angst, motorische Unruhe und Vernichtungsgefühl. Venenstauung.
- Ursachen: akutes Herzversagen bei Herzinfarkt, akute Myokarditis, schwere Rhythmusstörungen, Herzbeuteltamponade, Klappenabriß, Septumruptur, Lungenembolie. Differentialdiagnostisch wichtige Hinweise sind eine vorausgehende Herzkrankheit z. B. koronare Herzkrankheit, Vitien oder eine Hypertonie.

3. Septischer Schock

- Initialer Mechanismus: Verminderung des venösen Rückstroms infolge Sequestration von Plasma.
- Symptome wie unter I., Punkt 3 beschrieben. Besondere Symptome: Haut im Unterschied zu anderen Schockformen nicht kalt, sondern eher warm, gerötet und trocken. Erst in fortgeschrittenen Stadien des Schocks wird die Haut kalt-schweißig. Meist besteht Fieber, evtl. mit Schüttelfrösten. Man hat allerdings zu beachten, daß einzelne Symptome wie Fieber und warme Haut bei kachektischen, schwerkranken Patienten fehlen können. Andererseits wird die typische Symptomatik gelegentlich bei hochfieberhaften Patienten übersehen. Meist besteht eine Hyperventilation, die zu einer respiratorischen Alkalose führt. Sensorium häufig eingetrübt. Relativ früh treten die Zeichen der Verbrauchskoagulopathie mit petechialen und flächenhaften Blutungen auf.
- Ursachen: Septisch-pyämische Erkrankungen bei Infektionen durch E. coli, Proteus, Aerobacter, Klebsiellen, Pseudomonas und Meningokokken, seltener bei Streptokokken. Septische Verläufe sind bei abwehrgeschwächten Patienten, z. B. bei Diabetes mellitus, nach Operationen, Verbrennungen, bei Agranulozytose und akuter Leukämie häufiger. Sie können von Entzündungen der Gallenwege bzw. -blase, des Nierenbeckens, der Nasennebenhöhlen, der Bauchhöhle oder von einem infizierten septischen Abort, aber auch vom infizierten Tracheostoma oder infizierten Kathetern ausgehen.

4. Anaphylaktischer Schock

- Initialer Mechanismus: Verminderung des venösen Rückstroms infolge Sequestration von Plasma.

Schock

- Symptome wie unter I., Punkt 3 beschrieben. Die vermehrte Freisetzung von Histamin, Serotonin und Bradykinin bedingt eine verstärkte Vasodilatation; systolischer und diastolischer Blutdruck fallen daher ab.
  Zusätzliche Zeichen des anaphylaktischen Schocks sind akute allergische Reaktionen wie Niesreiz, Pruritus und Urtikaria, Diarrhö, Übelkeit, Larynxödem und Bronchospasmus.
- Ursachen: akute allergische Sofortreaktion durch Arzneimittel (Antibiotika, Lokalanästhetika u.a.), durch Insektengifte, Vakzine- und Seruminjektionen.

Endokrine Krankheiten

Struma und Erkrankungen der Schilddrüse

Als Struma wird die diffuse oder lokalisierte Vergrößerung der Schilddrüse bezeichnet. Ursache einer Struma können gut- oder bösartige Gewebeveränderungen sein. Eine Struma kann mit normaler, verminderter oder gesteigerter Schilddrüsenfunktion verbunden sein (s. I.). Funktionsänderungen der Schilddrüse können auch bei entzündlich bedingten Vergrößerungen der Schilddrüse auftreten (s. II.). Tumoren (s. III.) sind hormonell meist inaktiv; bei progredienten Tumorleiden kann sich jedoch eine Hypothyreose ausbilden.
Jede stärkere Vergrößerung der Struma, besonders wenn sie diffus gewachsen ist, kann mechanische Störungen wie Stridor, venöse Stauung, Rekurrensparese (Heiserkeit) oder ein Horner-Syndrom verursachen. Der intrathorakale Kropf (Tauchkropf) verursacht gelegentlich eine Dysphagie. Im Unterschied zu vergrößerten Lymphknoten bzw. zu Kiemengangszysten bewegt sich die Struma i. allg. beim Schluckakt gleichsinnig mit dem Kehlkopf.

I. Struma ohne und mit Funktionsstörung der Schilddrüse

1. Struma ohne Funktionsstörung (blande Struma)

Die Struma wächst anfänglich meist diffus, später knotig (knotige Hyperplasie), weshalb unterschieden wird zwischen
a) Struma diffusa,
b) Struma diffusa mit knotiger Hyperplasie,
c) Struma nodosa.
Kompressionssymptome wie z. B. ein Stridor sind bei b. und c. meist nur geringer oder nicht vorhanden.

Histologisch kann man zwischen einer parenchymatösen und einer kolloiden Struma differenzieren; letztere neigt zu degenerativen Veränderungen.

Ursachen

- Bei entsprechender Disposition entwickelt sich in endemischen Kropfgebieten die Struma als eine Anpassungsreaktion auf den Jodmangel. Nach Substitution kann sich die diffuse Struma etwas zurückbilden, doch bleibt gewöhnlich eine knotige Hyperplasie erhalten.
- Bei pränatalem Jodmangel ist die Struma mit Wachstumsstörungen verbunden.
- Jodverlust bzw. Verlust der Trägerproteine sind Ursache einer Struma bei nephrotischem Syndrom oder chronischen Diarrhöen.
- Strumigene Stoffe in der Nahrung (Pflanzenprodukte mit Thioharnstoffkern).
- Strumafördernde Medikamente: Thyreostatika, Butazolidin, PAS, Resorzin, Lithium und selten abnorme Jodzufuhr.

2. Struma mit Störung der Schilddrüsenfunktion

- Hypothyreote Struma: Die Hypothyreose kann bis zum Vollbild des Myxödems reichen. Wichtigste Symptome der Unterfunktion sind: Kälteintoleranz, kühle, trockene, blasse (gelbe), rauhe Haut. Pastöses Aussehen. Struppiges Haar, brüchige Fingernägel. Müdigkeit und Antriebsschwäche. Obstipation. Tiefe (heisere) Stimme („Bierstimme"). Parästhesien. Muskelsteifigkeit; Myopathie mit CPK-Erhöhung. Beim Neugeborenen finden sich Trinkschwäche und ein Ikterus prolongatus.
Es besteht eine gewisse Disposition zu Herzinfarkt, Herzinsuffizienz und Bradykardie. Im EKG finden sich neben der Bradykardie ein isoelektrisches T und niedrige Kammerkomplexe. Weitere Befunde: Verlängerung der Achillessehnenreflexzeit. Anämie. Hypercholesterinämie. Schilddrüsenfunktion: Konzentration von T_3 und T_4 vermindert; starker Anstieg des erhöhten TSH unter TRH bei der primären Hypothyreose. Szintigramm: fehlende oder verminderte Speicherung.
Ursachen: Defekte der Hormonbiosynthese (meist genetisch bedingt), bei denen ein Kretinismus, d. H. Kropfbildung schon in der Kindheit, beobachtet wird. Einzige Differenzierung: Defekt

des Jodidtransports, Jodisationsstörung, evtl. gleichzeitig Taubheit (Pendred-Syndrom), Defekt der Jodisationskupplung, Defekt der Dehalogenase, abnorme Plasmajodpeptide.
- Anhang: Hypothyreose ohne Struma
  a) Sekundäre Hypothyreose bei TSH-Mangel. Differenzierung durch den TRH-Test: Bei Hypophysär bedingter sekundärer Hypothyreose (z. B. Hypophysenvorderlappeninsuffizienz) erfolgt nach TRH kein TSH-Anstieg; bei der hypothalamischen sekundären Hypothyreose (Fehlen von endogenem TRH) bewirkt TRH-Zufuhr einen deutlichen TSH-Anstieg.
  b) Thyreoprive Hypothyreose nach Resektion der Schilddrüse, Radiojodtherapie, bei atrophisierender Thyreoditis (Hashimoto-Thyreoditis), malignen Schilddrüsenerkrankungen, M. Boeck. Nicht selten bleiben einzelne Areale der Schilddrüse noch erhalten bzw. hyperplastisch.
  Differenzierung: Verminderung von T3 und T4. Basales TSH erhöht, verstärkter Anstieg unter TRH. Nachweis von Schilddrüsenantikörpern bei Autoimmunthyreoiditis.
  c) Kongenitale Aplasie (Kretin).
  d) Ektopische Schilddrüse.
- Hyperthyreote Struma
  Die Schilddrüse kann diffus oder knotig vergrößert sein. Wichtigste Symptome der Hyperthyreose: Gewichtsabnahme trotz normaler oder erhöhter Nahrungszufuhr, Durchfälle. Tachykardien bzw. Extrasystolie und Herzklopfen. Erhöhung des systolischen Blutdrucks (große Blutdruckamplitude). Feuchte warme Haut. Haarausfall. Muskelschwäche und gelegentlich Myastheniesymptome. Feinschlägiger Tremor, innere Unruhe, Schlaflosigkeit. Fakultativ endokrine Augensymptome und lokales prätibiales Myxödem (s. unten S. 308). Leukozytose mit Lymphozytose. Gelegentlich subfebrile Temperaturen.
  Laborbefunde: T3 und T4 erhöht, basale TSH-Spiegel niedrig bzw. normal. Kein Anstieg nach TRH (typischer Befund).
  Drei Formen lassen sich unterscheiden:
  a) Hyperthyreose mit diffuser Struma („M. Basedow"), Pulsationen und Gefäßgeräusche nachweisbar („schwirrende Struma"); häufig Vitiligo. Syntropie mit Autoimmunkrankheiten.
  b) Hyperthyreose bei knotiger Struma (selten) als Folge massiver Jodgaben bei Jodmangelstruma.
  c) Autonomes Adenom: Beim autonomen Adenom fehlen endokrine Ophthalmopathie und prätibiales Myxödem. Es verläuft oft monosymptomatisch unter dem Bild einer tachykarden

Herzinsuffizienz oder unklaren subfebrilen Temperaturen. Nach Aktivität des Restparenchyms der Schilddrüse (Nachweis szintigraphisch und durch TRH-TSH-Test) wird zwischen dekompensiertem (keine Speicherung im Restparenchym) und kompensiertem autonomem Adenom unterschieden.

Merke: Nur der kleinere Teil der autonomen Adenome geht mit einer Hyperthyreose einher.

- Differentialdiagnostische Bemerkungen zur Hyperthyreose:
Stets ist eine vegetative Dystonie abzugrenzen; hier fehlen Augensymptome. Die Arrhythmie ist meist nur respiratorisch. Die Haut ist eher kühl und feucht. Kein Hypermetabolismus.
Eine der Hyperthyreose ähnliche Symptomatik kann bei chronischen Infektionen (z. B. Tuberkulose), bei subvalvulärer Aortenstenose, bei erhöhtem Herzminutenvolumen (AV-Kurzschlüsse, M. Paget) sowie beim Phäochromozytom gefunden werden.

II. Entzündung der Schilddrüse

Die Vergrößerung der Schilddrüse ist oft schmerzhaft (Spontan- und Druckschmerz). Die Schmerzen strahlen nicht selten zum Ohr aus und werden beim Schlucken, gelegentlich auch bei Kopfdrehung verstärkt. Hinweise auf die Erkrankungen sind vorausgehende Infekte und Infektionskrankheiten.
- Akute eitrige Thyreoiditis: Die Erkrankung ist selten und meist einseitig lokalisiert. Als Zeichen der Entzündung können gelegentlich Fluktuation und Hautrötung festgestellt werden. Die Thyreoiditis kann auch als Komplikation einer Tuberkulose, M. Boeck, Lues oder Mykose auftreten.
- Subakute (De Quervain-)Thyreoiditis (granulomatöse oder Riesenzellthyreoiditis): Die beim weiblichen Geschlecht häufigere Erkrankung geht mit einer diffusen Vergrößerung der Schilddrüse einher. Meist findet man subfebrile Temperaturen und eine erhöhte BSG. Gelegentlich werden Schilddrüsenantikörper nachgewiesen. Auffallend sind Müdigkeit, Adynamie und depressive Verstimmung. Die Ätiologie ist unklar. Möglicherweise handelt es sich um eine Virusinfektion (Mumps?).
- Hashimoto-Thyreoiditis (lymphozytäre, autoimmune Thyreoiditis): Während des Krankheitsverlaufs kann die Schilddrüsenfunktion vermindert, normal oder gesteigert sein. BSG und Immunglobuline sind deutlich erhöht, die Lymphozyten sind ver-

mehrt. In der Regel werden Schilddrüsenantikörper nachgewiesen. Die Erkrankung tritt in 95% der Fälle bei Frauen zwischen dem 40. und 60. Lebensjahr auf. Nicht selten ist sie mit anderen Autoimmunkrankheiten kombiniert.
- Riedel-Thyreoiditis (sehr selten): Wahrscheinlich handelt es sich hier um den Restzustand anderer Thyreoiditiden. Die Schilddrüse ist narbig verändert und mit ihrer Umgebung fixiert, weshalb häufig über Rekurrenslähmungen bzw. schmerzhafte Neuropathien geklagt wird.

III. Neubildungen der Schilddrüse

Beim palpatorischen Nachweis eines sich vergrößernden Knotens bzw. beim szintigraphischen Nachweis eines kalten Knotens (verminderte Speicherung) ist außer an Zysten, regressiven knotigen Hypoplasien, Hämatozelen, benignen Adenomen auch und insbesondere an bösartige Tumoren zu denken. Lediglich Blutungen, Zysten und gelegentlich auch Entzündungen können ein den Tumoren ähnliches rasches Wachstum zeigen. Tumorverdächtig ist stets auch eine schnell wachsende Rezidivstruma. Meist metastasieren die Tumoren zunächst in die regionalen Lymphknoten, die, besonders beim papillären Karzinom, oft schon getastet werden können, ehe an der Schilddrüse ein Tumor gefunden wird. Nicht umsonst gilt daher die Regel, daß Schilddrüsenkarzinome erst relativ spät erkannt werden. Spätsymptome der Malignome sind außerdem Rekurrensparese und Horner-Symptom. Ohrenschmerzen, Dysphagie sowie zervikale und supraklavikuläre Lymphknoten.
Szintigraphisch werden Malignome als sog. kalte Knoten (fehlende oder verminderte Speicherung) aufgedeckt, wobei dieser Befund nicht krankheitsspezifisch ist. Eine höhere Trefferquote besitzt die Zytodiagnostik.
Nach ihrer histologischen Struktur lassen sich die differenzierten follikulären, papillären und trabekulären Karzinome von den eher undifferenzierten medullären, kleinzelligen, spindelzelligen und polymorphzelligen Karzinomen unterscheiden. Sarkome sind selten.
- Follikuläre und papilläre Karzinome sind in 10–20% hormonabhängig, speichern also Jod (szintigraphischer Nachweis auch von Metastasen).

- Das von den parafollikulären Zellen (C-Zellen) abstammende medulläre Karzinom sezerniert Thyreocalcitonin, das einen erhöhten Kalziumspiegel senkt und einen niedrigen Kalziumspiegel anhebt und dessen Wirkung dem Serotonin ähnlich ist. Besonders charakteristische Symptome sind flushähnliche Wallungen, Diarrhöen, Knochenschmerzen. Das Karzinom tritt häufig kombiniert mit einem Phäochromozytom oder Pankreasadenom auf. Es besteht eine gewisse familiäre Disposition. Sein Wachstum ist, obwohl es sich um einen undifferenzierten Tumor handelt, eher langsam.
- Besonderheiten: Als Delphischer Lymphknoten wird die Erstmanifestation eines Schilddrüsenkarzinoms in Gestalt einer median palpablen Metastase bezeichnet. Der Befund muß gegenüber der ebenfalls median gelegenen thyreoglossalen Zyste abgegrenzt werden. Dies tritt häufig in der Pubertät auf und geht von einem nicht obliterierten Ductus thyreoglossus aus.

Exophthalmus

Der ein- oder doppelseitige Exophthalmus kann durch eine konstitutionelle Protrusio der Bulbi, durch eine Knochenasymmetrie des Gesichtsschädels oder durch eine exzessive Myopie vorgetäuscht sein.
Ein einseitiger Exophthalmus kann fälschlicherweise angenommen werden, wenn am anderen Auge ein Enophthalmus besteht, z. B. beim Horner-Syndrom (Ptosis, Miosis und Enophthalmus). Ursachen des Horner-Syndroms: Struma, Pancoast-Tumoren, Halsrippen, Mediastinaltumor, gelegentlich Ösophagusdivertikel, Aortenaneurysma, untere Plexuslähmung, Läsionen des Halsmarks (Trauma und Tumoren), Verschluß der A. cerebelli posterior.
Eine enge Lidspalte kann auch bedingt sein durch eine Okulomotoriusparese mit Ptosis und durch die Ptosis bei Myasthenia gravis.
Der Exophthalmus ist zu unterscheiden von der Lidretraktion, die Ausdruck eines erhöhten Sympathikotonus ist. Bei der Lidretraktion wird die Sklera oberhalb der Kornea, bei Exophthalmus oberhalb und unterhalb der Kornea sichtbar.
Eine weite Lidspalte kann auch bei Fazialisparese beobachtet werden.

I. Endokriner Exophthalmus

Der endokrine Exophthalmus kann einseitig (etwa 10–20%) oder doppelseitig auftreten. Als Symptom der endokrinen Ophthalmopathie ist er mit Lidschwellung, periorbitalen Ödemen, Augenmuskelparesen, Fehlen des Bell-Phänomens, Doppelbildern und vermehrtem Tränenfluß kombiniert. Die Schwere der Augensymptome korreliert nicht mit der Intensität der Schilddrüsenfunktionsstörung.

Gemeinsam mit einem endokrinen Exophthalmus tritt häufig das zirkumskripte, meist prätibial lokalisierte Myxödem auf; die Haut ist rot-bräunlich verfärbt und zeigt eine apfelsinenschalenähnliche Struktur. Außerdem findet man eine teigige Schwellung des Unterhautbindegewebes und vermehrt Juckreiz und Brennen. Seltener ist eine Akropachie (Trommelschlegelfinger, sowie mantelförmige superiostale Periostitis der Phalangen und der distalen Extremitäten).

Der Exophthalmus kann verschieden stark ausgeprägt sein:
- Bei der Hyperthyreose (50–70%) ist der Exophthalmus meist nur gering; hier findet man eher nur eine Lidretraktion (Stadium I).
- Ein- oder doppelseitiger Exophthalmus mit gelegentlich rascher Progredienz und spontaner Rückbildung kann Begleiterscheinung auch schon einer leichten Hyperthyreose sein.
- Der maligne Exophthalmus verläuft rasch progredient und ist gewöhnlich durch Chemosis der Bindehaut, Keratitis und Behinderung des Lidschlusses mit konsekutiven Geschwüren der Hornhaut kompliziert. Er kann auch bei euthyreoter Funktionslage beobachtet werden.

II. Exophthalmus bei orbitalen und periorbitalen Krankheiten

Der Exophthalmus ist oft einseitig. Man findet häufig eine Deviation der Bulbi.

Ursachen

- Entzündungen und Infektionen: Typisch sind allgemeine Entzündungszeichen sowie meist ein lokaler Spontan- bzw. Druckschmerz. Beispiele: fortgeleitete Entzündung aus dem Bereich der Nasennebenhöhlen (metastatische Orbitalphlegmone) intrakranielle Entzündungen, Zahnabszeß (besonders beim Kleinkind), Nasenfurunkel.

- Vaskuläre Erkrankungen und Blutungen: Ein meist doppelseitiger Exophthalmus wird bei der Sinus-cavernosus-Thrombose beobachtet. Hierbei treten gewöhnlich ein periorbitales Ödem und Hirnblutungen auf. Blutungen nach Frakturen können eine Protrusio verursachen. Ein gelegentlich pulsierender Exophthalmus wird bei posttraumatischen Aneurysmen zwischen A. carotis interna und dem Sinus cavernosus bzw. bei Varikosis beobachtet.
- Bösartige Erkrankungen der Orbita verursachen meist eine Verlagerung des Bulbus. Beispiele: extraorbitale Tumoren, z. B. der Nasennebenhöhlen, des Nasopharynx. Ursächlich kann es sich hier um maligne Melanome, um Meningeome oder um Tumormetastasen handeln. Relativ häufig findet man beim Immunozytom (malignes Non-Hodgin-Lymphom), gelegentlich bei der chronischen lymphatischen Leukämie und selten bei Leukämien und Plasmozytom einen Exophthalmus.
- Sonstige, selten mit Exophthalmus verbundene Krankheiten: Boeck-Sarkoidose, Wegener-Granulomatose, Epidermoidzyste. Retrobulbäre Lipidablagerung bei Hand-Schüller-Christian-Krankheit. Mukozele der Nasennebenhöhlen.

Magersucht, Untergewicht

Magersucht und Untergewicht bzw. Gewichtsabnahme sind weitgehend, aber nicht ausschließlich Folge einer verminderten Nahrungszufuhr (s. Unterkap. *Anorexie, Appetitlosigkeit und Gewichtsverlust*, S. 127). Eine stärkere oder unvermittelt einsetzende Gewichtsabnahme muß auf das Vorliegen einer ernsten Erkrankung verdächtig sein, z. B. chronische Entzündungen oder maligne Tumoren. Solche Fälle erfordern eine meist umfangreiche Diagnostik, besonders wenn sich die Gewichtsabnahme trotz reichlicher Nahrungszufuhr in einer überblickbar kurzen Zeit entwickelt.

1. Symptomatische Magersucht

Symptomatische Gewichtsabnahme und Magersucht sind häufige Symptome bei einer Vielzahl von Erkrankungen. Nachfolgend sind die wichtigsten Krankheiten und Krankheitsgruppen genannt.

- Konsumierende Allgemeinerkrankungen: chronische (fieberhafte) Infektionen, z. B. Tuberkulose, Sepsis, Osteomyelitis u. ä. Maligne Tumoren, besonders des Gastrointestinaltraktes. Phäochromozytom.
- Gastrointestinale Krankheiten: rezidivierendes Magen- bzw. Duodenalgeschwür, Stenosen und besonders Fisteln im Magen-Darm-Trakt. Malabsorptionssyndrom verschiedener Ätiologie, Sprue, chronische Diarrhö.
- Chronische Nierenkrankheiten: chronische Glomerulonephritis, chronische rezidivierende Pyelonephritis u. ä. sowie das seltene Fanconi-Syndrom (Aminoacidurie, renale Glukosurie, Phosphatdiabetes).
- Chronische Intoxikationen: Alkoholabusus (und auch Alkoholentzugssyndrom), Nikotinabusus, Morphin- und Drogenabusus, chronische Bleiintoxikation.
- Endokrine Störungen: M. Addison. Hyperthyreose. Fortgeschrittene Hypophysenvorderlappeninsuffizienz (sog. Simmonds-Kachexie; DD zu Anorexie s. u. 2.) Läsionen des Hypothalamus bei Tumoren und Enzephalitis. Schlecht eingestellter Diabetes mellitus.

2. Untergewicht ohne organische Ursache

Konstitutionelle Magersucht bei leptosom-asthenischer Konstitution. Magersucht in der Pubertät. Psychogene Magersucht bei reaktiven und endogenen Depressionen. Anorexia nervosa (DD zu Hypophysenvorderlappeninsuffizienz: bei Anorexie ACTH-Test normal, keine Eosinophilie, keine Blässe, Sexualbehaarung erhalten).

3. Sonstige, seltene Ursachen

Lokalisierter Fettschwund bei progressiver Lipodystrophie.
Marfan-Syndrom: asthenische Konstitution mit Trichter- oder Hühnerbrust, hohem Gaumen, langen Extremitäten, Herzvitien, Arachnodaktylie.
Homozystinurie: Oligophrenie, Untergewichtigkeit, blonde Behaarung.

Fettsucht, Adipositas

I. Primär alimentär bedingte Fettsucht

- Mastfettsucht: Die Mastfettsucht infolge Überernährung macht 90–95% aller Adipositasformen aus. In Abhängigkeit von bestimmten Entwicklungsphasen kann eine Fettsucht bevorzugt auftreten; Beispiele: sog. Pubertätsfettsucht (z.T. mit verzögerter Sexualentwicklung als Pseudo-Fröhlich-Syndrom), Maternitätsfettsucht, klimakterische Fettsucht.
- Lipophile Dystrophie ist die gelegentlich nach längerer Unterernährung oder nach Magenresektion als überschießende Kompensation auftretende Adipositas.
- Längere, posttraumatische Immobilisierung oder starke Körperbehinderung (z.B. Amputation u.ä.) können die Entwicklung einer Fettsucht begünstigen.
- Vermehrter Fettansatz kann mehr oder weniger lokalisiert auftreten, z.B. als Vollmondgesicht, als Madelung-Fetthals, als v.a. abdominal lokalisierte Fettsucht beim sog. Fallstaff-Typ u.a.
  Gelegentlich führt eine Lipomatose im Abdominalraum, z.B. im Bereich der Ileozäkalklappe oder des Intestinaltrakts zu passageren unspezifischen Bauchschmerzen (Passagestörung des Darmes mit Ileus?).
  Lokalisierte Fettsuchtformen treten insbesondere bei Östrogen- und Glukokortikoidüberdosierung auf; bei letzterer ist charakteristischerweise Fett im Bereich des Stamms und im Nacken abgelagert.
- Asymmetrische oder lokalisierte Lipomatosen können mit schmerzhaften Fettansammlungen einhergehen (sog. Dercum-Lipomatose).

II. Endokrine Fettsucht

- M. Cushing bzw. medikamentöser Hyperkortizismus: Stammfettsucht, Büffelnacken, rote Striae, jedoch schlanke Extremitäten.
  Weitere endokrine Ursachen: Hypothyreose. Hyperinsulinismus. Kastrationsfettsucht, d.h. gonadale Unterfunktion (selten). Diabetes mellitus.
- Hypothalamische Fettsucht (selten):
  a. Dystrophia adiposogenitalis (Fröhlich-Krankheit): Beim Kind Kleinwuchs, verminderte Gonadotropinbildung (retardierte Sexualentwicklung), Hirndrucksymptome.

b. Erkrankungen des Hypothalamus beim Erwachsenen, z. B. Tumor, Encephalitis, Lues.
- Stein-Leventhal-Syndrom (dabei Adipositas nicht obligat): Hirsutismus bzw. Virilismus, polyzystische Ovarien mit anovulatorischen Zyklen und – teilweise – Androgenmehrproduktion.
- Morgagni-Morel-Syndrom (Variante der klimakterischen Fettsucht?): Adipositas, verbunden mit Hyperostosis frontalis; Hirsutismus, subklinischer oder klinischer Diabetes mellitus, Hyperthermie und Gefäßkomplikationen.
- Eine nicht auf Vermehrung des Körperfetts beruhende Zunahme des Körpergewichts wird bei vermehrter STH-Produktion beobachtet.

III. Seltene spezielle Syndrome

- Laurence-Moon-Biedl-Syndrom: postnatale allgemeine Adipositas, fakultativ Kleinwuchs. Polydaktylie. Retinitis pigmentosa. Debilität.
- Prader-Labhart-Willi-Syndrom: frühkindliche Adipositas, Hypogonadismus und Hypogenitalismus. Zwergwuchs. Fakultativer Diabetes mellitus.
- Mauriac-Syndrom: kindliche Adipositas bei ungenügend eingestelltem insulinbedürftigem Diabetes mellitus. Hepatomegalie. Wachstumsverzögerung.

Gynäkomastie

Eine Gynäkomastie kann einseitig oder doppelseitig auftreten. Bei ihrer Entstehung spielen lokale Faktoren (Steroidrezeptoren?), hypophysäre Faktoren (Prolaktin, STH, Gonadotropine) und Steroidhormone, besonders Östrogen, eine Rolle.
Die der Gynäkomastie zugrundeliegende Vermehrung von Brustdrüsengewebe muß jeweils abgegrenzt werden gegenüber der häufigeren Pseudogynäkomastie, bei der es sich lediglich um einen verstärkten Panniculus adiposus handelt. Dieser ist weicher zu tasten (Lipomastie) als die echte Gynäkomastie.
Wichtigstes Ziel muß es immer sein, einen neoplastischen Prozeß auszuschließen.

Gynäkomastie

1. Physiologische Gynäkomastie

- Im Präpubertätsalter des Knaben kann transitorisch eine (idiopathische) Gynäkomastie auftreten, die mit der Pubertät oder nach der Pubertät wieder verschwindet.
- Häufiger ist die physiologische oder transitorische Pubertätsgynäkomastie, die bei der Hälfte aller Knaben beobachtet wird und für die möglicherweise hereditäre Faktoren eine Rolle spielen. Meist ist sie nur linksseitig lokalisiert; bei einem Drittel der Patienten auch druckempfindlich. Gelegentlich persistiert sie über viele Jahre. DD: Klinefelter-Syndrom (s. unten).
- Involutionsgynäkomastie alter Männer.

2. Abnorme Gynäkomastie

- Maligne Erkrankungen: 1–2% aller männlichen Karzinome sind Mammatumoren. Sie entwickeln sich meist als einseitige Gynäkomastie, wobei der Tumor als derbere Resistenz palpabel ist.
  Beim jüngeren Mann kann die Gynäkomastie auf ein Chorionepitheliom oder ein Teratom hinweisen, die durch entsprechende Untersuchungen (Lokalbefund am Hoden), Bestimmung der Gonadotropine, des Beta-HCG u. a. auszuschließen sind. Seltener sind Nebennierenrindentumoren mit Östrogensekretion (feminisierende Nebennierenrindentumoren). Gelegentlich kann eine Gynäkomastie auch als paraneoplastisches Symptom bei Bronchialkarzinomen beobachtet werden.
- Auf Störungen des Hormonmetabolismus bzw. Katabolismus beruhen Gynäkomastien, die man bei chronischen Lebererkrankungen häufig, des weiteren bei Kachexie und in der Wiederauffütterungsphase sowie bei Patienten in chronischer Hämodialyse beobachtet. Auch die bei Hyperthyreose gelegentlich nachweisbare Gynäkomastie beruht auf einer hormonellen Dysfunktion.
  Die Gynäkomastie ist eine übliche Komplikation beim östrogenbehandelten Prostatakarzinom; sie kann auch unter Therapie mit Progesteron, Anabolika, Testosteron und besonders Methyltestosteron auftreten, ebenso unter Spironolactonbehandlung (z. B. bei einer Herzinsuffizienz).
  Doppel- oder einseitige Gynäkomastien treten gelegentlich nach Digitalisapplikation und, wenn auch seltener, unter der Behandlung mit INH, PAS, Reserpin, α-Methyldopa und Chlorpromazin auf.

- Die Gynäkomastie ist häufiges Symptom des Klinefelter-Syndroms (chromosomale Aberrationen mit XXY-Trisomie), das mit den Symptomen Testesatrophie, Sterilität, verzögerte Pubertät und gelegentlichem Eunuchoidismus einhergeht. Die Patienten sind groß gewachsen, haben lange untere Extremitäten, entwickeln frühzeitig eine Osteoporose und fallen durch einen Cubitus valgus auf.

Haut und innere Krankheiten

Abnorme Pigmentierung

I. Verstärkte Pigmentierung

Die Pigmentierung beruht auf einer vermehrten Ablagerung des braun bis braun-schwarzen Farbstoffs Melanin in der Haut. Die Intensität einer Pigmentierung ist konstitutionell bedingt; bei blassen Personen kann auch unter pathologischen Bedingungen (s. unten) eine Pigmentierung nur gering ausgeprägt sein oder fehlen.

1. Endogene Ursachen der Pigmentierung

- Endokrine Erkrankungen:
  a) Vermehrte ACTH- bzw. MSH-Sekretion bei M. Addison, nach Adrenalektomie, beim adrenogenitalen Syndrom und bei paraneoplastischer, ektoper ACTH- bzw. MSH-Produktion (Beispiel: Bronchialtumor). Die Pigmentierung kann fleckförmig oder diffus verteilt sein. Sie ist auch an den Schleimhäuten nachweisbar, z. B. Pigmentflecken an Lippen und Mundschleimhaut. Das Nagelbett ist stets frei. Bei M. Addison sieht man gelegentlich neben stärkerer Pigmentierung auch eine Vitiligo. Besonders ausgeprägt ist die Pigmentierung an den Mamillen und typischerweise auch an den Handlinien.
  b) Chloasma uterinum: fleckförmige, unregelmäßig begrenzte Pigmentierung, hauptsächlich an den belichteten Körperstellen. Das Chloasma kann während der Gravidität sowie unter Hormontherapie (s. unten) auftreten.
  c) Hyperthyreose: In einzelnen Fällen entwickelt sich eine diffuse oder fleckförmige Pigmentierung, die mit einer Vitiligo kombiniert sein kann.
- Stoffwechselerkrankungen.
  a) Akute intermittierende Porphyrie: meist nur gering ausgeprägte, diffus verteilte bräunliche Pigmentierung.

b) Porphyria cutanea tarda: bräunliche Pigmentierung und narbig abheilende Blasenbildung an den belichteten Stellen. Gesichtshaut oft livide verfärbt.
c) Hämochromatose: dunkelbraunes Pigment, das gewöhnlich nicht auf die belichteten Körperstellen beschränkt ist. In der Haut läßt sich Siderin nachweisen (Hautbiopsie), wodurch sich diese Pigmentierung vom Pigment der Leberzirrhose unterscheidet.
d) M. Gaucher: bronzefarbenes Kolorit.
- Andere innere Erkrankungen:
  a) Leberzirrhose (Melaninabbau gestört): Mehr oder weniger deutliche bräunliche Pigmentierung.
  b) Chronische Cholangitis und Cholestase: dunkle Pigmentierung verstärkt periorbital („masque biliaire"); gleichzeitig Xanthelasmen, die sich bevorzugt am inneren Augenwinkel entwickeln.
  c) Malabsorptionssyndrom: Pellagrapigmentierung bei Sprue, M. Whipple u. ä.
  d) Chronische Malaria mit dunkel schwarzbraunem Pigment.
  e) Chronische interstitielle Nephritis: bräunliche, unregelmäßig verteilte Pigmentierung. Gelegentlich chloasmaähnliche Pigmentverteilung. Evtl. Pigmentlarve ähnlich einer „masque biliaire."
  f) Vitamin B_{12}-Mangel: Pigmentierung, auch an der Schleimhaut nachweisbar.
  g) Lokale Pigmentierung nach Ulcus cruris, Lupus erythematodes disseminatus, Herpes zoster.
- Neubildungen:
  a) Ausgedehntes Melanosarkom: Neben den pigmentierten Melanomknoten kann sich auch eine diffuse Melanodermie entwickeln.
  b) Verstärkte Pigmentierung (blass-braun-grau) bei chronischer myeloischer Leukämie unter zytostatischer Behandlung.
  c) Urticaria pigmentosa: vermehrtes Auftreten bei Adenokarzinomen des weiblichen Genitaltrakts, aber auch (selten) bei anderen Tumoren.
  Mastozytose: Übergänge zur Urticaria pigmentosa möglich; dabei finden sich braun-gelbe, einzelne oder multiple Papeln mit Neigung zu Blasen- und Quaddelbildung. Infolge der Histaminfreisetzung können Bauchschmerzen mit Erbrechen, Tachykardie, Gesichtsrötung und Pruritus auftreten. Die Er-

krankung geht mit einer Hepatosplenomegalie und Anämie einher.
d) Hyperpigmentierung als paraneoplastische Reaktion bei Bronchial-, Pankreas- und Thymustumoren. Die Pigmentierung ist hierbei diffus oder herdförmig oder auch kleinfleckig über Haut und Schleimhäute verteilt.
e) Peutz-Jeghers-Syndrom: gutartige Polyposis des Darmes mit Pigmentflecken an Haut und Schleimhäuten, z. B. Lippen und Nasenfalten.
Cronkhite-Canada-Syndrom: Seltenere Erkrankung mit Polyposis des Kolons und verstärkter Pigmentierung.
f) Acanthosis nigricans: relativ seltene Störung mit asymmetrisch verteilten, gelblich-bräunlich-schwärzlichen Pigmentflecken und verrukösen Hautefloreszenzen, die u. a. in den Achselhöhlen, an Handrücken, Lippen und in der Genitalgegend sich entwickeln. Die Acanthosis nigricans wird bevorzugt bei Adenokarzinomen des Magen- und Darmtraktes sowie bei Leber- und Thymustumoren beobachtet.
- Sonstiges
  a) Recklinghausen-Neurofibromatose: fleckförmig begrenzte, oft landkartenartig verteilte, hellbraune Pigmentierung, die mit depigmentierten Hautarealen abwechseln kann (Café-au-lait-Flecken).
  b) Seltene Störungen: M. Albright: Polyostotische faserige Dysplasie (Knochenzysten), Pubertas praecox, Pigmentierung.
  Fanconi-Syndrom: graubraune Pigmentierung im Bereich von Achselhöhlen und Leistengegend, grau verfärbte Lippenschleimhaut, hyperchrome makrozytäre Anämie, Infantilismus und Mißbildungen.

2. Exogene Ursachen der Pigmentierung

- Physikalische Ursachen (Schleimhäute stets frei!): UV-Bestrahlung, Hitzemelanose nach Applikation von Wärmflaschen (fleckförmige Verteilung der Pigmentierung).
Riehl-Melanose: meist unregelmäßig verteilte Pigmentierung, ähnlich einem Chloasma, ausgelöst durch Überempfindlichkeit gegenüber Cremes, Ölen und Parfumen.
Epheliden.
Vagantenhaut.

- Medikamentös bedingte Pigmentierung:
  a) Diffuse oder meist fleckförmige, chloasmaähnliche Pigmentierung bei Behandlung mit Ovulationshemmern oder ACTH.
  b) Pigmentierung bei zytostatischer Behandlung, z. B. bei chronisch-myeloischer Leukämie. Die Pigmentierung ist oft periorbital verstärkt. Eine strichförmig verteilte Pigmentierung wird gelegentlich bei Bleomycinapplikation beobachtet.
  c) Nichtmelaninhaltige Pigmentierung.
  Resochin: ikterische Verfärbung der Haut mit Ausnahme des Nagelbetts. Hydantoin, Phenacetin und Phenothiazin: braune bzw. blaugraue Pigmentierung, die gelegentlich fleckförmig verteilt ist.
  Karotin (Karotten, Vitamine): orangefarbene Pigmentierung.
- Schwermetalle:
  Gold: graue bzw. graubläuliche Pigmentierung (Chrysiasis), z. B. nach Goldbehandlung.
  Silber: blaue bzw. schiefergraue Pigmentierung mit Verfärbung der Skleren (Argyrie).
  Arsenmelanose.
  Blei: blauschwarze Pigmentierung der Haut und schwarzer Gingivalsaum.
  Quecksilber und Wismut.
- Vitaminmangel:
  B_{12}Avitaminose: gelegentlich blaß-braungraue Pigmentierung.
  Pellagra: Nach vorausgehendem Erythem entwickelt sich eine braunschwarze Pigmentierung, die v. a. am Hals lokalisiert ist (Casal-Halsband).

II. Depigmentierung

- Angeborener Pigmentmangel (Tyrosinasemangel?).
  Albinismus: universelle Depigmentierung mit Pigmentmangel des Auges (rötliche Pupillen) und anderen Anomalien.
  Umschriebener Albinismus: lokale Depigmentierung bzw. Pigmentmangel einzelner Haarsträhnen.
  Pigmentinkontinenz.
- Vitiligo:
  Unregelmäßig begrenzte Depigmentierung. Gehäuftes Vorkommen bei chronisch-atrophischer Gastritis, B_{12}-Mangel, Diabetes mellitus, Hyperthyreose, M. Recklinghausen, Uveoenzephalitis und uveokutanes Syndrom.

Bei Porphyrie und M. Addison ist die verstärkte Pigmentierung gelegentlich mit einer Vitiligo kombiniert.
- Endokrine Pigmentarmut:
Hypophysenvorderlappeninsuffizienz: alabasterweiße Haut.
Myxödem: blasse, leicht gelbliche, runzlige, pastöse, trockene Haut mit Xanthombildung. Verlust der lateralen Augenbrauen.
- Exogene Ursachen:
Organische Substanzen wie Resochin (Depigmentierung der Haare) bzw. externe Applikation von Phenolen und Katecholen.
- Seltene hereditäre Syndrome.
Chediak-Higashi-Syndrom: Depigmentierung, aschfarbene Haare. Leukozytendysfunktion mit schwerer Störung der Infektabwehr.
Phenylketonurie.
Ahornsirupkrankheit.
Kinkyhair-disease.
Mafucci-Syndrom: Vitiligo, verbunden mit Dyschondromatose und multiplen Angiomen.
- Leukoderme (Depigmentierung nach vorausgehender Hauterkrankung): Lues („Halsband der Venus"), Psoriasis, Pityriasis versicolor, Lepra, Lichen sclerosis et atrophicans.

Hautsymptome bei inneren Krankheiten

(außer Pigmentanomalien)

I. Hautfarbe

- Blässe der Haut und – meist – auch der Schleimhäute:
  a) Chronische Eisenmangelanämie: Dabei häufig weitere Epitheldefekte wie Rhagaden der Mundwinkel, Atrophie der Mundschleimhaut und Zunge, Nagel- und Haarwachstumsstörungen. Plummer-Vinson-Syndrom.
  b) Vitamin B_{12}-Mangel: blasse, eher strohgelbe Hautverfärbung infolge der gleichzeitigen leichten Hämolyse. Weitere Symptome wie unter a.
  c) Myxödem und Hypophysenvorderlappeninsuffizienz.
  d) Chronische Niereninsuffizienz: blasse, leicht bräunlich oder gelblich pigmentierte Haut, Ablagerung von Harnsäurekristallen, evtl. Ödem.

- Rötung bzw. Zyanose:
  a) Hypertonus („roter Hochdruck") mit geröteter bzw. rotzyanotischer Haut, besonders des Gesichts. Gerötete Konjunktiven.
  b) Polyzythämie und Polyglobulie: Gesichtsrötung mit lividem Unterton und verstärkter Gefäßzeichnung, erweiterte Konjunktivalgefäße, rot-zyanotische Akren und Ohren.
  c) Mitralstenose: verstärkte Rötung (mit Zyanose) besonders der Wangen (Mitralbäckchen).
  d) Rubeosis faciei bei Diabetes mellitus: Verfärbung besonders der Wangen. *Beachte:* keine vermehrte Gefäßzeichnung.
  e) M. Cushing: Vollmondgesicht, evtl. Pigmentierung an den Handgelenken und rote Striae.
  f) Karzinoid mit Flush: flüchtige, fleckförmige Hautrötung mit Hitzegefühl, besonders im Gesicht, an Brust (Halsausschnitt) und Oberarmen. Bei Ausdehnung des Erythems entwickeln sich ein mehr purpurner Farbton und u. U. eine ödematöse Schwellung der Lippen und Augenlider. Verstärkter Tränenfluß. In späteren Stadien persistiert eine Dauerzyanose mit Venektasien.
  Differentialdiagnostisch ist ein Pseudoflush bei Urticaria pigmentosa abzugrenzen (Färbung hellrot; Flush hält länger an und hinterläßt Pigmentierung).
  g) Erythemepisoden bei Frauen mit verstärkter vegetativer Labilität bzw. im Klimakterium. Verteilung und Entwicklung des Erythems ähnlich dem Karzinoidflush.
  h) Erytheme nach Hitze oder Kälte, bevorzugt an den Akren.
  i) M. Raynaud und Raynaud-Syndrom: Zyanose der Akren, verstärkt bei Streßbelastungen bzw. in der Kälte.
  j) Alkoholismus: Gesichtsrötung mit Venektasien, verstärkte Zeichnung der Konjunktivalgefäße.
  k) Lokalisierte Erytheme in Form des Palmar- und Plantarerythems bei Lebercirrhose bzw. chronischer Hepatitis, – oder bei Gesunden.
  l) Einseitige Rötung bzw. rotzyanotische Verfärbung der Extremitäten nach apoplektischem Insult.
  m) Dermatomyositis: rötlich-livide Verfärbung der Haut, besonders periorbital (Lila disease), nicht selten verbunden mit verstärkter Ödemneigung.
  n) CO-Intoxikation.
- Erythrodermie: universelle starke Rötung, evtl. exfoliierend mit Juckreiz:

a) Sekundär bei Mykosis fungoides, chronischer lymphatischer Leukämie, M. Hodgkin, nach Chinin- oder Quecksilberapplikation.
b) Sézary-Syndrom: malignes Lymphom (T-Zell-Lymphom) mit exfoliierender Erythrodermie, verstärktem Pruritus, Alopezie, Nageldystrophien und einer ausgeprägten Splenomegalie.
c) Erythrodermie als relativ seltene paraneoplastische Reaktion bei bösartigen Tumoren.
- Ikterische Hautverfärbung:
  a) Hepatitis und chronische Lebererkrankung, besonders Erkrankungen mit Cholestase. Bei chronischer Cholestase gelbgrünliche Pigmentierung der Haut.
  b) Hämolytische Anämien.
  c) Resochinablagerung. Dabei Nagelbett frei.
  d) Partielle Verfärbung (kein Bilirubin) in Form von Café-au-lait-Flecken bei Endocarditis lenta, gelegentlich auch beim Phäochromozytom.

II. Hautturgor

- Hautödeme s. S. 122, 211.
- Schlaffer Hautturgor bei Flüssigkeitsverlust, z. B. Dehydratation infolge von Erbrechen oder Durchfällen (s. S. 132, 156). Die Hautfalten bleiben nach dem Abheben stehen.
- Derbe, harte und auf der Unterlage nicht verschiebliche, gespannte Haut bei Sklerodermie. Haut eher glänzend, braunrot oder alabasterfarben. Zyanotische Akren, evtl. mit Nekrosen. Charakteristisches Maskengesicht u. a.
- Scleroderma adultorum: postinfektiös auftretende Infiltration der Haut am Hals, nicht an den Akren. Reversible Störung.
- Pastöse Haut bei Myxödem, chronische Nephropathien. Beim zirkumskripten prätibialen Myxödem ist die Haut runzlig wie Apfelsinenschalen. Keine Dellenbildung.
  Derbe Infiltration des Unterhautbindegewebes bei Amyloidose.
- Ehlers-Danlos-Syndrom (selten): hyperelastische, samtartige, überdehnbare, jedoch nicht schlaffe Haut („Gummihaut"). Die Haut ist leicht verletzlich („Zigarettenpapier"). Die Gelenke sind überstreckbar. Es besteht eine Neigung zu Hernienbildung, Divertikeln, Blutungen in die Haut und in den Darm (brüchige Gefäße). Die Skleren haben einen blauen Unterton. Oft besteht eine Ptosis.

III. Gefäßveränderungen

- Teleangiektasien:
  a) Besenreiservenen: kutane Venektasien, v. a. als Frühsymptom einer venösen Stauung, z. B. im Bereich der (medialen) Fußknöchel und am distalen Oberschenkel.
  b) Sahli-Venenkranz: Lokalisation an der unteren Thoraxapertur in Höhe der 6.–8. Rippe, v. a. bei Lungenemphysem, Mediastinaltumoren, Leberzirrhose (hier gelegentlich nur rechtsseitig).
  c) Spider naevi bei chronischen Lebererkrankungen: häufige Lokalisation an der oberen Thoraxapertur, im Gesicht und an den Handflächen.
  d) M. Osler (Teleangiektasia hereditaria): leicht verletzliche Teleangiektasien an Haut und Schleimhäuten, z. B. Nase, Magen-Darm-Trakt (gastrointestinale Blutungen!).
  e) Hippel-Lindau-Syndrom (selten): polytope, angioblastische Mißbildungen im Bereich von Kleinhirn, Rückenmark und Retina. Anfallsweise Kopfschmerzen, zentral-nervöse Störungen, Retinatumoren. Gelegentlich kombiniert mit Pankreas-, Leber-oder Nierenzysten.
  f) Sturge-Weber-Syndrom (selten): halbseitiger Gefäßnaevus, v. a. im Bereich des Trigeminus und des Gehirns (Angiomatosis cerebrocutanea). Kongenitales Glaukom. Epileptiforme Anfälle. Weitere interne Mißbildungen.
- Hämangiome.
  a) Angioma senile: stecknadelkopfgroße, rötliche Fleckenbildung bei älteren Menschen. Bevorzugte Lokalisation am Rumpf.
  b) Gummibläschennaevus: blaue, bis erbsgroße blasige Angiombildung mit verstärkter Blutungsneigung.
  c) Kasabach-Merritt-Syndrom (selten): Hämangiome mit Neigung zu Verbrauchsthrombozytopenie bzw. -koagulopathie.
  d) Kavernöses Hämangiom der Haut und des Darmes.

IV. Xanthome

- Plane Xanthome: gelblich gefärbte, flächenhafte Effloreszenzen, die hauptsächlich in den Beugefalten der Fingergelenke oder in der Achselhöhle lokalisiert sind. Vorkommen bei Hyperlipoproteinämien Typ II und III, sowie bei der biliären Zirrhose.

- Tuberöse Xanthome: linsen- bis pflaumengroße tumoröse Gebilde an den Streckseiten der Gelenke (z. B. Ellbogen- oder Kniegelenke). Vorkommen bei Hyperlipoproteinämien Typ II und III. Differentialdiagnostisch sind echte Gichtknoten und Rheumaknoten abzugrenzen.
- Eruptive Xanthome: bis linsengroße, gelbliche, evtl. juckende Effloreszenzen. Vorkommen bei Hyperlipoproteinämie Typ I und V sowie als passagere Störung bei alkoholischer oder diabetisch induzierter Triglyceridvermehrung.
- Xanthelasmen: hauptsächlich an den Augenlidern (medialer Augenwinkel) auftretende, stecknadel- bis erbsgroße gelbliche fleckförmige Xanthome. Vorkommen bei chronisch leberkranken Patienten (besonders bei Cholestase), bei Diabetes mellitus, aber auch bei Gesunden. Xanthelasmen beim Jugendlichen sind stets pathognomonisch.

V. Sonstige Hautveränderungen bei inneren Krankheiten

- Mikroembolien bei Endocarditis lenta bzw. anderen septischen Prozessen: meist fleckförmige, bis etwa stecknadelkopfgroße, rötliche oder rot-cyanotisch verfärbte plötzlich aufschießende Effloreszenzen, v. a. an den Akren (Nagelbett!).
- Mundwinkelrhagaden: Eisenmangel, Vitamin B_{12}-Mangel, Subacidität oder Anacidität des Magensaftes.
- Hämorrhagische Diathesen verschiedener Ätiologie: s. S. 49.
- Erythema nodosum: Auftreten v. a. bei M. Boeck, rheumatischem Fieber, Colitis ulcerosa, M. Crohn, Tuberkulose bzw. nach Applikation von Sulfonamiden, Jod oder Chrom.
- Differentialdiagnose:
  a) Panarteriitis nodosa: Schmerzhafte, meist kleinere Knotenbildungen in der tiefen Hautschichten und in der Muskulatur.
  b) Nodöse Vaskulitis (allergische Vaskulitis): ähnliche Symptomatik wie bei Panarteriitis. Auslösung durch Medikamente. Betroffen sind meist tiefere Hautschichten.
  c) Weber-Christian-Krankheit: febrile, knotige Pannikulitis.
- Erythema exsudativum multiforme: Exanthem mit kokardenförmigen Herden, in denen sich zentral Blasen bilden können. Bevorzugte Lokalisation Streckseiten der Extremitäten. Weitere Symptome: Fieber, Abgeschlagenheit, Gelenkschmerzen (DD: Behçet-Syndrom, s. S. 240).

Ursachen: idiopathisch, nach Virusinfektion, als Reaktion auf Medikamente oder (selten) symptomatisch bei Magen-Darm-Erkrankungen, Typhus, rheumatischem Fieber, Colitis ulcerosa, M. Bang, Mumps.
- Lyell-Syndrom: großflächige Epidermolyse, besonders im Bereich der Akren (handschuhartige Ablösung der Epidermis), Ausfall der Nägel. Fieber, evtl. Somnolenz. Ursachen: Hyperergisierung durch Medikamente, z. B. Sulfonamide, oder virale Infekte. Bei Kindern Allergie auf Staphylokokkentoxin. DD: Verbrühung der Haut, Erythema exsudativum multiforme, Stevens-Johnson-Syndrom, akuter Pemphigus, Behçet-Syndrom.
- Erythema anulare: rheumatisches Fieber, besonders bei Jugendlichen. DD: Penicillinallergie bei der Behandlung des rheumatischen Fiebers.
- Acrodermatitis atrophicans: bläulich-livide Ulnar- bzw. Jugularstreifen mit Atrophie der Haut und durchscheinenden Gefäße. Bei Karzinomen oder im höheren Alter auftretende Hautveränderungen.
- Lupus erythematodes disseminatus mit charakteristischer schmetterlingsförmiger Verteilung der rotvioletten Effloreszenzen an den Wangen.
- Dermatomyositis: rotviolette Pigmentierung, v. a. an den Oberlidern (Lilakrankheit). Gleichzeitig ödematös aufgedunsenes Gesicht. Vermehrtes Vorkommen bei Karzinomen (Bronchial-, Ovarial-, Mamma- und gastrointestinale Karzinome).

Pruritus

Pruritus ist ein häufiges Symptom, dessen Ursache oft nicht faßbar ist und das nicht selten keinerlei pathognomonische Bedeutung besitzt. Gelegentlich findet man eine gewisse Beziehung zu Phasen hormoneller Umstellung, so z. B. beim häufigen Pruritus in der Gravidität, während der Menstruation oder im Klimakterium.
In der Regel wird ein Pruritus, gleichgültig welcher Ursache, in der Wärme und bei vermehrter Anspannung stärker empfunden. Eine Ausnahme bildet der Pruritus hiemalis, der bei Kälteexposition entstehen kann.

Pruritus

I. Generalisierter Pruritus

- Cholestase bzw. Vermehrung der Gallensäuren im Plasma: Cholestatischer Ikterus bei Gallenwegserkrankungen, besonders bei der sklerosierenden Cholangitis, bei der biliären Zirrhose und bei den verschiedenen Formen der Hepatitis.
Cholestatisch wirkende Medikamente, z. B. Phenothiazin, Kontrazeptiva, Chlorpromazin u..
- Blutkrankheiten:
M. Hodgkin und, seltener, maligne Lymphome. Sézary-Syndrom, Mykosis fungoides. Polycythaemia vera bzw. ausgeprägte Polyglobulie.
Seltener Pruritus bei akuter Leukämie, bei Osteomyelofibrose und chronischen Leukämien.
- Stoffwechselkrankheiten:
Diabetes mellitus; hier besonders auch lokaler Pruritus (s. unten). Gicht. Karzinoid. Vitamin A-Mangel.
Hypo- und Hyperthyreose. Hyperparathyreoidismus und chronische Nephropathie.
Eruptive Xanthome mit Pruritus bei Hyperlipoproteinämien I und V, sowie bei der alkohol- und diabetesinduzierten Triglyceridämie.
- Sonstiges:
M. Still. Sjögren-Syndrom.
Paraneoplastischer Pruritus bei Bronchial-, Pankreas-, Magen-, Darm- und Mammakarzinomen.
Pruritus senilis beim älteren Menschen.
- Exogen bedingter Pruritus:
Überempfindlichkeit gegenüber Medikamenten, z. B. allergische Reaktionen auf Ampicilline u. ä.
Fraglich allergisch bedingte Reaktionen auf Morphin, Allopurinol. Verstärkung eines Pruritus durch Genuß starker Gewürze, Alkohol, Kaffee.
- Dermatosen:
Urticaria (Kälteurticaria, Hautallergosen), Urticaria pigmentosa, Ekzeme, Mykosen, Psoriasis u. a.
- Psychisch bedingter Pruritus:
Neurodermatitis. Sog. Zoonosenwahn.

II. Lokaler Pruritus

Verstärkter Pruritus bei Diabetes mellitus, cholestatisch bedingtem Pruritus, allergischen Hautreaktionen.
Weitere Ursachen:
- Anogenitaler Pruritus. Ursachen: Hämorrhoiden, Analfissur und Fisteln, Diarrhö, alkalischer Stuhl, Polypen, Mazeration der Haut, Wurmerkrankungen, Mykosen; Prostatitis.
DD: Prostalgia fugax: Brennen und Spasmen oberhalb des Afters, die anfallsweise auftreten und einige Minuten andauern.
- Vulva: Kraurose, Leukoplakie, Östrogen- oder Vitamin A-Mangel. Entzündungen.

Störungen des Haarwachstums

I. Hypotrichose-Alopezie

- Senile Alopezie bei Mann und Frau:
Haarausfall bzw. Alopezie nach Gravidität und während der Stillperiode. Chronische Fieberzustände, Kachexie.
Lues II, postinfektiöser Haarausfall, z. B. nach Typhus.
- Endokrine Störungen:
Myxödem (Ausfall der lateralen Augenbrauen, DD: Lues).
Hyperthyreose mit diffuser oder lokaler Alopezie, Autoimmunthyreoiditis.
Hypophysenvorderlappeninsuffizienz.
Seltener bei Hyperkortizismus und bei M. Addison (bei Frauen).
- Exogen bedingter Haarausfall bzw. Hypotrichose:
Zytostatische Behandlung, Strahlentherapie, Isotopenapplikation, Schwermetallintoxikation (Thallium, Quecksilber, Blei, Arsen).
Medikamente: Dicumarol, Heparin, Thyreostatika.
Mangelzustände: Kalzium- und Eisenmangel.
- Seltenere Störungen:
Myotone Dystrophie mit Stirnglatze.
Cronkhite-Canada-Syndrom (intestinale Polyposis, Störungen des Haarwuchses, Pigmentanomalien, Atrophie der Nägel).
- Spezielle endokrinologische Syndrome (selten):
Turner-Syndrom: gonadale Dysgenesie bei Frauen. Pterygium, Vogelkinn, Minderwuchs, Cubitus valgus, Lymphödem und andere Defekte.

Testikuläre Feminisierung: weiblicher Habitus, fehlende Schambehaarung, Genitalanomalien.
Klinefelter-Syndrom: phänotypisch männliche Patienten mit XXY-Typ. Hypogonadismus, Gonadotropine vermehrt, Androgene vermindert. Gynäkomastie, Muskelschwäche. Spärlicher Haarwuchs. Dysplasie.

II. Hypertrichose – Hirsutismus – Virilismus

1. Hypertrichose

- Definition: Verstärkter Haarwuchs im Bereich des ganzen Körpers, ohne Verstärkung der Sexualbehaarung.
- Ursachen:
  Idiopathische Hypertrichose als konstitutionell bedingte Variante.
  Medikamentös bedingte Hypertrichose durch Antikonzeptiva, Androgene, Anabolika.
  Hypertrichose als seltene paraneoplastische Reaktion.
  Zirkumskripte Hypertrichose bei erythropoetischer Porphyrie.
  Hungerzustand und Kachexie.

2. Hirsutismus

- Definition: männlicher Behaarungstyp mit entsprechender Zunahme der Körper-, Sexual- und Gesichtsbehaarung.
- Ursachen wie oben: außerdem: vermehrte Androgenproduktion bzw. erhöhte Reaktion der Haut auf Androgene.
  M. Cushing, Akromegalie.
  Ovarialtumoren mit vermehrter Androgenproduktion.
  Stein-Leventhal-Syndrom: Hirsutismus mit Oligo- oder Amenorrhö, Sterilität, Adipositas und Akne bei polyzystischem Ovarial- bzw. Nebennierenrindentumor.

3. Virilismus

- Definition: Hirsutismus mit zusätzlichen Zeichen einer vermehrten Androgenproduktion wie Klitorishypertrophie, tiefe Stimmlage, Regression der sekundären weiblichen Geschlechtsmerk-

male. Vermehrte Talgdrüsenproduktion, Verstärkung der Muskulatur. Männlicher Habitus.
- Ursachen:
  Virilisierende Ovarialtumoren.
  Kongenitale adrenale Hyperplasie mit fehlerhafter Kortisolsynthese und dementsprechend verstärkter Bildung von Präkursoren (Androgene!) mit konsekutiver verstärkter ACTH-Produktion (21-Hydroxylase-Defekt).
  Erworbenes adrenogenitales Syndrom (bei Nebennierenrindentumoren oder -hyperplasie).

Sachverzeichnis

Die im Gegenstandskatalog (GK4) angegebenen Leitsymptome
sind durch Fettdruck hervorgehoben

Abdomen, akutes 140
Abdominalschmerzen 132, 136, 139 ff., 158, 219
–, plötzliche 140
Abdominalbeschwerden bei Stoffwechselerkrankungen 154, 219
– bei Thoraxerkrankungen 154
Abwehrspannung, abdominale 140
Acrodermatitis atrophicans 121, 324
Acrozyanose 40, 121
Achalasie 69, 130
Adams-Stokes-Anfall 89 ff., 94
Addison-Krise 291 f.
Adenom, autonomes 304 f.
Adipositas 311 ff.
Adynamie 18 f., 40 ff., 216 f.
Agranulozytose 14
Albumin-Verminderung 60
Alkalose, metabolische 215
–, respiratorische 215
Alopezie 326 f.
Amöbenruhr 161
Amyloidose 168, 191
Anämie 14, 19, 39 ff.
–, Allgemeinsymptome 40
–, aplastische 42
–, hämolytische 44 ff., 177
–, Hautkolorit bei 39
–, hypochrome 42
–, immunhämolytische 46
–, makrozytäre 43
–, megaloblastäre 43
–, mikroangiopathische hämolytische 46

–, normochrome 42 f.
–, Serum-Eisen bei 19, 41 f.
–, Schleimhautveränderungen bei 39
–, Störungen des Nervensystems bei 40 f.
–, Stuhlfarbe 40
Anasarka 211
Anfälle, synkopale 294 ff.
–, zerebrale 285 f.
Angina abdominalis 115
Angina pectoris 67
Angiohämophilie 50
Anlaufschmerzen 233, 240 f.
Anorexie 127
Anorexia nervosa 134
Anurie 202 ff.
Anzapfsyndrom, aorto-iliakales 106, 115, 153
Anzapfsyndrom, Subklavia 106, 113
Aortenaneurysma 34, 68, 153
Aortenbogensyndrom 273
Aortenisthmusstenose 103 f.
Appetitlosigkeit 21, 127
Appendizitis 149
Armvenenthrombose, akute 123
Arrhythmie 92 ff., 216
Arrhythmie, absolute 93
Arteriosklerose 118, 281
Arthralgien 6 ff., 16, 233 ff.
– bei Autoimmunkrankheiten 240
– bei Infekt 238 f.
– bei Stoffwechselkrankheiten 241 f.

Arthritis bei Psoriasis 235, 238
Arthritis mutilans 236
Arthritis urica 241
Arthritis, rheumatoide 235 ff.
Arthrose 240 ff.
Asthma cardiale 84
Aszites 35, 171 ff., 211
–, chylöser 172 f.
–, entzündlich bedingter 172
Atemfrequenz 212 ff.
Atemzentrum, Schädigung des 82
–, Stimulation des 82, 212
Atmung, periodische 81
Atmungsorgane 64 ff.
Auswurf 75 ff.
Autoimmunerkrankungen 15, 23, 53, 168, 240
Azetonurie 286
Azidose, metabolische 213 ff.
–, respiratorische 214

Bakteriämie 4
Bandscheibenvorfall 251
Basilarismigräne 272
Basophilie 24
Bauchwand, Schmerzen der 155 f.
Behçet-Syndrom 15, 240
Beinvenenthrombose, tiefe 122 f.
Bence Jones-Plasmozytom 61, 205
Besenreiservenen 124
Bewußtsein, akute Störungen des 280 ff.
Bilirubin, Vermehrung von direktem 178 f.
Bilirubin, Vermehrung von indirektem 176 f.
Bilirubinkonjugation, Störungen der 178
Bilirubinsekretion, hereditäre Störungen der 179
Bilirubinurie 174 f.
Bing-Horton-Syndrom 272

Biot-Atmung 81
Block, atrioventrikulärer 94
–, sinuatrialer 94
Blut 22 ff.
Blutsenkungsgeschwindigkeit (BSG) 41, 62 ff.
Blutstühle 43, 49, 105, 135 ff., 157, 163
Blutungen, flächenhafte 49, 52
–, **gastrointestinale** 43, 49, 105, 135 ff., 163
–, perianale 138
–, petechiale 49
Blutungsübel 49 ff.
–, erbliche 50
Blutungszeit 51
Bornholmer-Krankheit 65, 70, 247
Bouchard-Knoten 241
Bradykardie 9, 94 f., 216
Brechdurchfall 158
Bronchialsystem, Blutungen aus dem 77 f.
Bronchialkarzinom 74, 77, 110
Bronchiektasen 75, 77
Bronchitis 74 f.
Bronchusadenom 77
BSG-Beschleunigung 62 ff.
Budd-Chiari-Syndrom 145, 172
Burning feet-Syndrom 255
B-Zell-Lymphom 30

Cauda equina-Syndrom 251
Check-valve-Mechanismus 75
Cheyne-Stokes-Atmung 81 f.
Cholangitis 187 f.
Cholelithiasis 144 ff., 187 f.
Cholera 160
Cholestase, extrahepatische 187
–, intrahepatische 186 f.
–, mechanische 188
Cholezystitis 145, 187
Chondrokalzinose 242
Chorionepitheliom 313
Clusterkopfschmerzen 272
Claudicatio intermittens 111 f.

Sachverzeichnis

Colitis ulcerosa 138, 150, 163f., 237, 252
Conn-Syndrom 101, 215, 262
Cor pulmonale 109
Courvoisier-Zeichen 188
Coxsackie B-Infektion 70
Cushing-Syndrom 102

Dämmerzustände 285f.
Darmblutungen 135ff.
Darmentzündungen 149f.
Darmgrippe 160
Darminfektionen 9f., 159ff.
Dehydratation, hypertone 17, 208f.
–, hypotone 208
–, isotone 207
Depigmentierung 318f.
Dermatomyositis 131, 191, 240, 259, 324
Diabetes insipidus 200f.
Diabetes insipidus, renales 201
Diarrhö 9f., 35, 105, 156ff., 207f.
–, agastrische 162f.
–, akute 157f.
–, blutige 138f.
–, chologene 165
–, falsche 165
–, fieberhafte 158
–, paradoxe 169
–, wäßrige 163
– bei Allergien 161f.
– bei enterogenen Infektionen 159ff.
– bei Immunerkrankungen 168
– bei Intoxikationen 161f.
– bei Parasitosen 161
– bei Stoffwechselerkrankungen 167f.
Dickdarmdurchfälle 159
Dickdarmileus 148
Digiti mortui 121
Divertikulitis 150
Drogenikterus 185f.
Druck, hydrostatischer 209f.
–, onkotischer 210

Drug-fever 17f.
Dubin-Johnson-Syndrom 179
Dünndarmileus 148
Dumping-Syndrom 144
Durchblutungsstörungen 40, 111ff., 115ff.
–, akute 115ff.
–, arterielle 111ff.
–, arteriosklerotische 118
–, chronische 117ff.
–, venöse 122ff.
–, zerebrale 113f., 295
– bei Verschluß der Aorta 112f.
– der Abdominalgefäße 115, 138, 167
– der Beckengefäße 112f.
– der oberen Extremitäten 113f.
– der unteren Extremitäten 111f.
Durst 40, 206ff.
Dysarthrie 129
Dysphagia lusoria 130
Dysphagie 110, 128ff.
Dyspnö 66, 81ff.
–, kardiale 84
–, pulmonale 82f.
Dysproteinämie 60
Dystonie, vegetative 305
Dysurie 202

Effort-Syndrom 68
Einflußstauung 33
Eiweißverlust 59
Eklampsie 204
Elephantiasis 125
Embolie, arterielle 115ff.
Endangiitis s. Thrombangiitis
Endokrine Krankheiten 302ff.
Enteritis 159ff.
Enteritis necroticans 160
Enteropathie, exsudative 59
Enteropathie, glutensensitive 165
Entfieberung, kritische 2
–, lytische 2

Entzügelungshochdruck 113
Enzephalitis 6, 285
Eosinopenie 26
Eosinophilie 23 f.
EPH-Syndrom 289
Erbrechen 132 ff., 215
–, zerebrales 134
– bei Erkrankungen des Gastrointestinaltraktes 132 ff.
– bei Infektionen 134
– bei Intoxikation 135
Erschöpfungszustand 20
Erythema anulare 234, 324
Erythema exsudativum multiforme 323
Erythrodermie 320 f.
Erythromelalgie 122
Erythropoese, Störungen der 42 f.
Erythroprosopalgie 272
Erythrozyturie 195 ff.
Exantheme 7 ff., 319 ff.
Exophthalmus 307 ff.
–, endokriner 308
– bei orbitalen und periorbitalen Krankheiten 308 f.
Exsikkose 206 ff.
Extrasystolen, supraventrikuläre 92
–, ventrikuläre 93
Extremitätenschmerzen 254 ff.
Extremitätenschwellung s. Ödem
Ewing-Sarkom 231
EZV-Abnahme oder Zunahme 206 ff.

Febris hyperergica 4
Felty-Syndrom 237
Fettembolie 283
Fettleber 184 f., 186
Fettsucht 311 ff.
–, alimentär bedingte 311
–, endokrine 311
–, hypothalamische 311
Fibrose, retroperitoneale 253
Fieber 1 ff.

–, biphasisches 3
–, intermittierendes 2
–, inverses 2
–, periodisches 4
–, remittierendes 2
–, rezidivierendes 3
–, rheumatisches 234 f.
–, rhythmisches 3
–, undulierendes 3
Flush 320
Fötor 280 ff.

Gallenkolik 143 f.
Gamma-GT 174 f.
Gammopathie, monoklonale 61
Gefäßerkrankungen, abdominale 152 ff.
–, entzündliche 15
Gelenkblutungen 49 f., 52
Gelenkschmerzen 233 ff.
Gelenke, Infektionen der 238
Gelenkrheumatismus, akuter 234 f.
Gelbfieber 183
Gewichtsverlust 127
Gibbus 245
Gicht 17, 205, 233, 235
Gichtknoten 233
Gichtnephropathie 205
Gliederschmerzen 7, 233 ff.
Globusgefühl 131 f.
Glomerulonephritis 190, 196
Glomerulosklerose, diabetische 191
Glomustumor der Finger 122
Glottis-Ödem 84
Goodpasture-Syndrom 191, 196
Granulozytopenie 25 f.
Gynäkomastie 312 ff.
Gynäkomastie, abnorme 313
–, physiologische 313

Haarausfall 326 f.
Haarzell-Leukämie 30
Hämangiome 322
Hämarthros 49, 243

Sachverzeichnis

Hämatemesis 135 ff.
Hämatom 49 f., 52
–, epidurales 284
–, subdurales 284
Hämaturie 195 ff.
Hämiglobinzyanose 86
Hämobilie 138
Hämochromatose 316
Hämoglobinopathien 44 f.
Hämoglobinurie 40, 199 f.
Hämoglobinzyanose 85 f.
Hämolysine 45 f.
Hämophilie 50
Hämoptyse 49 f., 76 ff.
Hämorrhagische Diathese s. Blutungsübel
Halsrippen 114
Halsvenenstauung 108 ff.
Handhämatom, paroxysmales 57
Harninkontinenz 202
Harnverhaltung 152
Hartspann 247
Hautblässe 319
Hautfarbe 319 ff.
Hautrötung 320
Hautturgor 207 ff., 321
Hautzyanose 320
Head-Zonen 70
Heberden-Knoten 241
Heerfordt-Syndrom 16
Heiserkeit 33
Hepatitis, akute 180 f.
–, chronische 182 f.
–, granulomatöse 183
–, lupoide 183
–, Immunologie 182 f.
–, Virusserologie 180 f.
Hepatomegalie 38, 145, 172 ff., 180 ff., 186 ff., 289 f.
Hernien 151
Herpes simplex 9
Herpes zoster 70
Herzbeschwerden, funktionelle 67
Herzkrankheit, koronare 67, 90 ff.

Herzrhythmusstörungen 88 ff.
Herzsyndrom, hyperkinetisches 103
Hiatushernie 69
Hiatus leucaemicus 23
Hirnembolie 282 f.
Hirninfarkt 281 f.
Hirsutismus 327
Histaminkopfschmerz 272
Hitzestau 1
HLA B-27 237
Hochdruck s. Hypertonie
Hochdruckkrisen 99 f.
Hodentumoren 198
Horner' Syndrom 110, 307
Horton-Riesenzellarteriitis 15, 120, 273
Husten 64 f., 72 ff.
–, bitonaler 72
–, Krupp-Husten 72
–, kupierter 74
–, pharyngealer 72
Hustenparoxysmen 72
Hustenschlag 75, 295
Hydrarthros, intermittierender 239
Hyperabduktionssyndrom 114
Hyperadduktionssyndrom 114 f.
Hyperaldosteronismus 101
Hyperfibrinolyse 57
Hyperhydratation, hypotone 210, 211
–, isotone 209 f.
Hyperkaliämie 215 f., 219 f.
Hyperkalzämie 17
Hypermagnesämie 225 f.
Hypernephrom 197
Hyperparathyreoidismus 219 f., 230 f., 262
Hyperpnoe 81 f.
Hyperproteinämie 58 f.
Hyperpyrexie, maligne 18
Hypersensitivitätsangiitis 119
Hypersplenismus, Hyperspleniesyndrom 26, 36, 54

Hyperthyreose 89f., 92, 100, 167, 261, 304f.
Hypertonie 95ff., 270, 280
–, Anamnese bei 96
–, Einteilung der 96ff.
–, endokrine 99ff.
–, essentielle 97
–, kardiovaskuläre 103
–, neurogene 104
–, portale 39, 171f.
–, pulmonale 77, 109
–, renale 97ff.
–, renoparenchymatöse 98
–, renovaskuläre 98f.
–, subjektive Beschwerden bei 96
– in der Schwangerschaft 102f.
Hypertonie-Formen, seltene, bei endokrinen Störungen 102
Hypertrichose 327
Hyperventilation 81f., 213, 215
Hyperviskositätssyndrom 47, 55, 61, 121, 204, 295
Hypokaliämie 170, 215ff.
Hypokalzämie 221ff.
–, renale 223
Hypomagnesämie 225f.
Hypoparathyreoidismus 222
Hypoproteinämie 59
Hypothermie 18
Hypothyreose 304
Hypotonie 104ff., 295
–, endokrine 108
– bei vermindertem peripheren Gefäßwiderstand 106f.
– bei Volumenmangel 105f.
Hypotrichose 326f.

Ikterus 44, 173ff., 321
–, hepatozellulärer 179ff.
– bei Magen-Darmblutung 136
– in der Schwangerschaft 186
Ileitis terminalis 149
Ileus, mechanischer 147ff.
–, paralytischer 148f.
Immundefekte 14

Immunglobuline 60ff.
Immunglobulinmangel 61f.
Immunkomplexnephritis 191, 196
Immunozytom 30, 61
Immunthrombozytopenie 53
Infektionskrankheiten 1ff., 13, 20, 28f., 36f., 46, 159f.
Infektionskrankheiten, exanthematische 7f.
Initialsenkung, hohe 62
Insertionstendinose 247
Interkostalneuralgie 70
Ischialgie 227, 250f.

Kachexie 18f., 127
Kälteagglutinine 40, 46
Kälteintoleranz 40
Kälteurticaria 55
Karotissinussyndrom, hypersensitives 296
Karpaltunnel-Syndrom 254
Karzinoid 167, 320
Katarrhalische Symptome 6
Klinefelter-Syndrom 314
Knochendysplasie, fibröse 230f.
Knochenentzündungen 232f.
Knochenerkrankungen, primäre 227ff., 244f.
Knochenmetastasen 220, 232, 246f.
Knochenschmerzen 220, 227ff., 231f., 244ff.
Knochentumoren 231
Knochenveränderungen, metabolische 227ff.
Koagulopathie 52
Koliken 158
Koliken bei Stoffwechselkrankheiten 154
Kolitis 149f., 162f.
–, ischämische 164
Koma 280ff.
–, diabetisches 218, 286f.
–, hepatisches 289f.

−, hyperosmolares 286
−, hypoglykämisches 287f.
−, hypophysäres 293
−, hypothyreotes 293
−, hypoxämisches 291
−, ketoazidotisches 213, 286
−, laktatazidotisches 213f., 286f.
−, urämisches 213f., 288f.
−, zerebrales 280f.
Kompressionssyndrome, neurovaskuläre 114
Kontinua 2
Koordinationsstörungen 297
Kopfschmerzen 5, 47, 253, 266ff.
Kopfschmerzen, Akuität 266
−, Bewußtseinsstörungen bei 267, 269
−, Erbrechen bei 267
−, Fieber bei 267
−, funktionelle 268
−, Lokalisation 266
−, psychogene 268
−, Schwindelerscheinungen bei 267
−, vasomotorische 268
− bei extracraniellen Prozessen 272f.
− bei Hypertonie 270
− bei intracraniellen Blutungen 269
− bei intracraniellen Erkrankungen 268f.
− bei Muskelverspannungen 268
− bei Phäochromozytom 270
− bei Stoffwechselerkrankungen 270f.
Kostoklavicularsyndrom 114
Koxarthrose 241, 250f.
Kreislaufregulationsstörungen 107f.
−, hypotone 17, 107, 295
−, hypodyname 106f.
Kreuzschmerzen 228f., 251ff.
Krise, hämolytische 44, 155, 253
−, hyperkalzämische 219, 293f.

−, hypertone 99f.
−, thyreotoxische 292
Kussmaul-Atmung 81ff., 212ff.
Kyphose 247

Lähmung, hypokaliämische 218, 260
−, periodische hyperkaliämische 216, 261
−, periodische normokaliämische 261
Laktatazidose 213f.
Leberausfallskoma 290
Leberkoma, falsches 290
Leberzerfallskoma 290
Leberzirrhose 184, 215, 256, 276
−, primäre biliäre 183, 186
Leukämie, akute 12, 23, 25, 31, 38, 53, 56, 139, 232, 254
Leukämoide Reaktion 25
Leukozytopenie 13, 25f.
Leukozytose 10f., 13, 22ff.
Leukozyturie 193ff.
Lipödem 126
Liquorfistel 5
Löfgren-Syndrom 16
Luftembolie 283
Lumbalgie 250f.
Lungenbefunde, physikalische 10f., 73
Lungenembolie 17, 65f., 74, 77
Lungenemphysem 73, 83, 85, 256
Lungenödem 211
Lungen, Blutungen aus den 77f.
Lupus erythematodes disseminatus 15, 79, 168, 191, 196, 240
Lyell-Syndrom 324
Lymphabflußstörung 59, 124ff.
Lymphangiitis 125
Lymphadenitis 28f.
Lymphadenopathie, angioimmunoblastische 31
Lymphknoten, Vergrößerung der (Lymphome) 12, 26ff.

Lymphknotenhyperplasie, hyperergische 29
Lymphödem 125f.
Lymphödem, hereditäres 125
Lymphogranulomatose 24, 29, 32ff., 38
Lymphome, Abdomen 34f.
–, Allgemeinreaktionen 28
–, generalisierte 27
–, gutartige 28f.
–, Halsbereich 31ff.
–, Hilus 34
–, Konsistenz 27
–, inguinal 35
–, maligne (Non-Hodgkin-Lymphome) 29ff., 38, 110
–, Mediastinum 33ff.
–, retroaurikuläre 32
–, Schmerzen 27
–, Umgebungsreaktion 27
Lymphozytopenie 13, 26
Lymphozytose 13, 24

Magenblutungen 135ff.
Magengeschwür 137
Magenkarzinom 137
Magersucht 309ff.
Makrohämaturie 195ff.
Malabsorption 35, 43, 165f., 223
Mallory-Weiss-Syndrom 132, 137
Mammakarzinom, männliches 313
Marmorknochenkrankheit 231
Marschhämoglobinurie 195
Massenblutung, zerebrale 280, 282, 284
Mastfettsucht 311
Mediastinaltumoren 74
Mediastinitis 65
Megacolon 170
–, toxisches 149
Meigs-Syndrom 79, 172
Melaena 43, 49, 105, 135ff., 163
Melkersson-Rosenthal-Syndrom 126

Meningismus 5
Meningitis 5ff., 269f., 284f.
Mesenterialinfarkt 138, 152
Meteorismus 139ff.
Methämoglobinämie 86f.
Meulengracht-Syndrom 177
Migräne 100, 271f.
–, ophthalmische 271
–, ophthalmoplegische 271
Mikroangiopathie, diabetische 119
Mikroembolien 323
Mikulicz-Syndrom 16
Milkman-Syndrom 229
Milzinfarkt 36, 147
Mittelmeerfieber 4
Monozytose 24
M. Bechterew s. Spondylitis ancylosans
M. Boeck 16, 34, 183, 259, 323
M. Crohn 149, 163f., 237
M. Ménière 297
M. Mondor 124
M. Osler 50, 57, 78, 139
M. Paget 220, 231
M. Raynaud 121
M. Scheuermann 244
M. Schoenlein-Henoch 58
M. Waldenström 54f., 61
M. Weil 183, 258
M. Werlhof 53
M. Whipple 165
Moszkowicz-Syndrom 56
Müdigkeit 19, 40, 207ff.
Muskelatrophie 265
Muskeldystrophien 263f.
Muskelentzündungen 258f.
Muskelerkrankungen 129, 257ff.
Muskelkrämpfe 7, 111ff., 118ff., 123f., 222
Muskellähmungen 216f.
Muskelschmerzen 7, 257
Muskelschwäche 216, 257f.
Muskelsteife 258

Sachverzeichnis

Muskelstoffwechsel, Störungen des 260
Myalgie 247
Myasthenia gravis 82, 264 f.
Myogelose 248
Myoglobinurie 199 f., 260
Myokardinfarkt 66 f., 143, 154
Myopathie bei Erkrankungen der Nebennierenrinde 262
– bei Malignomen 262
– bei Schilddrüsenkrankheiten 261 f.
Myositis, akute und subakute 260
Myotonia congenita 264
Myxödem 126
Myxödemkoma 293

Nackenschmerzen 253
Nebennierenrindeninsuffizienz, akute 291 f.
Nephritis, interstitielle 196
Nephrokalzinose 219, 221
Nephrolithiasis 197, 219 f.
Neuralgie 274 ff.
Neuralgien im Kopfbereich 274 f.
Neutropenie, zyklische 4, 14
Nieren, ableitende Harnwege Entzündungen der 197 f.
Nierenstauung, venöse 192
Nierenversagen, postrenales akutes 205
–, prärenales akutes 203
–, renales akutes 204 f.
Nykturie 202

Oberbauchschmerzen 141 ff.
– nach Magenoperation 144
Obstipation 168 ff., 217
–, funktionelle 169
–, habituelle 169
–, spastische 169
Ödem 207 ff., 211 ff.
–, allergisches 125

–, hereditäres angioneurotisches 125 f.
–, prätibiales 126
–, zyklisches 126
Ösophagusdivertikel 69
Ösophaguskarzinom 130 f.
Ösophagusmotilität 131
Ösophagusvarizen 137
Ohnmacht 107
Oligurie 200 ff.
Ormond-Krankheit 111, 253
Orthopnoe 81
Orthostase 105, 107
Orthostatisches Syndrom 105 f.
Osteochondrose 244
Osteodystrophie 230 f.
–, renale 230
Osteomalazie 220, 228 ff., 244
Osteomyelitis 232 f.
Osteopetrose 231
Osteoporose 220, 227 f., 244

Paget-Schroetter-Syndrom s. akute Armvenenthrombose
Panarteriitis nodosa 98, 119 f., 138, 153, 191, 196
Panchondritis 243
Pancoast-Tumor 71, 255
Pankreaskarzinom 146
Pankreatitis 69, 143, 146, 219 f., 252
Papillennekrose 196
Papillom, villöses 166
Parästhesien 216, 219, 222
Paraproteinämie 61
Pel-Epstein-Fieber 3
Periarthrosis humeroscapularis 71, 241
Perikarditis 68, 89 ff.
Peritonitis 141
–, gallige 172
Pernionen 122
Petechien 49, 53 f.
Peutz-Jeghers-Syndrom 166, 317
Pfortaderhochdruck 171 f.
Pfortaderthrombose 153, 171

Phäochromozytom 99f., 270
Phlebitis migrans 111, 118, 124
Phlebothrombose 17, 116, 122
Phlegmasia coerulea dolens 116, 123
Phosphatase, alkalische 174f., 224f.
Pigmentierung, abnorme 315ff.
Pigmentierung, endogene 315f.
–, exogene 317f.
–, medikamentös bedingte 318
Plasmozytom 61, 232, 247
Plethora 47
Pleuraendotheliom 80
Pleuraerguß 78ff.
–, hämorrhagischer 80
–, chylöser (Chylothorax) 80
Pleuraexsudat 79
Pleuratranssudat 79
Pleuratumor 65
Pleuritis 65, 74
Pleurodynie 70
Plexusneuritis 255
Plummer-Vinson-Syndrom 39
Pneumonie 9, 73, 83
Polyarthritis, primärchronische 236ff.
Polydypsie 200f.
Polyglobulie 47, 84, 295
Polymyalgia rheumatica 70, 247, 259
Polymyositis 259
–, primär-chronische 259
Polyneuritis 278
Polyneuropathie 254f., 275ff.
–, diabetische 275f.
–, paraneoplastische 277
–, toxische 277
– bei Alkoholismus 276
– bei Amyloidose 279
– bei Porphyrie 276
Polyposis des Darmes 138, 150, 166
Polyurie 200f.
Polyzythämie 47, 84, 295
Porphyria cutanea tarda 316

Porphyrie, akute intermittierende 170, 276
Positionshypotonie, primäre idiopathische 107
Postthrombotisches Syndrom 124
Proteinurie 59, 189ff.
–, febrile 193
–, physiologische 189
–, toxische 193
– bei Plasmozytom 193
– in der Gravidität 192
Pruritus 47, 324f.
Pseudo-Conn-Syndrom 101ff.
Pseudohämaturie 195
Pseudohämoptyse 76
Pseudo-Krupp 84
Pseudoperitonitis 140
Pseudozyanose 87
Pulseless disease 113
Pulslose Extremitäten s. Durchblutungsstörungen
Pulslosigkeit s. Durchblutungsstörungen
Purpura 49, 56ff.
–, vaskuläre 57f.
– fulminans (Henoch-Syndrom) 56
– hyperglobulinaemica 54
–, vaskuläre 57f.

Quick-Test (Prothrombinzeit) 51

Raumforderung, zerebrale 285
Raynaud-Syndrom 86, 121
Refluxösophagitis 69
Reiter-Syndrom 238
Rekurrensparese 110
Resorptionsikterus 177
Respiratorische Insuffizienz, obstruktive 83f.
– –, restriktive 82f.
Restless leggs 255
Rhagaden 323
Rheumaknoten 236
Rheumatoid 239

Rheumatisches Fieber 15, 234f.
Rheumatismus 233ff.
Rotor-Syndrom 179
Rückenschmerzen 228, 243ff., 251f.

Sacroiliitis 237, 245
Sahli-Venenkranz 322
Salivation, verstärkte 130
Salmonellosen 159
Sanarelli-Shwartzman-Phänomen 56
Säure-Basenhaushalt 212ff.
Schilddrüse 302ff.
–, Entzündungen der 305f.
–, Neubildungen der 306f.
Schilddrüsenknoten, kalter 302f., 306
Schilddrüsenvergrößerung 302ff.
Schlaflosigkeit 20f.
Schleiersenkung 62
Schluckakt 128ff.
Schluckstörungen 128ff.
Schmerzen, retrosternale 73
– im Bereich der Extremitäten s. Extremitätenschmerzen
– im Bereich des Abdomens s. Abdominalschmerzen
– im Bereich des Thorax s. Thoraxschmerzen
Schock 49, 55f., 66, 203f., 213f., 297ff.
–, anaphylaktischer 49f., 56, 300f.
–, hämorrhagischer 299
–, hypovolämischer 299
–, kardiogener 299f.
–, septischer 300
–, Symptomatik des 298f.
Schüttelfrost 1, 4ff.
SchultergelenkSchmerzen 250f.
Schulterschmerz, linksseitiger 69, 251
Schwäche, allgemeine 18ff.
Schwartz-Bartter-Syndrom 210

Schweißneigung 1ff., 18ff., 24, 29ff., 40, 104, 234ff., 245
Schwerkettenkrankheit 61
Schwindel 294ff.
Serum-Eisen 174f.
Serum-Eiweiß 58ff.
Seitenstechen 68
Sézary-Syndrom 30
Shigellosen 159
Shunt-Hyperbilirubinämie, primäre 177
Sicca-Syndrom 16
Singultus 131
Sinusarrhythmie 92
Sinusbradykardie 94f.
Sinusknoten, Syndrom des kranken 95
Sinustachykardie 89
Sinusthrombose 284
Sjögren-Syndrom 16, 239
Skalenus-anterior-Syndrom 114
Sklerodermie 121, 131, 191, 240
Skoliose 247
Sodbrennen 39, 69, 129ff.
Somnolenz 280
Sopor 280
Splenektomie 23
Splenomegalie 12, 26, 36ff., 44f., 69, 174f.
Spondylitis ancylosans 82, 235, 237ff., 245
Spondylitis tuberculosa 245
Spondylitis, infektiöse 246
Spondylose, reaktive 244
Spontanpneumothorax 65
Sputum, rostbraunes 77
Stenokardie 67
Steroid-Hypertonie 101f.
Still-Chauffard-Syndrom 236f., 245
Stridor, exspiratorischer 33
Struma 302ff.
–, blande 302f.
–, hyperthyreote 304
–, hypothyreote 303
Stühle, wäßrige 156f.

Stupor 280
Subarachnoidalblutung, akute 269, 283 f.
Subklaviaanzapfsyndrom 296
Subphrenischer Abszeß 69
Sulfhämoglobinämie 87
Syndrome, vertebragene 248 ff.
Synkopen 95, 294 ff.
–, vagovasale 107 f., 296

Takayashu-Aortoarteriitis 120
Tachykardie 90 f., 207 f.
–, paroxysmale supraventrikuläre 90
–, ventrikuläre 91 f.
Tachypnoe 81
Tarsaltunnel-Syndrom 255
Teleangiektasien 322
Temperaturen, subfebrile 2, 16 f.
Tenesmen 158
Teratom 313
Tetanie, enterogene 223
–, hypokalzämische 221 ff.
–, normokalzämische 224
Thiamin-Mangel, akuter 294
Thorakalgie 249 f.
Thorax 64 ff.
Thoraxschmerzen 64 ff., 155, 249 f.
Thrombangiitis obliterans 118
Thrombinzeit 51
Thromboblastinzeit, partielle (PTT) 51
Thrombophlebitis 17, 124
Thrombose, arterielle 116 ff.
–, venöse 17, 116, 122 ff.
Thrombozythämie 54
Thrombozytopathie 54 f.
Thrombozytopenie 53 f.
–, idiopathische 53
–, post- und parainfektiöse 53
Thrombozytose 54
Thymom 34
Thyreoiditis 305 f.
Tietze-Syndrom 71, 243
Touristendiarrhö 158

Transaminasen 174 f.
Transitorische ischämische Attacke 280 f., 282
Trichinose 70, 258
Trigeminusneuralgie 274
Trommelschlegelfinger 231, 256 f.
Tuberkulose des Darmes 160
Tumoren, retroperitoneale 253
Typhöses Krankheitsbild 6
Typhus abdominalis 159
T-Zell-Lymphom 30, 110

Übelkeit 132 ff.
Übergewicht 311 ff.
Ulkuskrankheit 142
Ulkusperforation 143
Untergewicht 309 ff.
Urobilinogenurie 174 f.
Urticaria 316

Varizen 105, 124
Vena cava superior-Syndrom 110 f., 123, 252
Venenschmerzen 122 ff.
Verbrauchskoagulopathie 55 f.
Vertebralis-Basilaris-Insuffizienz 281, 296
Virilismus 327 f.
Vitamin B12-Mangel 39 ff., 277
Vitamin D-Intoxikation 220
Vitamin D-Mangel 220, 223
Vorhofflattern 91
Vorhofflimmern 91
Vitiligo 318

Wadenkrämpfe 124, 255 f.
Wallenberg-Syndrom 281, 296 f.
Wasservergiftung 210
Wasser-Elektrolyt-Haushalt 206 ff.
Waterhouse-Friderichsen-Syndrom 56
Wegener-Granulomatose 120, 191, 196
Wegener-Riesenzellangiolitis s. Wegener-Granulomatose

Wirbelsäule, degenerative Veränderungen der 244
–, Fehlhaltung der 249
–, Haltungsanomalien 247
Wurzelkompression 249 ff.

Xanthelasmen 323
Xanthome 322 f.

Zervikalsyndrom 71, 114, 248 f.
Zervikobrachialsyndrome 114
Zieve-Syndrom 185
Zöliakie 165
Zungenveränderungen 9
Zyanose 47 f., 84 ff.
–, periphere 85 f., 112, 121 ff.
–, zentrale 85

Titel des Buches: **Heidelberger Taschenbücher Band 188
Scheurlen, Systematische Differentialdiagnose
innerer Krankheiten, 2. Auflage**

Was können wir bei der nächsten Auflage besser machen?

Zur inhaltlichen und formalen Verbesserung unserer Lehrbücher bitten wir um Ihre Mithilfe. Wir würden uns deshalb freuen, wenn Sie uns die nachstehenden Fragen beantworten könnten.

1. Finden Sie ein Kapitel besonders gut dargestellt? Wenn ja, welches und warum?_____

2. Welches Kapitel hat Ihnen am wenigsten gefallen. Warum?_____

3. Bringen Sie bitte dort ein × an, wo Sie es für angebracht halten.

	Vorteilhaft	Angemessen	Nicht angemessen
Preis des Buches			
Umfang			
Papier			
Aufmachung			
Abbildungen			
Tabellen und Schemata			
Register			

	Sehr wenige	Wenige	Viele	Sehr viele
Druckfehler				
Sachfehler				

4. Spezielle Vorschläge zur Verbesserung dieses Textes (u. a. auch zur Vermeidung von Druck- und Sachfehlern)_____

bitte wenden!

5. Bitte teilen Sie uns mit, auf welchen Fachgebieten Ihrer Meinung nach moderne Lehrbücher fehlen. Dazu folgende kurze Charakterisierung unserer eigenen Werke:

Fragensammlungen = Examensfragen zur Vorbereitung auf Prüfungen
Basistexte = vermitteln nach der neuen Approbationsordnung das für das Examen wichtige Stoffgebiet
Kurzlehrbücher = zur Vertiefung des Basiswissens gedacht; für den sorgfältigen Studenten
Lehrbücher = Umfassende Darstellungen eines Fachgebietes; zum Nachschlagen spezieller Informationen

Fachgebiet	Fragen-sammlungen	Basistexte	Kurz-lehrbücher	Lehrbücher

Bei Rücksendung werden Sie automatisch in unsere Adressenliste aufgenommen.
Name
Adresse

Fachstudium
Semester
Ärztliche Vorprüfung
Datum/Unterschrift

Wir danken Ihnen für die Beantwortung der Fragen und bitten um Einsendung des Blattes an:

Frau M. Kalow
Springer-Verlag
Tiergartenstraße 17
6900 Heidelberg 1

Innere Medizin
Ein Lehrbuch für Studierende der Medizin und Ärzte

Begründet von L. Heilmeyer
Herausgegeben von **H.A. Kühn, J. Schirmeister.**
Mit Beiträgen zahlreicher Fachwissenschaftler
4., völlig neubearbeitete Auflage. 1982.
Etwa 460 Abbildungen. Etwa 1300 Seiten
Gebunden DM 136,-
ISBN 3-540-10097-0

Die langerwartete 4. Auflage des von Heilmeyer 1955 begründeten „Lehrbuches der Inneren Medizin" erscheint jetzt – einem vielfachen Leserwunsch folgend – in einem Band.
Alle Kapitel wurden entsprechend dem neuesten Wissensstand völlig neubearbeitet, wobei der Umfang einiger Kapitel stark reduziert (z.B Tuberkulose), anderer Kapitel ihrer wachsenden Bedeutung entsprechend breiter dargestellt wurde (z.B. Immunopathien). Für einige Kapitel konnten neue Autoren gewonnen werden, die meisten blieben aber in der Hand der Mitarbeiter vorausgehender Auflagen. Der Pathophysiologie als Grundlage der Inneren Medizin wurde wieder ein großer Stellenwert eingeräumt. Ein umfangreiches Literaturverzeichnis erleichtert dem Leser den Zugang zu den ihn interessierenden Fragen.
Ganz im Sinne des Begründers wurde besonderer Wert auf die großen Linien und Zusammenhänge, die gute klinische Beobachtung und die nicht zu eng gefaßte Beurteilung biochemischer Daten gelegt. Damit ist der „Heilmeyer" ein modernes Lehrbuch, Nachschlagewerk und ein anregendes Lesebuch für Studenten, Allgemein- und Fachärzte.

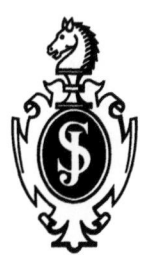

Springer-Verlag
Berlin
Heidelberg
New York

Springer Lehrbücher

Eine Auswahl

Für den ersten Abschnitt der ärztlichen Prüfung

Allgemeine Pathologie. Nach der Vorlesung von W. Doerr. Von U. Bleyl, G. Döhnert, W.-W. Höpker, W. Hofmann. 2. neubearbeitete Auflage. 1976. (Heidelberger Taschenbücher, Band 163*) DM 19,80. Basistext. ISBN 3-540-07633-6

F. Anschütz: **Die körperliche Untersuchung.** 3. Auflage. 1978. (Heidelberger Taschenbücher, Band 94). DM 24,-. Basistext ISBN 3-540-08682-X

G. Fuchs: **Mathematik für Mediziner und Biologen.** . 2. korrigierte Auflage. 1979. (Heidelberger Taschenbücher, Band 54). DM 19,80 ISBN 3-540-09625-6

Experimentelle und klinische Immunologie. Von O.G. Bier, D. Götze, I. Mota, W. Dias da Silva. 1979. DM 58,-. ISBN 3-540-09196-3

E. Fischer-Homberger: **Geschichte der Medizin.** 2. überarbeitete Auflage. 1977. (Heidelbeger Taschenbücher, Band 165). DM 19,80 Basistext. ISBN 3-540-08194-1

Medizinische Mikrobiologie Herausgeber: P. Klein. **Virologie.** Bearbeitet von D. Falke. 2. Auflage. 1977. (Heidelberger Taschenbücher, Band 178). DM 18,80. Basistext. ISBN 3-540-08325-1

F.H. Meyers, E. Jawetz, A. Goldfien: **Lehrbuch der Pharmakologie.** 1975. DM 68,– ISBN 3-540-07356-6

Radiologie. Herausgeber: H. Hundeshagen. 1978. DM 66,-. ISBN 3-540-08328-6

Radiologie. Herausgeber: W. Wenz, H. Mönig 2. Auflage. 1980. (Heidelberger Taschenbücher, Band 176*). DM 19,80 ISBN 3-540-10302-3

H.-H. Wellhöner: **Allgemeine und systematische Pharmakologie und Toxikologie.** 2. Auflage. 1976. (Heidelberger Taschenbücher, Band 169*). DM 24,80. Basistext. ISBN 3-540-07826-6

Für den zweiten Abschnitt der ärztlichen Prüfung

Allgemeine und spezielle Chirurgie. Herausgeber: M. Allgöwer. 3. Auflage. 1976. DM 48,-. ISBN 3-540-07702-2

H.-G. Boenninghaus: **Hals-Nasen- Ohrenheilkunde für Medizinstudenten.** 5., neubearbeitete und erweiterte Auflage. 1980. (Heidelberger Taschenbücher, Band 76). DM 27,80. Basistext. ISBN 3-540-09798-8

J.G. Chusid: **Funktionelle Neurologie.** 1978. DM 58,-. ISBN 3-540-08610-2

A. Greither: **Dermatologie und Venerologie.** 3. Auflage. 1978. (Heidelberger Taschenbücher, Band 113). DM 16,80. Basistext ISBN 3-540-08586-6

G. Heberer, W. Köle, H. Tscherne: **Chirurgie.** 3. Auflage. 1980. Gebunden. DM 68,- ISBN 3-540-09806-2

K. Idelberger: **Lehrbuch der Orthopädie.** 3. Auflage. 1978. DM 48,-. ISBN 3-540-08385-5

Kinderheilkunde. Herausgeber: G.-A. von Harnack. 5. Auflage. 1980. DM 48,- ISBN 3-540-09603-5

L. Leger, M. Nagel: **Chirurgische Diagnostik.** 3. Auflage. 1978. DM 58,- ISBN 3-540-08896-2

W. Leydecker: **Augenheilkunde.** 20. Auflage. 1979. DM 58,-. ISBN 3-540-09289-7

T. Nasemann, W. Sauerbrey: **Lehrbuch der Hautkrankheiten und venerischen Infektionen.** 4. erweiterte und überarbeitete Auflage. 1981. DM 58,- ISBN 3-540-10589-1

Kursus: Radiologie und Strahlenschutz. 3. Auflage. 1981. DM 24,80. (Heidelberger Taschenbücher, Band 112). ISBN 3-540-10441-0

K. Poeck: **Neurologie.** 5. Auflage. 1978. DM 48,- ISBN 3-540-08972-1

W. Schulte, R. Tölle: **Psychiatrie.** 5. Auflage. 1979. DM 42,-. ISBN 3-540-09569-1

Unfallchirurgie. C. Burri et al. 3. Auflage. 1981. (Heidelberger Taschenbücher, Band 145). DM 24,80. Basistext. ISBN 3-540-07874-6

* = Begleittext zum Gegenstandskatalog

Springer-Verlag
Berlin
Heidelberg
New York

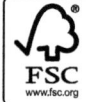

MIX
Papier aus verantwortungsvollen Quellen
Paper from responsible sources
FSC® C105338

If you have any concerns about our products,
you can contact us on
ProductSafety@springernature.com

In case Publisher is established outside the EU,
the EU authorized representative is:
**Springer Nature Customer Service Center GmbH
Europaplatz 3, 69115 Heidelberg, Germany**

Printed by Libri Plureos GmbH
in Hamburg, Germany